临床老年病学

主　　审　成　蓓　王朝晖

主　　编　刘承云　戚本玲　何　平

副 主 编　李　伟　郭唐猛　方　璟　蔡和伦　陈　敏

编　　委　王　坤　王　倩　王　斌璟　王秋芬　王晓静
　　　　　王瑞云　方　欣　方　璟　卢伟琳　叶之兰
　　　　　白丽娟　朱蒙恩　向春华　刘丽华　刘易慧
　　　　　刘承云　江　凌　安恬慧　孙　麓　苏　青
　　　　　李　伟　李　莹　李　凌　李云桥　肖昌亮
　　　　　宋　忆　何　平　余　清　汪金峰　张秀娥
　　　　　张艳玲　陈　敏　陈　露　陈学林　周韶琼
　　　　　孟一迪　柯　丽　柯琴梅　桂慧华　徐英桢
　　　　　徐秋梅　高　愫　郭唐猛　黄　岁　黄　芸
　　　　　黄诗媛　戚本玲　葛　晶　蔡和伦　管思明

U0302526

科学出版社

北　京

内 容 简 介

本书以老年病特征为出发点，以老年期全身各系统性疾病的诊治为主要内容，主要分为三章。第一章概述健康老龄化与信息化、医养结合、老年患者多重用药及合理用药、老年共病、和缓医疗。第二章讲解老年综合征与老年综合评估。第三章讲解对老年人常见疾病的诊治。本书着重提高医学实习生对临床科室医疗工作的规范意识，提高读者对老年患者的评估与管理能力，使读者能够掌握老年人常见疾病诊治要点等理论和技术的实际应用。

本书内容丰富，语言简洁，兼具实用性、科学性、知识性、专业性，可供临床医学、预防医学等专业本科生使用，也可供相关专业研究生及临床医务工作者使用。

图书在版编目（CIP）数据

临床老年病学 / 刘承云，戚本玲，何平主编. —北京：科学出版社，2024.6

ISBN 978-7-03-074540-8

Ⅰ.①临⋯ Ⅱ.①刘⋯ ②戚⋯ ③何⋯ Ⅲ.①老年病学-教材 Ⅳ.①R592

中国国家版本馆 CIP 数据核字（2023）第 007284 号

责任编辑：朱　华　钟　慧 / 责任校对：宁辉彩
责任印制：赵　博 / 封面设计：陈　敬

科 学 出 版 社 出版
北京东黄城根北街 16 号
邮政编码：100717
http://www.sciencep.com
北京富资园科技发展有限公司印刷
科学出版社发行　各地新华书店经销
*
2024 年 6 月第 一 版　开本：787×1092　1/16
2025 年 1 月第二次印刷　印张：13
字数：376 000
定价：88.00 元
（如有印装质量问题，我社负责调换）

序

  《2022 年度国家老龄事业发展公报》发布：截至 2022 年年末，全国 60 周岁及以上老年人口 28 004 万人，占总人口的 19.8%；全国 65 周岁及以上老年人口 20 978 万人，占总人口的 14.9%。当前我国人口老龄化呈现发展速度快、老年人口基数大、高龄老年人口越来越多等特点，对我国医疗卫生服务体系构成了严峻的挑战。2021 年 12 月 31 日国家卫生健康委员会、全国老龄办、国家中医药管理局联合印发的《关于全面加强老年健康服务工作的通知》中强调增强健康服务意识、做好老年健康服务、强化老年健康服务的组织保障。

  我国老年学与老年医学工作开始于 20 世纪 50 年代中期，由北京医院和中国科学院动物研究所提出振兴我国老年学与老年医学事业。2015 年 3 月 4 日，国家卫生和计划生育委员会正式批复在北京医院设立国家老年疾病临床医学研究中心，开展相关老年疾病疑难危重症的诊断与治疗，开展高层次老年医学人才教学培养，承担全国老年医学临床转化研究，构建老年人疾病防治网络等。这些极大地推动了我国老年医学的发展。然而，当前我国老年医学与发达国家仍存在差距，面向全体老年人群的医疗机构数量不足，老年医学工作者的培养仍不能满足我国人口老龄化的需要。基于此，我们有必要编写老年医学相关书籍，培养更多老年医学工作者。

  华中科技大学同济医学院是全国开展老年医学工作较早、取得成果较多的重点单位之一。其附属协和医院老年医学科在成蓓教授、王朝晖教授、管思明教授及现任科主任刘承云教授的带领下，历经几十年的努力耕耘与积极探索，在老年医学临床实践、老年医学研究及老年医学教育等领域积累了丰富的经验。本书聚焦老年疾病特色，系统阐述了老年人常见病、多发病的诊治要点，同时还介绍了健康老龄化与信息化、医养结合、和缓医疗及老年综合评估等老龄化相关重要问题和关键技术。本书是兼具科学性、专业性和可操作性的临床实用型参考书，可作为临床医务工作者的参考书，也可以作为高等医学院校医学专业、预防医学专业本科生及研究生的教科书，同时也适合医养结合机构，对老年友善医疗机构创建也有很好的指导价值。

于普林

2024 年 2 月

前　言

临床老年病学是老年医学的重要组成部分，其主要任务是研究老年病合理及规范化的临床诊疗策略，指导临床医务工作者正确、规范地开展老年病及相关临床诊疗活动，最大限度地促进老年病患者疾病康复及功能恢复，提高老年人生活质量。

老年医学的研究对象是 60 岁及 60 岁以上老年人。老年人的个体差异很大，年龄越大，这种差异越显著。即使是同一个老年人，各种器官与各个系统的衰老变化也不尽相同。老年人所患疾病在临床表现、诊断、治疗和预防上亦有较大的差异性。人口老龄化是社会发展的重要趋势，是人类文明进步的重要体现，也是我国今后较长一个时期的基本国情。随着人口老龄化的快速发展，老年病的患病率正在不断上升，给个人、家庭及社会带来了沉重的负担。当前，我国正处于人口老龄化快速发展阶段，老年人对健康服务的需求十分迫切。党的十九届五中全会将积极应对人口老龄化确定为国家战略。2020 年国家卫生健康委员会发布《关于开展建设老年友善医疗机构工作的通知》（国卫老龄函〔2020〕457 号），要求推进医疗机构全面落实老年人医疗服务优待政策，保障老年人合法权益，完善医疗机构各项制度措施，优化老年人就医流程，提供老年友善服务。2021 年 10 月 14 日，全国老龄工作会议在北京召开，要求"切实加强老年健康服务，强化老年人健康管理"。2021 年 11 月 18 日，中共中央、国务院印发《中共中央　国务院关于加强新时代老龄工作的意见》，对加强新时代老龄工作作出全面部署。2021 年 12 月 24 日，《人民日报》刊发国家卫生健康委员会马晓伟主任发表的《全力推进新时代老龄工作高质量发展》的文章，进一步强化贯彻落实中央决策部署的实效性。党的二十大报告指出，实施积极应对人口老龄化国家战略，发展养老事业和养老产业，优化孤寡老人服务，推动实现全体老年人享有基本养老服务。这些均为我国老年医学的发展提供了空前的机遇。因此，积极编写老年医学相关教材，广泛开展老年医学教育十分必要。

本书以老年病特征为出发点，以老年期全身各系统性疾病的诊治为主要内容，主要分为三章。第一章概述健康老龄化与信息化、医养结合、老年患者多重用药及合理用药、老年共病、和缓医疗。第二章讲解老年综合征与老年综合评估。第三章讲解老年人常见疾病的诊治。

本书可供临床医学、预防医学等专业本科生使用，也可供相关专业研究生及临床医务工作者使用。

限于编者的水平，对于老年人及相关诊疗进展可能把握不全面，加之老年医学研究和发展日新月异，本书如若存在不足之处，敬请读者提出宝贵意见和建议，以便我们对本书进一步完善。

本书的顺利出版离不开科学出版社及相关机构的大力支持，也离不开各位编者的辛勤付出，在此表示衷心的感谢！

刘承云

2024 年 3 月

目　　录

第一章 概 论

第一节 健康老龄化与信息化

我国正面临前所未有的人口老龄化危机，《老年健康蓝皮书——中国健康老龄化研究与施策（2020）》一书中指出，未来 30 年中国人口将进入快速老龄化的关键时期。随着社会经济发展，医疗水平提高，孕产妇死亡率、新生儿死亡率不断下降，我国进入快速老龄化通道。我国人均预期寿命从 1970 年的 58.8 岁，增长至 2021 年的 78.2 岁。中位年龄从 2000 年到 2050 年将增长 18 岁，增速远超过前 50 年增长 6 岁和未来 50 年增长 2 岁的幅度。据预测，到 2050 年，我国每 3 个人中就有 1 个 60 岁以上的老年人。除老龄人口规模增长之外，15~64 岁劳动人口下降、出生率降低、老年抚养比不断提高，这些变化均将给我国公共卫生体系带来巨大挑战。

一、积极推进健康老龄化

2015 年世界卫生组织将"健康老龄化"定义为发展和维护老年健康生活所需的功能发挥过程，持续性地发展和维护老年健康生活所需的能力和功能，既包括老年人的生理健康水平，又包括老年人的生活环境和社会支持的状况。实现健康老龄化，需要从生命全程的角度，对所有影响健康的因素进行综合、系统的干预。需要从"健康"的角度来部署健康服务的资源，优化医养康相结合的机制，建设老年人身边的"医联体"，把健康服务直接送到老年人的身边，推动健康服务的可及性、连续性和公平性。

（一）做好老年人健康管理服务

1. 提供多渠道挂号服务，完善电话、网络、现场预约等挂号方式，畅通预约挂号渠道。
2. 优化服务流程，建立老年人就医绿色通道，在预检分诊点、门诊窗口、智能设备旁配备人员，主动为老年人就医提供帮助。
3. 不断优化老年人就医服务流程，为老年人提供综合评估服务，如进行能力评估、老年综合征评估、高风险状态评估和用药评估等，利用多学科治疗团队为老年人提供个性化、有针对性的医疗照护。
4. 建立可实施连续性医疗、康复、护理和社会等层面的健康需求体系，切实保障老年人的医疗安全。
5. 鼓励患者及照顾者积极参与到诊疗、康复和照护的全过程中，并且为 65 岁以上老年人建立健康档案，进行健康咨询和指导。

（二）推进老年卫生保健宣传教育

1. 开展老年健身、老年保健、老年病防治与康复等健康教育活动。
2. 倡导积极健康的生活方式，包括规律的生活起居、合理的饮食、良好的卫生习惯、适量的运动与锻炼、充足的睡眠与休息及保持大小便通畅等。
3. 提高老年人的健康水平和生活质量。

（三）全面开展老年疾病预防工作

强化老年人健康管理，老年人需有提前预防，防患于未然的意识。开展脑卒中筛查和干预、糖尿病和高血压老年患者的健康管理，开展老年人营养监测和膳食指导、老年口腔健康教育和义诊活动等。

（四）推动开展老年心理健康与关怀服务，关爱老年人全程生命健康

1. 帮助老年人正确认识和评价衰老与死亡。
2. 正确看待离/退休。
3. 妥善处理家庭关系。
4. 鼓励老年人勤用脑。
5. 创造良好的社会支持系统。
6. 注重日常生活中的心理保健，进行心理咨询和心理治疗。

（五）加强医疗人才队伍建设，夯实老年健康关爱基础

强化医疗人才交流合作，加大医联体建设，搭建医疗人才培养平台，提升医疗人才工作积极性和主动性，为医疗人才队伍的成长和医疗服务增加新动力。

（六）积极发展老年健康产业

1. 推进医疗机构远程医疗服务。
2. 鼓励开发可穿戴设备等移动便携式老年健康信息采集终端。
3. 提供适用于老年人的医护器具和保健品。
4. 为老年人量身定制健康体检套餐。
5. 协助医药机构研发针对老年人常见病的新型药品。
6. 开发服务于老年人医护的互联网业务。

二、健康老龄化的实现路径

（一）建立老年医疗卫生综合服务制度

促进健康老龄化，需要采取综合性的卫生服务策略。在通过适当的政策、体系和服务来改善老年群体机能水平的同时，要特别关注贫困老年群体和提高老年人的身体机能水平，保证整个老年群体实现健康老龄化。目前老年人口数量在全社会的占比越来越大，对于卫生保健的需求变得更加长期且复杂，这就需要重点考虑老年人口的需求，构建综合性卫生保健服务，切实提高老年人的生活质量。

（二）构建关爱老年人的环境，维护老年人权益

与健康老龄化相关的环境体系对健康老龄化的实现具有重要影响。环境不但可以影响老年人机体功能的发挥，而且决定着老年人自我价值的实现。建设关爱老年人的环境，需要根据老年人的需求制定相应的政策措施，需要长期照护系统提供优质的服务，需要各部门在各自的核心领域提供相应的支持，并与各方进行合作。主要可以从以下方面入手来构建关爱老年人的环境。

1. 从平等和权利的观点出发，消除对老年人的年龄歧视。
2. 营造支持健康老龄化的政策环境。

（三）建设长期照护系统，为老年人提供持续服务

面对全球老龄化的趋势，任何一个国家都需要建立并完善综合性长期照护系统，但由于经济水平的不同，长期照护系统的功能和定位也各不相同。对于高收入国家，可以建立与经济社会发展相匹配的高质量的长期照护系统，通过合理的运作方式或者通过与卫生系统的整合提供可持续的、普惠的长期照护服务。对于中低收入国家，由于养老模式主要以家庭照护为主，则需要面对由经济社

会发展、人口老龄化对以家庭照护为主的长期照护模式带来的各种挑战。无论哪种情况，长期照护系统都承担着满足老年人口需求、降低家庭保健费用负担的职责，特别是对已失能或有严重失能风险的老年人的内在能力水平的保持及对老年人的权利和尊严的维护，具有重要意义。

■（四）建立老年人健康评估监测系统

充分了解年龄相关问题及其发展趋势是促进健康老龄化实现的前提。对关键指标和测量方法进行跨学科研究，能够准确体现老年群体内部多样性，更有针对性地筛选老年群体关键统计指标，并将选取的信息资源按照年龄和性别进行人群调查。一方面，要统一量化评估指标和分析方法，综合性量化指标的制订和评估需要多方协调合作才能实现，老年人、家庭成员、政策制定者、医务人员等都应参与初步评估和讨论，评估和讨论的结果应该明确阐明老年人的需求和可提供的卫生和社会服务。另一方面，要制订改善养老服务供需的有效措施。

三、信息化建设

全新信息化时代的到来不仅仅给互联网、大数据等技术带来质的提升，还开发出许多新的应用领域，给人们的生活带来更大的便利。例如，更先进的数字化平台将会使老年人享受到技术成果带来的便利，更好地用智慧去推进医养融合养老服务的开展，为老年人创造更加舒适、科学的养老氛围，实现积极老龄化、健康老龄化的奋斗目标。借助政策及科技等外部力量，引入智慧新思维，利用信息化数字平台，从而提出"医""养""护"三位一体的构想，在推行积极老龄化与健康老龄化进程中发挥促进作用。通过信息化平台来进一步细化老年医疗及护理服务，使得养老服务更趋精细化、科学化。信息化的智慧产品与技术不仅仅是辅助工具，更是推动老年群体价值发生转变的动力，从而使得健康老龄化与积极老龄化落到实处。

■（一）新医改背景下卫生信息化快速推进

1. 加快卫生信息化数据标准的研究制定工作 目前已制定了电子健康档案、电子病历的基本框架与数据标准，区域卫生信息平台技术方案及健康档案基本数据集编制规范，健康档案共用数据元标准，完善了卫生信息化建设工作的各项标准规范。

2. 加快推进各地卫生信息化建设试点工作 目前北京、内蒙古、上海、江苏、浙江、安徽、河南、湖南、重庆、云南、宁夏、新疆等省、自治区、直辖市开展卫生信息化建设试点工作，按照"3521"总体框架，建设卫生信息平台。

3. 努力推动居民健康档案的建设工作 国家卫生健康委员会研究决定同步整合现有的新农合一卡通、医疗机构就诊卡，为城乡居民配备居民健康卡；制定印发《居民健康卡技术规范》，正在研究制定居民健康卡管理办法，尽快发放居民健康卡，推动健康档案建设工作，方便居民享受连续的预防、医疗、保健、康复等医疗卫生服务，改善就医体验。

■（二）信息化建设的目的

"互联网＋健康养老"信息共享是指运用大数据、云计算等互联网技术有效处理和整合老年人健康需求信息，为其健康服务和决策提供信息保障。传统养老服务主要存在养老服务供需不匹配、便捷性和灵活性差、服务范围窄、内容少、管理效率低下等问题，通过引入互联网思维和技术，搭建互联网信息平台，将健康养老服务需求方和供给方进行有效连接，实现信息互通，可将健康服务及时提供给有需要的老年人。同时利用互联网在信息交换、处理、存储、维护和大数据挖掘、分析等方面的优势，收集老年人相关信息资料，组建包括老年人基础信息库、健康养老服务需求信息库、电子健康档案数据库和健康养老资源共享数据库等，既可为老年人提供及时、全面的健康服务，又可为我国老年健康服务决策和其未来发展提供宝贵的信息资源。

卫生信息化的发展始终基于对健康服务的需求、基于对深化医改协同推进的需要、基于对惠民政务服务资源整合的需要。因此，需求驱动是卫生信息化建设自始至终坚持的原动力。新技术的发展、需求的不断变化，持续促进服务形式、服务业态的创新转型。在卫生信息化早期主要是医院信息系统、与医疗制度配套的结算支付、疾控等业务子系统建设，以及办公自动化系统建设，主要以系统支撑业务开展服务，已初步意识到信息共享的重要性。近年来，随着互联网技术、移动终端等技术的广泛应用，基于信息化平台建设，医疗健康大数据提供了政务服务、"互联网＋"等更加丰富多样的医疗健康信息服务。

未来的工作重点应推进区域卫生信息化和医疗机构信息化。完善省统筹区域全民健康信息平台建设，提升国家、省、地（市）、县四级平台联通质量。推进智慧医疗和智慧医院建设。加强应用支撑体系、基础设施建设，网络安全体系、统一运维管理方面建设，特别要涵盖数据支撑、数据分析等治理服务。

（三）建立健全监督评估机制，保障信息化建设和发展

加快信息化建设的同时，也应加强政策法规和规范体系建设，建立健全监督评估机制，加强基础性、新技术应用信息标准研制，完善卫生标准管理和卫生信息标准管理平台全链管理。推进卫生信息标准普及应用，继续开展国家医疗健康信息互联互通标准化成熟度测评。贯彻落实《中华人民共和国网络安全法》，充分认识信息安全重要性、紧迫性，做好信息系统安全等级保护等合规性要求，完善安全管理机制，保障信息化建设和发展。

一是立法机关和相关部门应从我国老龄化趋势和养老行业发展角度出发制定相关规划和法律法规，把握"互联网＋健康养老"模式的发展方向，引导和规范社会力量有序参与到这一领域的建设中来，包括加强网络信息保护和信息公开制度建设，加快制定大数据隐私保护和数据质量管理制度，出台相关行业规范等。二是尽快建立统一的"互联网＋健康养老"模式的技术标准，包括健康养老产品质量控制标准、健康养老信息平台运营标准和健康养老服务标准等。三是加强对于"互联网＋健康养老"模式的监督评估，制定保障、监督和评价机制，对不同类型的"互联网＋健康养老"供应商进行分类管理、监督。

（四）信息化发展展望

《"健康中国2030"规划纲要》是推进健康中国建设的行动纲领，明确提出了"健康中国"的长远目标。结合对信息技术发展的研判、对全民健康信息化发展历程的分析，全民健康信息化发展框架模型初步形成，即以人民健康为中心，以推进区域卫生健康信息化、医疗卫生机构信息化为主线，有效利用大数据、"互联网＋"和人工智能等新一代信息技术，创新服务模式，支撑健康生活、健康服务、健康保障、健康环境和健康产业等方面业务应用。同时体现核心价值与为民服务，在核心价值层面，全民健康信息化要坚持以人民为中心的发展思想，以便捷、高效、协同、智能、主动、共享为发展理念；在惠民方面，要不断提升人民群众的获得感；在政务服务方面，提高协同办事效率，针对需求方的被动干预、救治、管控等，利用信息化建设，转变为从需求方角度，主动管理个人健康行为，增强个人健康水平，降低发病率，推迟发病时间，提升治疗效率，降低社会成本，遏制社会医疗费用的快速增长趋势，推进群众健康水平的持续提升。

建设信息平台就是让"医""养""护"在健康中国社会背景下，开展医养结合，利用好数字化信息化平台与智能技术，促进老年群体"治未病"和"治已病"相结合。老年健康服务体系的宗旨不仅仅是"治病"，更重要的是"防病"与"护理"。其主要内容包括疾病诊断与治疗、慢性病管理、术后康复、失能失智人员长期护理、临终关怀，以及健康管理与咨询、健康体检服务。从事智慧社区"治未病"和"治已病"服务工作的前提条件是建立专门数据库系统，将采集到的老年人身体基础数据整合到医院的健康信息服务平台上，让医院根据数据为老年人提供合适的医生来"治未病"。形成完整的医疗服务模式，并全程做好监测和评估。从而全方位地为老年群体提供良好的

养老、医疗、护理的生活氛围。

在技术模式层面，针对医疗业务、新技术革新、信息技术治理方面发展需求，利用大数据、"互联网＋"、人工智能，以及 5G、区块链、量子计算等新一代信息技术，使信息技术与健康医疗服务深度融合、全面应用，将会给老百姓、医疗人员、管理者，以及医疗产业发展带来更多方面的技术发展。将线上线下、院内院外、服务供需方连接起来，突破时间、空间、人力的限制，进一步扩大医疗服务半径，扩大优质服务资源，增强人工智能服务供给能力，进一步改善医疗资源配置，提高医疗服务效率，改善医疗服务体验和提高医疗卫生可及性等。在业务应用层面，全民健康信息化将从普及健康生活、优化健康服务、完善健康保障、建设健康环境、发展健康产业等方面进一步推进建设，进一步抓应用、促医改，增强服务集约化和监管有效性，把信息化融入健康所有政策，进一步增强平台建设意识、资源整合意识、数据治理意识，支撑公共卫生、医疗服务、药品供应保障、医疗保障、人口计生、综合管理等方面业务应用发展，提供全方位、全周期的保障能力，促进健康水平提高，改善健康服务水平。

近年来，伴随着智能终端、移动互联网、大数据和人工智能等新一代信息技术的快速发展，"互联网＋健康养老"不断深入，衍生出了大量的创新产品和运营模式。"互联网＋健康养老"服务融合是指利用互联网技术为老年人提供便捷、有效的健康养老服务，主要包括"线上"和"线上＋线下"两种模式。线上健康养老服务是指基于互联网和物联网技术，对老年人护理和患病情况进行远程监控，实行线上监护、指导和医疗；老年人也可以进行在线咨询，足不出户享受健康服务，进而提升健康服务的可及性和均等化。"线上＋线下"健康养老服务是指利用互联网信息平台的优势，将老年人的健康需求和身体状况等信息及时地分配给周边能够提供高效服务的供应商，供应商根据这些信息为老年人提供精准的健康服务；老年人则通过服务评价等方式对服务质量进行反馈，督促供应商保持并提高服务质量。这一模式转变了老年人被动接受健康服务的局面，实现了精准的供需匹配和有效的健康需求满足。发展"互联网＋健康养老"模式需要把握一个中心和两个方向。一个中心是指产品设计、信息处理和服务供给等均要以满足老年人的健康需求为中心。两个方向是指从横向和纵向两个维度考虑"互联网＋健康养老"模式的发展：横向来看，需要考虑社会经济状况、老龄化程度及技术发展水平，发展与国情相适应的"互联网＋健康养老"模式；纵向来看，需要从整个健康养老产业链及其所涉主体出发，充分鼓励主体参与和优势发挥，保证"互联网＋健康养老"模式高效运行。值得一提的是在信息化中要注意提高产品服务适老化程度，推进健康养老服务均等化。一方面，提供健康养老服务的互联网企业应紧跟老年研究发展前沿，深入了解老年人生理和心理特征，积极调研老年人现实需求，提供适合且容易被老年人接受的"互联网＋健康养老"产品和服务。另一方面，政府应加速推进健康养老服务均等化，完善与"互联网＋健康养老"模式相关的基础设施建设，并通过政府购买健康养老服务等方式保障各类老年人享受同等健康服务。

（桂慧华　李　莹）

第二节　医 养 结 合

人口老龄化是全球面临的最严峻的问题之一，平均寿命的延长和低出生率使中国同样面临快速进入老龄化社会并呈现加速的发展困境，养老问题已上升到国家战略层面。国务院在 2013 年发布的《国务院关于加快发展养老服务业的若干意见》（国发〔2013〕35 号）中明确指出要积极推进医疗卫生与养老服务的结合。2017 年国务院发布的《"十三五"国家老龄事业发展和养老体系建设规划的通知》（国发〔2017〕13 号）中，提到要健全完善当前社会养老服务体系，为探索新式养老模式创造良好制度环境。2022 年 2 月国务院发布的《"十四五"国家老龄事业发展和养老服务体系规划》（国发〔2021〕35 号），指出构建和完善兜底性、普惠型、多样化的养老服务体系，不断满足老年人日益增长的多层次、高品质健康养老需求。2022年7月国家卫生健康委员会和国家发展和改革委员会等11个部门联合发布的《关于进一步推进医养结合发展的指导意见》（国卫老龄发〔2022〕25号）中指出，推进医养结合是优化老年健康和养老服务供给的重要举措，是积极应对人口老龄化、增强老年人获得感和满足感的重要途径，部署解决医养结合发展过程中遇到的难点、堵点问题，让老年人更有获得感。

一、医养结合主要概念界定及相关理论

（一）医养结合服务模式的相关概念

1. 养老服务　是指国家和社会为了安定老年人生活，维护老年人健康，充实老年人精神文化生活，而发扬敬老爱老美德，采取政策措施，为其提供设施和服务。依据马斯洛需要层次论，老年人的需要可以分为生存与安全的需要，尊重与享受的需要及发展的需要。需求产生服务，服务是满足需求的方式，因而养老服务的内容应该以满足老年人群的不同层次需求为导向。郑功成教授将老年人服务定义为三大主要目标：安定老年生活、维护老年健康、充实老年精神文化生活。具体来讲主要包括以下几个方面：

（1）生活护理服务：即在日常生活中，满足老年人衣、食、住、行等基本生活需要并提供照顾服务。

（2）老年医疗服务：随着年龄的增加，老年人身体的各项机能在逐渐降低，罹患各种疾病的概率也在增加，老年人的医疗服务就显得更加重要，"老有所医"也是我国确定的养老服务重要目标之一。

（3）精神文化服务：老年群体是一个特殊的、相对脆弱和敏感的群体。老年人退出职场，远离原来的社会群体。同时，他们还要面对社会变化带来的生活方式及观念的变化，应对晚年经济收入下降（危机）、健康状况不佳及亲情缺乏的挑战，容易产生孤寂感，尤其是失独和丧偶老年人。因此，老年群体更需要良好的精神文化服务。

2. 医养结合　老年是人体机能逐步老化的阶段，也是疾病高发期，高脂血症、高血压、高尿酸血症、糖尿病、关节炎等疾病在老年人群中非常普遍，这些疾病带给老年人躯体不适的同时，也摧残着老年人的精神。如果说普通养老机构对生活自理的老年人而言是"锦上添花"，医养结合的服务机构对许多半自理、不能自理的慢性病、危重老年人来说，则无疑是"雪中送炭"。老年人的医疗健康服务本应该是养老服务主题中应有之义，但是现实中因为客观和历史条件的限制，造成了目前的养老服务重基本生活需求、轻健康医疗需求的局面。

医养结合是把老年人健康放在首位，把生活照料和康复关怀融为一体的新型养老模式。以医疗为保障，以康复为支撑，边医边养、综合治疗。实现医疗资源与养老资源、养老机构和医院的功能双结合。"医"包括疾病早期识别、诊治和护理服务、健康咨询与检查服务、慢性病康复服务及临终关怀服务等；"养"包括生活照护服务、精神心理服务、文化活动服务。医养结合是具有中国特色的切实可行的医疗改革新模式。

3. 医养结合服务模式　在构建医养结合服务模式的过程中，需要明晰以下几个问题，即医养结合服务对象是哪些老年人，由谁来提供服务，对服务人员的要求有什么，提供服务的内容是什么，医养结合服务模式的实现方式是什么，以及对服务机构的资质和标准有哪些要求。

（1）服务对象：区别于普通养老机构服务于所有老年人，医养结合服务的对象主要是慢性病老年人、病情易复发老年人、大病恢复期老年人、残障老年人及终末期老年人。

（2）服务内容：以为老年人提供生活护理、精神慰藉服务为基础，提供的医疗诊治服务、大病康复服务及临终关怀服务等服务项目，是相比于普通的养老机构增加的服务项目，也是其极为重要的服务内容。

（3）服务的提供主体：需要发挥政府部门的作用，但在现阶段的国情下，单一强调某一个别主体的作用来满足日益增长的医养结合服务需求是不现实的，必须调动各方面的积极元素，整合多方服务主体的资源，使其各自承担不同的职责与任务，老龄问题是整个社会需要应对的问题，需要将政府、营利组织和非营利组织等主体有机结合起来。

（4）服务模式的实现方式：通过政府主导统筹发展规划，传统养老机构增设医院和部分一、二级医院和专科医院转型为医养结构服务机构（老年人康复院、护理院），以及养老机构和医院近距离规划设置，并达成合作协议等方式来实现。

（5）服务人员：也需要进行相应的调整，对于养老院建医院这种方式需要增加具有医疗资格的医生和专业护士；而对于医院转型为医养结合服务机构这种方式，由于入住老年人增加，也需要增加相应的护理员。

（6）服务机构资质和标准，医疗水平不能是简单的、微型的医疗室水平，需要同时满足民政养老机构要求和一级医院以上两项标准。

医养结合服务模式框架见图1-1。

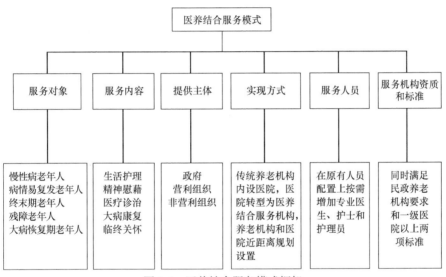

图1-1 医养结合服务模式框架

（二）医养结合服务模式的相关理论

1. 积极老龄化理论 为应对21世纪人口老龄化给世界各国经济社会发展带来的问题，1999年世界卫生组织在"健康老龄化"的基础上又提出了"积极老龄化"的理念。"积极老龄化"的三个支柱为"健康""参与""保障"：①"健康"是指提高老年人生活质量，减少其因衰老带来的疾病，使其慢性病得到治疗和康复，以延长老年人社会参与的时间。②"参与"是指老年人根据自己的能力、需要和喜好，通过各种方式参与到家庭、社区和社会发展中去。③"保障"是指在老年人不能照顾自己的情况下，支持家庭和社区通过各种途径和努力照料他们。"积极老龄化"建立在联合国提出的"独立、参与、尊严、照料和自我实现"原则的基础上，是应对人口老龄化挑战的具有创新意义的一个政策理论。

2. 需要层次论 20世纪中叶，马斯洛提出了需要层次论，认为人的需求分5个层次，即生存、安全、情感、自尊、自我实现，需求逐层递进。需要层次论在老年人群体同样可以得到体现，如身体条件比较好的老年人，对被尊重和重视、社会交往、实现自我的需求就会比较渴望，希望发挥自己的"人生余热"；而对于身体条件不太好的失能、半失能老年人，则首先考虑的是自己的身体照顾和疾病治疗的需求，希望可以获得较好的生活照顾、疾病能够得到治疗。

需求决定供给，所以需要层次论可以运用到"医养结合"落实过程中。"医养结合"面向全体老年人，针对不同老年人在入院时身体健康等级的评估划分，可对老年人进行分类，提供针对性的服务，促进老年人需求个性化及全面化的实现，提高养老服务质量。

3. 能力贫困理论 阿马蒂亚·森在 20 世纪末提出"能力贫困理论"。该理论主要关注人们实现自身目标和自由的能力，而不仅仅是收入或财富水平，认为自由是人最高的价值标准，自由促进发展，发展扩展自由。自由的实质指人不仅有经济上收入的自由，还有生活上可行能力的自由，可行能力是指对于此人有可能实现的、各种可能的功能性活动的组合。所以相对应的，贫困不仅仅指经济贫困，还包括基本可行能力的缺失。政治权利、经济收入、发展机会、社会担保和保障是 5 种工具性自由，能够帮助人们按照自己的意愿过有价值的生活。

老年人群体特别是其中健康能力贫困的失能、半失能老年人符合能力贫困理论的人群特征范围界定。老年人群体不仅仅失去了工作，面临收入保障不足，而且健康状况不佳，基本的生理健康需求得不到满足，由此衍生出的参加社会活动、享受社会权益、自我价值实现等可行能力受到"剥夺"。基于能力贫困理论，需要给予老年群体在医疗保健等社会机会方面的自由，促进发展。

4. 公共产品理论 20 世纪 80 年代公共产品理论作为一种系统的理论产生。经济学将产品做了明确的区分，即产品划分为公共产品、私人产品、准公共产品。根据萨缪尔森的定义："纯粹的公共产品是指每个人消费这种产品也不会导致别人对该产品消费的减少。"公共产品具有非排他性、非竞争性及效用的不可分割性。私人产品则具有竞争性和排他性。准公共产品是介于以上两者之间的产品，如医疗卫生服务、教育、拥挤的桥梁等。例如，专家每天的接诊，一部分老年人在享受到服务的同时，受接诊量限制，必然会影响到其他有看病需求的老年人，患病老年人之间形成了竞争关系。然而医疗产品的性质决定其不能完全由市场提供，国家也应该支付部分开销，以保证医疗服务的供给能够满足人们的需求。老年人在使用这些医疗服务时，也需要为其享受的服务支付一定的费用，国家与个人有差别的共同承担相应的责任，确保老年人健康，提高晚年生活质量。

5. 福利多元主义理论 "福利国家"是西方国家标榜和追求的一种理想制度，政府成为福利的主要承担者，福利范围"从摇篮到坟墓"无所不包。20 世纪 70 年代中期，西方福利国家面临经济衰退危机，福利多元主义思潮开始兴起。福利多元主义一方面强调福利服务由公共部门、营利组织、非营利组织、家庭与社区四方面共同来负担，政府履行敦促、监督其他部门从事服务供给的角色。另一方面强调非营利组织的参与，以填补政府从福利领域后撤所遗留下的空白领域，通过非营利组织来达到整合福利服务，促进福利的供给效率，迅速满足福利需求的变化及强化民主参与等功能。我国提出的"社会福利社会化"实质就是福利多元主义思想，其基本思路和目标就是实现投资主体多元化、服务对象公众化、福利资源社会化、福利运行市场化、服务队伍专业化。

二、我国医养结合政策

（一）医养结合养老服务模式

《国务院关于加快发展养老服务业的若干意见》（国发〔2013〕35 号）和《关于推进医疗卫生与养老服务相结合指导意见的通知》（国办发〔2015〕84 号）提到了四种不同的模式，分别为鼓励医疗卫生资源进入养老机构、社区和居民家庭，支持有条件的养老机构设置医疗机构，支持医疗机构发展养老服务，以及探索医疗机构与养老机构协作模式。其余的政策文件只是提及四种模式中的某几种，如《关于鼓励民间资本参与养老服务业发展的实施意见》（民发〔2015〕33 号），提出支持有条件的养老机构内置医疗机构或与其协议合作；《关于做好医养结合服务机构许可工作的通知》（民发〔2016〕52 号）提出支持医疗机构内设养老机构、支持养老机构内设医疗机构这两种模式；《关于印发"十三五"卫生与健康规划的通知》（国发〔2016〕77 号）指出推进医疗机构与养老机构协作，支持养老机构设置医疗机构的模式；《关于印发康复医疗中心、护理中心基本标准和管理规范（试行）的通知》（国卫医发〔2017〕51 号），提及养老机构与医疗机构协作，利用家庭病床等方式开展上门服务的模式。《关于制定和实施老年人照顾服务项目的意见》（国办发〔2017〕52 号）提出医疗机构与养老机构协作发展，推进兴办医养结合机构，以及鼓励有条件的医疗机构为社区失能老年人建立家庭病床、开展上门巡诊这三种模式。关于"医养结合机构"这一名称，由《关于推进医疗卫生与养老服务相结合指导意见的通知》（国办发〔2015〕84 号）首次明确提出，指兼具医疗卫生和养老服务资质和能力的医疗卫生机构或养老机构，这为开展不同模式的医养结合养老服务提供了理论基础。2019 年出台的《关于做好医养结合机构审批登记工作的通知》（国卫办老龄发〔2019〕17 号）提及鼓励养老机构内设医疗机构，医疗机构内设养老机构以及新建医养结合机构这三种养老服务模式。

（二）医养结合养老服务体系

《关于促进健康服务业发展的若干意见》（国发〔2013〕40 号）和《国务院办公厅关于全面放开养老服务市场提升养老服务质量的若干意见》（国办发〔2016〕91 号）提出，推进医疗机构与养老机构合作，鼓励开通预约就诊绿色通道，鼓励二级以上医院与老年病专科医院、老年护理院、老年康复医院等开通转诊与合作机制。《民政事业发展第十三个五年规划》明确提到促进医疗卫生与养老服务相结合，发展医养结合型养老机构，实现双方资源共享。《关于中央财政支持开展居家和社区养老服务改革试点工作的通知》（民函〔2016〕200 号）则提出通过中央专项彩票公益金，支持、促进和完善养老服务体系。《关于印发"十三五"健康老龄化规划重点任务分工的通知》（国卫办家庭函〔2017〕1082 号）、《关于建立完善老年健康服务体系的指导意见》（国卫老龄发〔2019〕61 号）和《国务院办公厅关于推进养老服务发展的意见》（国办发〔2019〕5号）这三项文件，提出探索建立居家-社区-专业机构这一较为健全的长期照护服务体系，推动三者养老融合发展，促进居家老年人家医签约、长期照护、安宁疗护等服务的开展。《国务院关于印发"十三五"国家老龄事业发展和养老体系建设规划的通知》（国发〔2017〕13 号）更是提出健全"居家为基础、社区为依托、机构为补充、医养相结合"的养老服务体系，推进老年医疗和康复护理服务发展。《国家卫生计生委关于印发全国护理事业发展规划（2016—2020 年）的通知》（国卫医发〔2016〕64 号）提出开拓护理领域，大力推进老年护理服务。《关于印发老年护理专业护士培训大纲（试行）和老年护理实践指南（试行）的通知》（国卫办医函〔2019〕898 号），明确了老年康复护理、安宁疗护等服务内容的观察、护理及健康指导要点，丰富了医疗机构提供的老年护理服务内容。《关于加强老年护理服务工作的通知》（国卫办医发〔2019〕22 号）则明确了增加提供护理服务的医疗机构和床位数量，医疗机构增加老年护理服务供给。

（三）"互联网＋养老"服务新模式

国家在创新医养结合养老服务模式方面出台了相关政策。《国务院办公厅关于推进养老服务发展的意见》（国办发〔2019〕5 号）提出实施"互联网＋养老"行动，《关于印发促进社会办医持续健康规范发展意见的通知》（国卫医发〔2019〕42 号）支持社会办医发展"互联网＋医疗健康"，《关于进一步扩大养老服务供给 促进养老服务消费的实施意见》（民发〔2019〕88 号）提出要培育养老服务消费新观念，实施"养老服务＋行业"行动、打造"互联网＋养老"新模式，《民政部办公厅财政部办公厅关于开展第五批居家和社区养老服务改革试点申报工作的通知》（民办函〔2019〕126 号）明确了推动智慧养老、开辟"互联网＋养老"服务模式，搭建服务信息平台，推广智能化养老技术和产品的应用，《关于加强老年护理服务工作的通知》（国卫办医发〔2019〕22 号）提出鼓励开展"互联网＋护理"服务，丰富老年护理服务模式。此外，《关于新时代服务业高质量发展的指导意见》提出要创新医养结合养老服务内容和模式，建立远程医疗服务体系，为更多老年人提供便利。

（四）医养结合机构发展

国务院发布了《关于推进医疗卫生与养老服务相结合的意见》（国办发〔2015〕84号）、《国务院办公厅关于全面放开养老服务市场提升养老服务质量的若干意见》（国办发〔2016〕91号）、《"十三五"国家老龄事业发展和养老体系建设规划》（国发〔2017〕13号）、《关于进一步激发社会领域投资活力的意见》（国办发〔2017〕21号）等文件分别对医养结合优先用地进行明确规定。《关于加快推进健康与养老服务工程建设的通知》《关于鼓励民间资本参与养老服务业发展的实施意见》《关于支持整合改造闲置社会资源加快发展养老服务的通知》《关于印发"十三五"健康老龄化规划的通知》等文件分别对医养结合用地办法进行了细化和明确，切实保障医养结合机构的土地供应。此外，《养老服务设施用地指导意见》对合理界定养老服务设施用地范围、依法确定服务设施土地用途和年期、规范设施供地计划等九方面问题分别作出了一系列具体规定。其次，在指导医养结合机构发展方面，《关于印发医养结合机构服务指南（试行）的通知》（国卫办老龄发〔2019〕24号）详细规定了对于机构设置、人员设施配备、人员资质和环境等的要求，详细说明了各类医养结合机构应当提供的服务项目与要求，规定了各项服务流程与要求，为医养结合机构发展提出了具体要求。

（五）医养结合改革试点工作

《关于开展公办养老机构改革试点工作总结 推广公办养老机构改革典型经验的通知》（民办函〔2020〕57号）提出各单位要及时总结公办养老机构改革试点工作，做好改革试点典型经验挖掘及效果推广，《民政部办公厅财政部办公厅关于开展第五批居家和社区养老服务改革试点申报工作的通知》（民办函〔2019〕126号）提出了一系列试点工作任务，如推进医养结合相关部门的沟通协作，有序开展工作，为老年人提供更方便快捷的医疗卫生服务。《国家卫生健康委办公厅关于全国医养结合典型经验的通报》（国卫办老龄函〔2020〕233号）确定了199个"全国医养结合典型经验"案例，列举了医养结合典型经验名录。《国家卫生健康委办公厅关于确定首批老龄健康医养结合远程协同服务试点机构的通知》（国卫办老龄函〔2020〕721号），确定了174家老龄健康医养结合远程协同服务试点机构，为入住老年人提供远程医疗、慢性病管理、疾病复诊、送药、照护、培训等远程协同服务。

三、医养结合在医疗机构中的服务模式

（一）功能内嵌型服务模式

这种实践类型主要运用于二级以上医疗机构。所谓的"功能内嵌"是指医疗机构在保障基本医疗服务的基础上，接收并治疗无法实现基本生活能力保障的功能受限的老年人群，除了提供基本的医疗服务外，还兼并养护服务的双重作用，医疗服务遵循医保政策结算，养护服务收取部分自费项目。简而言之就是整合医疗与养老的双重作用，充分发挥大型医疗机构提供优质的医疗服务项目和技术优势，以医疗为主、养老为辅、惠民惠医、经济便捷，但正是其优势也滋生其本身带来的劣势，最主要的表现即是医疗费用较高，比较适合经济基础较为雄厚的、享受职工医保的离退休老年人。

（二）合作联动型服务模式

近年随着"医联体"结构的诞生与发展，很多综合型大型医疗单位将服务覆盖范围内的优质医疗资源进行整合，重新打造一个更加完整多元的医疗联合体。目的是方便群众就医，在充分发挥各级医疗协作单位主观能动性的基础上，有效利用大型医疗机构的资源、技术与服务，为服务机构提供专业的技术指导，建立区域式"医养联盟"。利用转诊制度，实现医养分工、资源共享，达到互帮互助、整体发展，具有辐射范围较广、医疗资源丰富、医疗水平有保障的优点。这种实践方式主要运用于区域医联体发展较为完善的医疗服务体系。

（三）契约辐射型服务模式

契约辐射型服务模式是指医疗机构与养老机构之间通过签订契约，实现医疗和养老服务的协同发展。在这种模式下，医疗机构可以为养老机构提供医疗服务，如定期体检、疾病治疗等；而养老机构则可以为医疗机构提供康复护理、健康咨询等服务。通过内在的优惠政策，养老机构的老年人可以享受更加便捷的预约挂号、专家一对一服务、优先诊疗等医疗服务，提供针对老年群体的"一体化"医疗＋养护服务。这种服务模式最大的优势是大型综合性医疗机构可以充分合理、精准有效地利用市场关系，采取契约的方式与养老机构实现互利互惠，充分发挥各自的优点，实现医疗＋养老的合作性服务。

四、我国医养结合现状

（一）我国医养结合养老模式的需求现状

从 2021 年前到 2022 年，我国老年人口数量及其所占总人口比例均有所上升。截至 2021 年末，全国 60 岁及以上人口已达到 26 736 万人，占总人口的 18.9%。到 2022 年末，全国 60 岁及以上人口增至 28 004 万人，占总人口的 19.8%，我国已成为中度老龄化社会。到 2050 年，我国的 60 岁以上老年人口将超过 4 亿，80 岁以上老年人将占到老年人口总数的 21.78%。2010～2020 年，我国失能老人规模从 523 万人增至 618 万人。我国老年人口的失能状况存在显著的城乡差异，虽然 2010～2020 年城乡差距逐步缩小，但总体而言，乡村老年人口失能率仍高于城市，乡村失能老人规模远大于城市，面临着更为显著的发展不平衡、不充分问题。政府目前已意识到老年人口照护需求和增度，为了积极应对这一现状，党的十九届五中全会提出实施积极应对人口老龄化国家战略，"十四五"规划纲要也提出要构建"居家社区机构相协调、医养康养相结合的养老服务体系"。我国"9073"（90%的老年人居家养老，7%的老年人依托社区支持养老，3%的老年人入住机构养老）的养老格局，意味着医养结合的需求还将进一步加大。

（二）医养结合养老模式的社会影响

1. 保障失能、半失能老人的医疗照护需求 长期医疗保险照护制度主要保障参保群体中的失能、半失能人员，保障内容上重点保障失能、半失能老年人的医疗照护需求。并且把失能和半失能老人的"医""养"需求紧密结合起来，分级分类实施"专护""老护""家护"的医疗照护和保障，建立了医院、社区、家庭多层次的医疗照护体系，从制度上保障了老年人"医养"需求。

2. 缓解"大医院排队住院"的问题 医养结合模式搭建了以社区和家庭为主体的"医养一体化"的服务平台，分流了一大批在医院住院治疗的失能、半失能老年人，使长期以来"挤住院"的问题得到有效缓解。

3. 促进中小养老机构的可持续健康发展 长期以来，中小养老机构受产业性质、成本上涨、护工难求等方面因素的制约，运转比较困难，发展比较缓慢，"大病进医院，小病、照护、康复回社区"的医疗服务模式迟迟难以形成。医养结合的推行，一方面调动了部分医院充分利用闲置床位资源，开展"医养结合"养老照护业务的积极性，促进了医院的转型发展。另一方面，部分社区定点医疗机构与暂不具备医疗资质的养老服务机构开展协作，为养老机构的失能患者提供专业医疗照护，提供了传统养老服务机构的可持续发展能力。

4. 拉动内需，扩大社会就业 医养结合的发展与经济社会发展紧密结合、相辅相成，主要表现在：一是医疗和照护服务的投入，能够有效拉动内需。二是照护服务是扩大就业的重要领域。照护产业既是知识密集型，也是人力密集型。据估计，我国健康照护、基层卫生等领域具有提供成千上万就业岗位的潜力。照护产业的发展有可能成为我国经济社会发展的增长点、经济结构战略性调整的支撑点、转变经济发展方式的着力点。

5. 减轻家庭和社会负担 目前我国老年人的照护仍然以传统的家庭照护模式为主，子女在老年人照护中发挥着重要的作用。受人口迁移流动和老少分居等因素的影响，我国平均家庭户规模持续小型化，这就意味着家庭中能够承担老年人照护服务的成员减少，家庭整体的照护负担增加。医养结合产业的发展，不仅可以减轻家庭成员长期照护老年人的精神负担，让更多人回到工作岗位，而且可以有效提高老年人的生活质量和健康水平，甚至能够鼓励健康老年人参与社会发展，一定程度上补充劳动力的不足，从而实现联合国提出的"可以将老龄化人口视为第二次人口红利，而不是负担"。

医养结合是新兴模式，推行时间较短，各方面存在一定缺陷和不足。国家对医养结合要给予固定的财政支持，建立和完善相应的法律法规体系，建立健全相关的保险制度和政策，包括：①健全医疗保险制度，解决养老机构内设医疗机构的医保定点；②完善医保报销制度；③积极探索和发展长期照护保险；④鼓励商业性健康险和护理险建设；⑤委托医学院校培养医养结合专业人才；⑥借助"互联网＋"等信息化手段构建以政府为主导的医养结合健康管理云平台，推动医养模式智能化、信息化。

（李　凌　何　嘉）

第三节　老年患者多重用药及合理用药

老年人常患多种疾病，往往多个脏器同时有病变，并且常为慢性病，这就使老年人的用药机会和种类明显增多。由于老年人的生理生化功能减退，自稳机制下降，对药物的代谢和反应性等发生改变，这些使得老年人在应用多种药物时不良反应、药物相互作用发生率明显增高。

一、老年患者多重用药的药物代谢动力学特点

老年人较易产生严重的药物不良反应，经临床研究证实，除个别药品的不良反应及相互作用原因归属于疗效学方面的因素之外，其他大多属于药物代谢动力学方面的因素。所以，在给老年患者用药时，需掌握老年人的药物代谢动力学特点，进行合理用药，减少服药引起的药物不良反应和相互作用。

（一）血浆分布容积的影响

药物在机体分布的主要影响因素包括机体组分变化及血浆蛋白含量等。

1. 机体组分变化 科学研究证实，从青年至老年，其中体脂/体重提高约30%以上，而总液体量则降低17%。老年人由于身体含水量较低，脂肪比例增多，所以水溶性药物如乙醇、地高辛、普萘洛尔，以及吗啡、对乙酰氨基酚等的分布容积显著降低，血药浓度增加；而脂溶性药物，如利多卡因、地西泮，以及氯丙嗪、多氯氮䓬等更容易分布在周围脂肪组织中，使分布容积显著增加，相应的血药浓度也较低。

2. 血浆蛋白含量 由于老年人的血浆蛋白比率降低了1/5左右，而药物本身与血浆蛋白之间的结合率改变不大，所以，当老年患者单独使用血浆蛋白结合率高的药品时，血浆蛋白浓度的下降对药物在血浆中药物含量的影响并不显著，但当同时使用多种药品时，如果因为竞争性结合，则对药物的血浆含量影响很大，尽管在年轻人也会有这个影响，但在老年人中这种影响会更显著。

（二）肝微粒体药物代谢酶诱导剂的影响

大多数药物由肝酶代谢，只有少数药物由非微粒体酶体代谢。老年人的代谢功能随年龄增长而相应降低，主要是肝重量、有功能的肝细胞数减少、血流量下降及肝微粒体活性降低等因素所致，

尤其以后两项因素为主。这对肝摄取率高的药物（异丙肾上腺素、硝酸甘油）或肝消除率高、首过消除明显的药物（普萘洛尔）影响尤大，影响生物利用度。老年人肝微粒体药物代谢酶活性降低程度也存在个体差异，而且其活性还受营养水平与维生素缺乏状态等因素影响。但值得注意的是，部分肝微粒体药物代谢酶在老年人体内活性并不降低，如乙醇脱氢酶，异烟肼、肼屈嗪、普鲁卡因胺的乙酰化酶及苯二氮䓬类的葡糖醛酸转移酶等，这些药物在体内的代谢并不减慢。

老年人肝脏对药物代谢能力的改变，不能采用一般的肝功能检查来预测，即正常的肝功能不一定说明肝代谢药物能力正常。另外，老年人肝微粒体药物代谢酶不易诱导增生，所以对许多药物较少发生耐受性。此外，对于某些需经肝脏代谢后才具有活性的药物时，如可的松在肝转化为氢化可的松而起作用，因此肝功能不全者应选用氢化可的松而不用可的松。

（三）肾脏代谢的影响

大多数药物及其代谢物经由肾脏排泄，随年龄增长，肾血流量减少、肾小球滤过率降低、肾小管的主动分泌功能降低，使老年人药物排泄能力下降，即使无肾脏病，主要经肾脏排泄的药物，排泄量也随年龄增长而减少，这也是老年人易发生药物蓄积中毒的主要原因之一。因此，老年人应用地高辛、头孢菌素、四环素类、阿司匹林、磺胺类、降血糖药、锂盐、甲氨蝶呤、血管紧张素转化酶抑制剂（ACEI）、阿替洛尔等药物，药物半衰期均有相应延长，应相应减少剂量。必须指出，老年人血清肌酐 $<132.6\mu mol/L$ 时不能说明肾小球滤过率等同于正常人，因为老年人骨骼肌萎缩，内源性肌酐生成减少，即使内生肌酐清除率下降，但血清肌酐仍在正常范围，所以不能以此种情况说明肾功能正常，最好根据内生肌酐清除率调整药物剂量。

（四）药物吸收的影响

老年人胃酸分泌减少，影响弱酸性药物和弱碱性药物的解离度和脂溶性，从而影响吸收，弱酸性药物的吸收可能减少，而弱碱性药物的吸收则可能增多。老年人胃肠活动减弱，在肠道吸收的药物可受胃排空速度及肠蠕动的影响，肠蠕动减慢，使一些药物长时间停留在肠道内，利于大多数药物吸收，也易发生不良反应。此外，老年人肠道血流量和液体量减少，也可影响药物的吸收。肌内注射、皮下注射给药，可因老年人局部循环差及肌肉萎缩、血流量减少，使药物吸收速率下降。

二、多重用药管理原则

1. 用药个体化原则　由于老年患者各个脏器和生理功能都伴随不同程度的减退，其衰老程度和器官状态不是同一水平，病史和既往用药治疗史也不尽相同，主治医生和药师应根据每位老年患者的具体生理情况与合并慢性病状况来综合考虑，为老年人量身定制个体化药物治疗方案。明确是否需要用药，再综合考虑药物的品种、剂量和剂型（给药途径）、给药时间与合并用药来优选合适治疗方案。

个体化应用原则可参考相关药学评估工具，可利用有明确标准的药物应用指导原则（评估量表），如老年人处方筛查工具（screening tool of older person's prescription，STOPP）、提示医生正确治疗的筛查工具（screening tool to alert doctor to right treatment，START）、QT 药物清单。可利用数据库筛选出具有相互作用的药物，不同肾功能级别需要调整剂量的药物，以及跌倒风险增加的药物。

2. 适应证用药标准　不开具无循证临床指征的药物，治疗期间仅推荐临床治疗疗程明确的药物。

3. 用药简单原则　老年患者用药遵从简单原则，即少而精。

（1）尽可能减少用药的种类；尽可能减少合并使用药理作用、药物类型相似或者不良反应为同一系统的药物；建议可使用单次服用的药物，并优选长效制剂、缓释和控释制剂等，以增加老年患者的服药依从性。

（2）禁止开具重复的药物类别处方和使用药理作用高度相似的不同药物。例如，同时使用两种非甾体抗炎药（NSAID）、袢利尿剂、ACEI、抗凝剂等。在考虑使用一种新药之前，应先观察单一药物类别中单一疗法的优化情况。

4. 优先治疗原则　对于伴有多种疾病的老年患者，发生急症时应遵循优先治疗原则。即以治疗急症，或治疗威胁生命的病症优先，大病/重病优先的治疗原则。如果病情危重需要使用多种药物时，在病情稳定后应逐渐减少药物种类。

5. 用药减量原则　随着年龄的增长，老年患者对大部分药物敏感性逐渐增加，又因机体代谢能力下降对药物耐受力减弱。因此药物治疗窗和安全用药范围相应缩小。所以除少许抗菌药、急救药之外，需要相应地减少其他药物剂量。具体减少比例和剂量应根据年龄和身体机能进行调整。

6. 饮食调节原则　老年患者消化功能降低，因此体内蛋白质和氨基酸吸收代谢能力降低。身体处于负氮平衡代谢，加之多种疾病消耗，往往有消瘦、贫血、低蛋白血症等，这些因素均能影响药物的临床治疗。为更好发挥药物的疗效，老年患者必须重视食物品种的选择和营养成分的搭配。

7. 合理联用药物　由于患多种疾病，用药复杂，或者多处就医，多处开药、买药而导致的重复用药，造成许多老年患者同时服用四五种，乃至更多种类药物，其药物不良反应的发生率相应升高，因此需尤其注意老年患者的合理用药。

8. 充分沟通原则　开处方前充分与患者及家属沟通，了解患者对治疗的期望和目标。综合患者意愿、临床专业知识，并使用最优级别临床证据确定治疗方案。

9. 重视非药物治疗　非药物治疗是多种慢性病的有效基础治疗。一些慢性病可通过非药物治疗手段达到良好的临床疗效，控制疾病症状，延缓疾病发展进程，而不需要药物治疗。即使中晚期患者也要在联用非药物治疗的基础上，药物才能发挥更好的临床疗效。例如：糖尿病患者早期可采用饮食调整疗法控制血糖指数；早期高血压患者通过降低钠摄入、加强运动锻炼、减重等方式即可达到非常良好的临床疗效；老年便秘患者通过增加粗纤维食物的摄入，或加强腹部锻炼等缓解症状。

10. 建立临床多学科治疗（MDT）团队　建立 MDT 团队，并在团队中加入临床药师，对合并多重慢性病的老年患者进行用药干预。对重点老年患者采取个体化治疗原则；可定期用药监测，对老年患者的用药合理性进行评估。在安全、有效、经济的前提下，采用简便的药物治疗方案。

三、常见多重用药的注意事项

老年人身体各器官如胃、肝、肾等功能的减退，导致对药物吸收、分布、代谢和排泄等变化，加之老年人免疫功能及神经内分泌功能的自然降低，导致其对药物耐受性降低，较年轻人更易发生过敏反应及药物不良反应。所以老年人在多重用药时，在药物品种、剂量的选择及药物的联合应用方面都需特别注意。

老年人在临床治疗中需特别注意的几类常见药物：抗菌药、心血管系统药物、内分泌系统药物、口服抗凝/抗血小板药、中枢神经系统药物、解热镇痛类药物、呼吸系统药物、利尿剂。

（一）抗菌药应用注意事项

（1）优选低毒杀菌剂，如青霉素类、头孢菌素类等 β 内酰胺类药物。避免选用毒性大的抗菌药，如氨基糖苷类、万古霉素，以及去甲万古霉素等，有明确应用指征时需监测血药浓度，合理调整剂量。

（2）选用经肾排泄药物时，建议减量 1/3～1/2（按轻度肾功能减退的情况减量给药），如青霉素类、头孢菌素类和其他 β 内酰胺类的大多数药物。

（3）对于青霉素类药物，注意中枢神经系统不良反应，特别是大剂量应用时注意根据肌酐清除率，减少剂量或延长给药间隔时间。

（4）头孢菌素类药物（如头孢哌酮）可致明显的出血倾向，对于正服用阿司匹林、华法林等抗凝药物的老年人需密切监测凝血指标的变化。

（5）尽量避免使用氨基糖苷类药物，如确需使用，建议每日给药一次，使用时间超过一周需根据血药浓度调整剂量。

（6）注意喹诺酮类药物对神经中枢系统的不良反应。

（二）心血管系统药物应用注意事项

1. 降压药

（1）老年患者应坚持长期规律服用药物并定期监测血压，避免睡前服用降压药以免诱发心血管不良事件。注意监测体位性低血压、中枢神经抑制等不良反应，避免与其他可引起体位性低血压的药物合用，如利尿剂、三环类抗抑郁药、吩噻嗪类、硝酸酯类血管扩张剂及其他降压药。

（2）避免单独使用抑制心肌收缩和心脏传导的药物，推荐联合使用≥2种不同作用机制的降压药。优选 β 受体阻滞剂及钙拮抗剂，如阿替洛尔、拉贝洛尔及硝苯地平等，降压作用理想且安全。宜选用没有内在交感活性和膜稳定作用的选择性 $β_1$ 受体阻滞剂，如美托尔（哮喘患者亦可用）。哮喘和阻塞性肺疾病患者禁用对 β 受体无选择性作用的普萘洛尔。β 受体阻滞剂与维拉帕米或地尔硫草合用会增加心脏传导阻滞的风险。β 受体阻滞剂且伴有症状性心动过缓（＜50 次/min）、2 度 Ⅱ型心脏传导阻滞或完全性心脏传导阻滞可能增加严重低血压、心脏停搏风险。利尿剂也是降压治疗的一线药物，可优选吲达帕胺，无明显体位性低血压作用与中枢抑制作用。

（3）高钾血症患者应慎用 ACEI 或血管紧张素 Ⅱ 受体抑制剂（ARB）类降压药。

2. 地高辛　推荐用于治疗收缩性心室功能正常的心力衰竭；因地高辛易发生中毒反应，血药浓度治疗范围可适当降低（＜2.0ng/ml）。

（三）内分泌系统药物应用注意事项

1. 使用激素及其相关化合物替代疗法　不宜以甲状腺激素作长疗程的替代治疗，发挥激素生理或药理作用需注意不良反应发生率会有所增加，应加强对老年患者的药物学监护。

2. 磺脲类降血糖药　①不推荐老年患者强化血糖控制以免引起医源性低血糖，根据具体情况糖化血红蛋白应控制在 7%～8.5%。②磺脲类降血糖药服用时宜从小剂量开始（正常剂量的 1/2），根据血糖监测结果逐渐调整用量。③避免晚上服药以免发生夜间低血糖。④不推荐使用长效降血糖药，如氯磺丙脲和胺磺丁脲，宜选择药效缓和的短效降血糖药，如格列吡嗪与格列喹酮。⑤避免合用有相互作用的药物，如抗菌药（咪康唑）、ACEI、贝特类（氯贝丁酯）、长效磺胺类、β 受体阻滞剂、NSAID、水杨酸类和喹诺酮类等。⑥服药后出现神经或精神方面症状，考虑是否为低血糖。

（四）口服抗凝/抗血小板药应用注意事项

（1）建议只对受过教育和易于进行临床和生化观察的老年患者使用，对常摔跤或难以进行观察的老年患者（尤其是记忆障碍或神经错乱者），尽量避免应用口服抗凝药物。

（2）老年患者初始应用抗凝药物时宜以小剂量开始，并根据凝血指标监测结果调整剂量。

1）避免多种治疗方法的使用和药物的相互作用，注意联用广谱抗生素可导致出血风险增大。

2）注意规避出血风险：①同时使用抗凝药物（阿司匹林）、NSAID 和巴比妥类药等具有相互作用的药物可能增加出血风险。②服用阿司匹林、氯吡格雷、双嘧达莫、维生素 K 拮抗剂、直接凝血酶抑制剂、Ⅹa 因子抑制剂等药物的老年患者，合并伴有未控制好的严重高血压、血液透析、近期非轻度自发性出血等因素时可能显著增加患者的出血风险。

（五）中枢神经系统药物应用注意事项

1. 镇静催眠药　老年患者更易发生不良反应，特别是巴比妥类药物和地西泮，故不推荐老年患者常规应用巴比妥类药物，应用地西泮时其给药间隔应延长。

2. 抗精神病药 即使小剂量应用也可致相关不良反应，应严格限制其使用适应证。应用时注意监测以下不良反应：体位性低血压和由此引起的晕厥、精神错乱，过度镇静导致的进食和饮水减少，并有可能很快出现严重脱水的高渗性昏迷、帕金森综合征、抗胆碱能作用、迟发性运动障碍、抗精神病药的恶性综合征。推荐应用吩噻嗪类、丁酰苯类和苯酰胺类抗精神病药。但应用吩噻嗪类时注意体位性低血压、精神错乱和抗胆碱能作用；应用丁酰苯类尤其是氟哌啶醇时较易导致帕金森综合征；应用苯酰胺类注意防止溢乳。

3. 抗抑郁药 老年患者首选四环类抗抑郁药，不宜选用单胺氧化酶抑制剂，疗程推荐六个月以上。

（六）解热镇痛类药物应用注意事项

1. 非甾体抗炎药

（1）易导致胃肠道和肾脏不良反应，特别是血容量减少的患者（如脱水、服用利尿剂、限盐饮食和心衰者）可出现肾衰竭。

（2）与维生素 K 拮抗剂、直接凝血酶抑制剂或 Xa 因子抑制剂联合使用可能会增加胃肠道出血风险。

（3）与利尿剂或抗高血压药同用时可减弱疗效，与 ACEI 合用时要防治高血钾。

（4）避免与磺脲类降血糖药及口服抗凝物合用。它们可与血浆蛋白紧密结合，影响某些药物与血浆蛋白的结合，特别是磺脲类降血糖药和口服抗凝药物。NSAID 与抗凝药物联合使用极易引起出血。

2. 吗啡 易致药物蓄积和患者便秘。初次使用剂量宜小，推荐选用口服速释剂型，之后逐渐加量，达到最佳剂量后改用缓释剂型。

（七）呼吸系统药物应用注意事项

氨茶碱禁用于急性心肌梗死、低血压及甲状腺功能亢进的老年患者。呼吸系统药物易出现中毒反应，应从小剂量试用并注意是否有胃部不适或兴奋、失眠等不良反应。当呼吸系统药物与 CYP1A2 酶抑制剂（如喹诺酮类）联合用药时，应减少给药剂量或调整给药间隔，并监测患者血药浓度。

（八）利尿剂应用注意事项

（1）利尿剂易致患者水、电解质紊乱（低血钾）和急性肾功能不全等不良反应，注意剂量适宜，并定期监测血清电解质水平，注意体位性血压的改变。

（2）优选保钾利尿剂，如螺内酯和氨苯蝶啶，或同时合用钾制剂。

（3）推荐早晨服药，避免患者起夜，导致夜间摔倒。

（4）强效利尿剂不推荐应用于前列腺增生的老年患者，以免引起急性尿潴留或尿失禁。

（5）袢利尿剂可导致相关性踝关节水肿；噻嗪类利尿剂应谨慎用于严重的低钾血症（即血清 K^+＜3.0mmol/L）、低钠血症（即血清 Na^+＜130mmol/L）、高钙血症（即校正后的血清 Ca^{2+}＞2.65mmol/L）及有痛风病史患者。因可能引起高钙血症和痛风。

袢利尿剂治疗合并尿失禁的高血压患者有可能加重尿失禁。

（刘易慧）

第四节　老　年　共　病

一、概　　述

老年共病（older adults with comorbidity）是指老年人同时存在两种或两种以上慢性病、老年综合征或老年人群常见问题。

共病在老年人中普遍存在。65 岁及以上的老年共病率达 60%左右，其中中国为 57%～70%，英国为 66.67%，美国为 64.75%，加拿大为 57%，瑞士为 61%，超过半数的老年患者同时患有 3 种及以上慢性病，且老年女性共病率高于老年男性共病率，社会经济地位及文化程度均与共病相关，经济不发达地区老年共病的发生率更高。随着年龄增长，老年共病的发生率明显增高，85 岁以上老年人的共病发生率达 80%左右。

老年共病会对其健康及社会经济生活产生重大影响。主要表现在以下几个方面：

（1）老年共病会降低其躯体功能及生活质量。共病患者的生活质量与疾病的种类、数量及疾病的严重程度相关，共病的数量越多，其生活质量越差。

（2）老年共病增加患者失能和衰弱的风险。老年共病、衰弱和失能三者相互影响，形成一个恶性循环。

（3）老年共病增加患者死亡风险。

（4）老年共病更易导致患者多重用药及药物不良反应。老年人所患的慢性病种类越多，情况越复杂，则服用的药物种类也越多，导致的药物不良反应越多。

（5）老年共病增加患者的经济负担。研究报道老年共病患者的医疗花费是非老年共病患者的 5.5 倍。

（6）老年共病增加患者住院率及门诊就医率，占用更多的医疗服务及资源。老年共病患者每年咨询医生的平均次数为 15.7 次，远远高于非老年共病的患者（4.4 次/年），且每增加一种慢性病，其每年咨询医生的次数大约增加 3.2 次。超过 21.9%的老年共病患者每年住院次数超过 2 次，而住院超过 1 次的非老年共病患者仅有 3.9%。

（7）老年共病使医疗决策更加复杂和困难。

二、病　　史

除了采集医学病史外，还要询问是否有老年综合征及老年人群常见问题等详细情况。

（1）医学病史：包括患者现患的各种慢性病，如高血压、糖尿病、冠心病、慢性阻塞性肺疾病、脑血管病、恶性肿瘤、老年性白内障及前列腺增生等。

（2）老年综合征：常见的如痴呆、谵妄、跌倒、尿失禁、睡眠障碍、压疮、吞咽障碍、抑郁、焦虑、疼痛、衰弱、营养不良、便秘等。

（3）老年人群常见问题：多重用药、酒精滥用和药物滥用等。

老年共病的表现形式包括：①躯体-躯体疾病共存，如冠心病与高血压；②躯体-精神心理疾病共存，如冠心病与焦虑；③躯体疾病-老年综合征共存，如骨质疏松症与便秘；④躯体疾病-老年人群常见问题共存，如高血压与多重用药。

三、评　　估

在包含医学评估的老年综合评估的基础上进行老年共病的评估。

■（一）完成老年综合评估

老年综合评估主要包括全面的医疗评估、躯体功能评估、认知和心理功能评估，以及社会/环境因素评估四个方面。老年综合评估除了评估高血压、糖尿病、冠心病等老年慢性病的程度外，更注重老年综合征和老年人群常见问题的筛查，如记忆障碍、视力和听力下降、牙齿脱落、营养不良、骨质疏松与跌倒骨折、疼痛和尿便失禁等。通过老年综合评估来判断共病对于老年人健康状态的影响，并了解共病是否额外增加了健康相关不良结局，如功能丧失，生活质量下降等风险，是否对老年人的医疗决策造成了影响。且常常需动态关注、定期评估。

（二）老年共病的评估工具

目前评估共病的工具较多，包括查尔森共病指数（Charlson comorbidity index，CCI）、艾利克斯豪泽共病指数（Elixhauser comorbidity index，ECI）、卡普兰·范斯坦指数（Kaplan-Feinstein index，KFI）、RxRisk 模型、老年共病指数（geriatric index of comorbidity，GIC）、疾病累积评定量表（cumulative illness rating scale，CIRS）及共存疾病指数（index of coexistent disease，ICED）等。评估共病的信息及数据来源途径也有多种，主要包括患者的个人健康报告、电子健康档案、历史病历及其他医疗相关报告等。

1. CCI 是目前最常用的共病评估工具，1987 年查尔森（Charlson）等基于患者住院期间护理的临床资料开发出 CCI，并于 2008 年做出更新，该指数包含了 19 种疾病评估，这些疾病与患者死亡、失能、再次入院等不良事件相关，但纳入的疾病中未包含某些老年患者常见的疾病，如帕金森病、缺血性心肌病（心肌梗死除外）等，因此在老年患者中运用具有一定限制。

2. ECI 也是基于住院患者的资料登记系统开发的，其评估内容包含了精神心理相关疾病，疾病谱较 CCI 广，因此当研究对象患有此类疾病时可选择 ECI 进行评估。ECI 的优点在于不仅可以评估患者的死亡风险，还可评估住院时间、住院费用等指标。

3. KFI 开发基于对初诊糖尿病患者 5 年的随访资料，结合患者的疾病及糖尿病并发症，并根据影响机体器官水平的程度对共病进行评估。

4. RxRisk 模型 是基于药物的风险评估模型，可以用于多种医疗保健机构，通过患者的年龄、性别及慢性病情况来评估未来所需的医疗保健成本，适用于包括儿童在内的全部人群。

5. GIC 纳入了 15 种老年患者常见慢性病，并且将疾病的严重程度按 0～4 分进行等级划分，将疾病数量和严重程度综合考虑进行评估。GIC 对老年住院患者死亡、失能及再入院等不良结局指标均有良好的预测作用。

6. CIRS 其开发基于病史、体格检查及实验室检查等相关医疗数据，依据疾病系统分类，纳入了多系统相关的疾病，可以评估更多的预后信息。

7. ICED 评估 包含功能受损及疾病严重程度两大方面，依据患者的症状、体征等临床数据，对 14 个系统及 10 项功能状态进行评估，是目前唯一将功能状态纳入评估的共病评估工具。

不同共病评估工具在开发过程中所利用的数据来源不同，其评估的疾病数量及种类也有所差异。因此在临床运用中应准确地判断，根据自身的研究背景、研究目的及研究对象等方面来选择适宜的评估工具。

四、辅 助 检 查

辅助检查的开展应在考量老年共病患者本人的意愿、疾病状况、预期生存期、既往治疗、症状和费用等基础上进行，尽量不要给老年共病患者增加不必要的负担或痛苦。

五、诊 疗 策 略

老年共病管理涉及疾病防治、功能维护、老年综合征管理、社会支持、照护地点及患者意愿等方面内容，管理效果需从健康、结局、功能发挥、卫生经济学、患者满意度等方面提高医疗质量和效率的角度进行综合评价。

在共病管理过程中，应建立以临床医生为主，护士、康复师、营养师、药师等为辅的多学科治疗团队，充分探讨及交流患者病情，制订诊疗策略和照护模式时应注意以下几点，选择获益最大、损害最小、能够提高生活质量的治疗方案。

老年共病管理目标需随着老年共病患者的健康状况、面临的主要问题、患者意愿等因素的变化，进行动态调整，可通过健康状态分层来确立不同的管理目标。针对活力老年人、内在能力明显下降或者衰弱的老年人、失能且不可逆转的老年人，采取不同的管理目标和策略。

（一）考虑老年共病患者意愿

所有的医疗决策需要结合老年共病患者的意愿，在面对多种医疗决定时，需要通过以下三个步骤明确老年共病患者的意愿。

（1）识别老年共病患者需要表明意愿的时机，比如存在治疗矛盾时、长期获益但短时间可能出现不良反应的药物应用时。

（2）充分告知老年共病患者每种医疗决定的利弊。

（3）老年共病患者在充分理解医疗决定的利弊后，再明确其选择意愿。临床医生需要区分老年共病患者的意愿和医疗决定是不同的，意愿可以随时间或病情的发展而改变。医疗决策中需考虑老年共病患者的意愿，但并不意味着无法获益的不合理要求也被接纳。

（二）恰当合理应用循证医学证据

在多个互无关联的慢性病共存时，针对单病的指南对老年共病处理的指导作用常有限。因此需要考虑以下几个方面。

1. 明确现有证据的适用性和局限性　该循证医学研究中是否包含老年人，特别是老年共病患者；循证医学证据的质量如何？该临床研究的设计和分析有没有缺陷，是多个研究还是单个研究的结论。

2. 仔细分析循证医学证据的结果　临床试验常常比较多种终点事件，有时会采用中间终点事件代替重要终点事件，而这些中间终点事件可能不适用于老年共病患者。生活质量、躯体功能和日常生活活动能力对老年共病患者来说可能比发展为终末期肾病或其他疾病特异性终点更重要，而这些在临床试验中并没有被设为终点事件。

3. 充分权衡治疗的益处及可能带来的潜在损害和医疗负担　首先，短期疗效研究可能不会对老年共病患者进行足够长时间的随访，从而无法充分估计死亡率等不良事件和其他危害。其次，很少有临床试验报告患者治疗的花费。此外，对一种疾病进行的治疗可能会加重另一种共存疾病。

4. 文献中是否报告绝对危险度下降，而不仅是相对危险　临床医生在处理老年共病患者时需考量患者的基线风险，因为很多疾病在老年人中的基线风险和其他年龄段不一致，在考量基线风险的基础上再判断这些临床试验的结果是否适用于老年共病患者。很多文献常用相对危险度（RRR）的惊人降低（比如50%RRR）来代替绝对危险，但如果不报告基线风险，则相对危险度无法解释。而绝对危险度（ARR）是用未治疗的基线风险减去治疗的风险或不同治疗之间的风险差，更具有参考价值。例如，未经治疗的基线风险为2%减去1%的治疗风险得到1%的绝对危险度降低，而相对风险度的降低则达到50%。

5. 充分考虑获益所需时间　某些慢性病的治疗措施只有在较长时间后才有益处，在这种情况下，临床医生和老年人应共同权衡，是否值得为了这种预期获益而付出长期的医疗负担和这个治疗可能出现的潜在危害。

（三）判断预后

慢性病从干预到获益需要一段时间，如果患者的预期寿命不长，不足以从干预措施中获益，则失去了干预的意义，因此需要考虑老年共病患者的预期寿命、功能状态、生活质量、危险层次、疾病负荷、治疗的获益、风险与最终预后（包括生存期、功能状态和生活质量）等因素综合预测临床预后。

对于活力老年人，共病管理目标在于规范治疗慢性病，预防疾病发展及并发症发生，识别并干预多重用药等问题，通过健康的生活方式持续维护功能的发挥。

对于内在能力明显下降衰弱的老年人，宜稳定慢性病，采取整合照护措施，结合适宜的运动锻炼、营养支持等方法，维护其内在能力、促进功能发挥，延缓向失能进展。

对于失能且不可逆转的老年人，宜尽可能稳定疾病、控制症状，给予照护支持维持其残存功能、尊重患者意愿，保持有尊严的生活等。对于生存期有限的患者，建议评估安宁疗护需求。

（四）考虑方案的可行性

干预方案的考虑从改善症状、延长寿命（治愈）和生活质量的角度，比较获益、风险及负担，进行合理取舍。

（五）与老年共病患者达成一致

讨论问题包括：①如果不治疗可能会发生什么后果?②诊疗方案将对症状、健康和寿命造成什么影响?③诊疗方案带来哪些风险和不良反应?④诊疗方案是否会影响正常生活或带来不适?⑤诊疗方案是否可行。如认知障碍老年人要考虑其执行力;如给糖尿病合并骨关节炎患者开具运动处方时，要注意诊疗方案是否可行。

（六）定期随访

定期对干预效果进行评估，作为调整治疗方案的依据。

老年共病的诊疗流程见图 1-2。

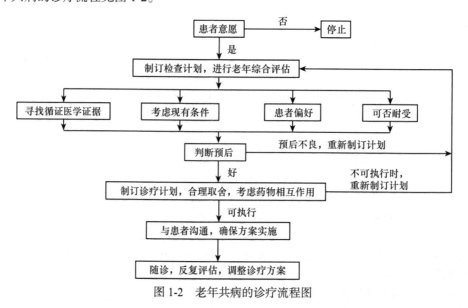

图 1-2　老年共病的诊疗流程图

（何　平）

第五节　和　缓　医　疗

和缓医疗是以减轻痛苦、追求临终的安详与尊严为目的的学科，是一门医学专业技术和人文相结合的学科。实施和缓医疗应该成为医生的基本技能。

一、定　　义

和缓医疗是指聚焦于减轻基本症状的严重程度，而非治愈或中止、延缓，甚至逆转疾病本身进展的一切医学关怀或治疗手段，是一种通过早期识别、准确评估处理疼痛和其他生理、心理、精神

（灵性）的问题，来提高患有威胁生命疾病的患者及其家属生活质量的方法。即通过镇痛，控制各种症状，减轻生理、心理、精神（灵性）痛苦等手段，帮助终末期患者及其家属获得最好的生活质量，给予那些生存期有限的患者及其家属全面的综合医疗和照护。

和缓医疗与临终关怀的区别在于，临终关怀指接近生命终点时所实施的一种积极的，以维护患者尊严、提高生命质量为目的的照顾，一般指临终前 6 个月的照料。而和缓医疗的时间起点是当我们意识到患者的预期寿命相对短时，比临终关怀的时间跨度更长。临终关怀是和缓医疗服务内容的一部分，二者并无本质的区别。

二、宗 旨

和缓医疗的主要内容是以患者和家属为中心，通过预测、预防和治疗患者的病痛及其他症状，鼓励家庭护理，减轻和消除患者和家属的心理负担及消极情绪，帮助临终患者以舒适和有尊严的方式度过自己的最好时光。

和缓医疗不同于安乐死，既不促进也不延缓患者的死亡，但贯穿于疾病治疗的始终，重视患者生理、智力、情感、精神及社会需求，帮助患者保持自主性，获取信息并自主选择，和缓医疗是现代医学领域中新的边缘交叉性学科，是人口老龄化的需求和人类文明发展的标志，临终患者应该以舒适和尊严的方式度过自己最后的日子。

三、原 则

（1）以患者为中心。
（2）关注患者的舒适与尊严，减轻疼痛和其他痛苦的症状。
（3）不再以治疗疾病为焦点，关注患者生理、心理和精神（灵性）的需求。
（4）患者及其家属接受不可避免的死亡。
（5）医生不加速也不延缓死亡。
（6）帮助患者在死亡前尽可能积极地生活。
（7）帮助家属应对患者整个疾病过程及家属丧亲后的悲伤。

四、内 容

和缓医疗包括疼痛管理、症状管理、精神（灵性）、宗教与文化、社会、心理、情绪支持、伦理与法律、家庭支持服务、宽慰照护者等。

五、典型的疾病入选条件

目前有二十余种疾病类型有和缓医疗的需求，包括阿尔茨海默病和其他痴呆、动脉硬化、脑血管病、慢性缺血性心脏病、先天性畸形、恶性中枢神经系统疾病、出血热、艾滋病、炎症性中枢神经系统疾病、创伤、白血病、肝病、早产出生创伤、肺部疾病、恶性肿瘤、营养不良、肌肉/骨骼疾病、非缺血性心脏病、肾衰竭、结核病等。而最大的挑战是何时开始对患者进行和缓医疗。以下介绍一些典型的疾病入选条件。

（一）恶性肿瘤

（1）肿瘤广泛转移、侵袭或进展，如患者临床症状加重、实验室指标持续恶化和（或）有疾病转移的确切证据。
（2）姑息性表现量表（PPS）≤70%，提示功能状态受损（附表-1）。
（3）患者拒绝进一步的治疗或治疗后临床症状持续恶化。

（二）痴呆

（1）FAST 评分为第 7 级（不能说话、运动、意识丧失）。

（2）合并疾病或继发疾病使患者脏器或功能受损，预期寿命≤6 个月。

（3）濒临死亡且体重指数（BMI）<22kg/m²。

（4）姑息性表现量表（PPS）<40%。

（三）终末期心脏病

（1）经利尿剂及扩血管药（可包括 ACEI 或联合应用肼屈嗪和硝酸酯类药物）治疗后无好转，或静息下出现心绞痛，对标准的硝酸酯类治疗无效，且放弃或不适宜行有创操作。

（2）在静息状态下反复出现心力衰竭症状，纽约心功能分级（NYHA）为Ⅳ级（任何日常活动时均有症状，静息状态下也有症状，任何日常活动都会使症状加重）。

（3）需要辅助治疗，药物治疗无效的室上性或室性心律失常，有心搏骤停史，复苏或不明原因的晕厥、心源性脑栓塞、合并人类免疫缺陷病毒（HIV）感染、射血分数≤20%。

（四）终末期肺病

（1）静息状态下患者出现呼吸困难，对支气管扩张剂反应差或无反应，活动能力下降，如不能从床上坐到椅子上、疲劳、咳嗽[使用支气管扩张剂后第一秒用力呼气量（FEV_1）变化小于预计值 30%是失功能性呼吸困难的客观证据，但不要求一定要测定这个值]。

（2）终末期肺病进展期，证据为因为肺部感染和（或）呼吸衰竭入急诊的次数增加或住院的频率增加（疾病进展的客观证据为 FEV_1 持续下降>40ml/年，但不要求一定要测定这个值），以及呼吸空气时存在低氧血症[氧分压（PO_2）≤55mmHg 或动脉血氧饱和度（SaO_2≤88%）]或高碳酸血症[二氧化碳分压（PCO_2）≥55mmHg]。

（3）需对肺源性心脏病及继发的右心衰竭进行辅助治疗，患者 6 个月体重下降（≥10%），静息状态下心动过速（>100 次/min）。

（五）急性肾功能不全

（1）不再进行透析或肾脏移植。

（2）患者肾小球滤过率（eGFR）<10ml/min，糖尿病患者 eGFR<15ml/min。

（3）患者血清肌酐>707.3μmol/L，糖尿病患者血清肌酐>530.5μmol/L（6mg/dl）。

（4）需要对并存疾病进行支持治疗，如恶性肿瘤、慢性肺病（如需机械通气）、进展期心脏病、进展期肝病。

六、生存期的判断

生存期评估有两种方法。一种被称为临床生存预测，它是通过临床医生的主观判断来评估生存期。另一种方法称为精算判断，它依赖生存中位数和危险比等统计数据，并且消除了对人为判断的需要。

七、开展的场所

医院、家庭、养老院、临终关怀院及长期照护机构，均可开展和缓医疗服务。由患者和他的家庭选择进行和缓医疗的场所。

在一些医院有专门的和缓医疗病区，其他医院留出一定数量床位给予需要和缓医疗的人。开展姑息和缓医疗的医院组成专门的团队，帮助这个病区开展姑息和缓医疗服务。

在专门的临终关怀医院，设施布置像家庭一样，开展专业的和缓医疗。

如果在家开展和缓医疗，有专业的团队提供专业的护理和各种家庭支援服务。所有服务提供是为了帮助人们留在家里，包括志愿服务团队、日间服务团队、疼痛和症状管理团队、24 小时应急支持团队。在家里与家属保持亲密的关系，家庭生活可以正常进行，患者和家属有更多的自由和照护方式的选择。

在长期照护机构（如护理院）也可以提供姑息治疗服务。护理院的专业姑息治疗服务有时比医院更有必要。

八、团队及工作流程

和缓医疗的跨学科团队：有姑息治疗技能的医生、家庭医生、护士、营养师、社会工作者、精神咨询师和药剂师。其他健康专业人士，如物理治疗师、音乐治疗师、芳香治疗师、职业治疗师和家政人员，在姑息治疗中发挥重要作用，提供支持服务，如陪伴服务。

和缓医疗的工作流程见图 1-3。

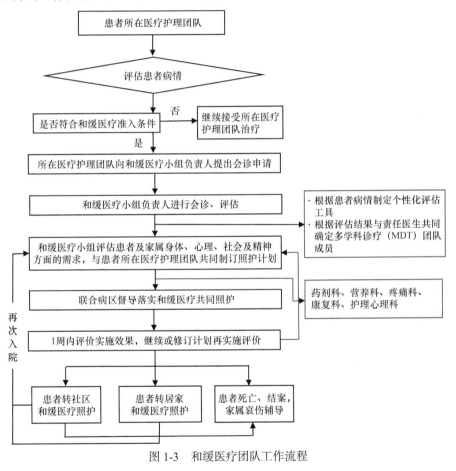

图 1-3 和缓医疗团队工作流程

九、策 略

和缓医疗确保所有人在自己的生命最后时刻都被有尊严和被尊重的对待；确保在生命最后时刻最大程度免除痛苦，控制症状，保持生命的最佳存活质量；确保在生命最后时刻有生理、心理、社会和精神关怀；为了确保患者的个人需求，为最终的生活护理进行识别、记录、评审，并采取行动，尽可能地尊重患者；为了确保服务需要有良好的协调合作，使患者得到无缝护理；在所有医疗机构提供高质量的照护并且持续到生命的最后一天；确保在患者临死和死亡之后适当支持照护者；确保健康和社会保健专家提供必要的教育和培训，使照护者能够提供高质量的服务；确保为纳税人提供物有所值的服务。

十、方 法 与 途 径

和缓医疗包括准入、实施、效果评价三个阶段。具体内容包括：从生理、心理和预期生存期对病情进行评估，运用和缓医疗技术为患者缓解疼痛等症状；通过和缓护理，提高患者的舒适度，给予患者及家属心理照顾和人文关怀；志愿者及社会参与者提供社会心理的支持。

和缓医疗的步骤：多学科治疗团队识别临终患者和启动、讨论临终关怀计划；评估需求和制订参数，达成一致性照护计划，定期反馈和检查；整合照护；提供高质量的服务；生命的最后一天的管理；死亡后的管理；在患者病期和死后支持照护者。临终患者规划照护和治疗计划的方法见图1-4。

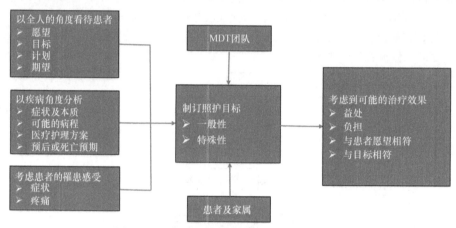

图1-4　临终患者规划照护和治疗计划的方法

十一、核 心 服 务

和缓医疗的核心服务是给予正在走向消失的生命安宁和尊严，不让他们留下遗憾，包括舒缓患者的各种不适症状；提供身、心、社、灵的全人照顾；协助患者消除内心的冲突，实现特别心意，安排未尽事情，道别亲朋好友；以爱心关怀陪伴患者走完人生的最后一程，协助患者及家属面对患者的死亡而度过哀伤。

十二、模 　 式

和缓医疗为"四全"照顾模式，即全人、全家、全队、全程的照顾。①全人照顾体现在全面照顾患者的身心各方面的需要。②全家照顾是以患者为中心，建立家庭关系信息档案，照顾家庭成员的需要，营造最佳的照顾环境，为患者家属提供持续的支持。③全队照顾是由专业医疗人员组成团队，为患者及家属提供全人的整体关怀，以及由来自社会团体的爱心人士，提供更加多元化、个性化的服务。④全程照顾指从患者入队到离世后家属的哀伤负担支持。

十三、常 见 的 问 题

（一）感染

感染是大多数疾病终末期的常见合并症，是导致患者死亡的最主要原因之一。患者由于长期卧床、免疫力下降、营养不良、进食困难、大小便失禁，增加了肺炎、尿路感染、消化道感染、压疮发生的可能性，甚至导致菌血症的发生。

和缓治疗的原则是减少感染发生的危险因素，比如提高免疫力、加强营养、增加基本活动能力的训练、预防压疮和误吸导致的肺部感染。

（二）疼痛

癌症患者的生活质量与疼痛症状的控制、镇痛药的副作用处理等密切相关。疼痛的治疗遵循世界卫生组织（WHO）推荐的三阶梯止痛原则。老年患者需要从小剂量开始，不断评估疼痛缓解的效果，逐渐增加到适宜的剂量。在疼痛治疗时要注意用药的途径，比如注射给药、经皮给药、含服或者直肠给药，尽可能选择对机体损伤小的药物及给药途径。

（三）恶心呕吐

引起恶心呕吐的原因有药物反应、便秘、胃轻瘫等。

治疗恶心呕吐的常用药物有：抗组胺剂，如苯海拉明；血清素拮抗剂，如昂丹司琼；促胃肠动力药，如甲氧氯普胺；细胞保护剂，如雷尼替丁和奥美拉唑等。恶心和肠梗阻引起的腹部疼痛常用奥曲肽缓解；非特异性减轻恶心呕吐常用皮质激素、东莨菪碱、劳拉西泮、奥氮平等。

（四）厌食和食欲缺乏

厌食和食欲缺乏是一种潜在疾病严重程度的反映，通常不能逆转。

激素、甲基孕酮和吗啡可以用来提高食欲和生活质量，但要注意药物的副作用，比如糖皮质激素可引起高血糖、水肿、情绪波动、精神错乱和睡眠障碍；甲基孕酮与谵妄、水肿和静脉血栓有关。

（五）便秘

阿片类药物、三环类抗抑郁药及抗胆碱药物的摄入是便秘的常见原因，对于服用这些药物的患者要定期评估便秘的情况，因为便秘容易产生粪便嵌塞，甚至穿孔等并发症。

对于便秘的治疗，首先是预防，其次选用肠道用药，避免长期应用刺激性导泻药，必要时可联合应用刺激性泻药和渗透性泻药。

（六）谵妄、抑郁和焦虑

谵妄是疾病恶化的标志，往往在生命的最后阶段出现。氟哌啶醇和氯丙嗪等可有效缓解近临终期出现的谵妄，此时应避免使用苯二氮䓬类药物。

进展性疾病的患者往往忧虑，有烦躁情绪，所以对于这些患者应该持续评估焦虑和抑郁的情况。根据患者的预期寿命来选择药物治疗，预期寿命＞2个月的患者，首选5-羟色胺再摄取抑制药，因为这类药物副作用少，但起效需要3～4周；对于生存期有限的患者，精神兴奋剂（如哌甲酯和右苯丙胺）可增加体能、减少疲劳，快速缓解症状，且副作用轻微。

（七）压疮

压疮的发生是机体状况恶化的标志，压疮大多数发生在卧床不起、失禁和营养状况较差的患者。可使用气垫床，保持皮肤清洁干燥，局部应用减压贴等预防压疮的发生。在疾病的终末期，对于压疮治疗的重点是减轻患者疼痛、减少臭味，而非治愈皮肤溃疡。

（八）呼吸困难

呼吸困难是令患者恐惧的症状。导致终末期患者呼吸困难的原因有呼吸道感染、心力衰竭、贫血、胸腔或心包积液等。缓解呼吸困难的对症治疗包括：氧气吸入；使用阿片类药物，如吗啡；使用抗焦虑药物，如苯二氮䓬类药物；静心、放松、娱乐和按摩疗法等。

十四、灵性需求与照顾

（一）终末期患者的灵性需求

"要把还没有做对的事处理好的紧迫感""需要从此生痛苦、死亡中找到意义、目的及成

就""需要有活下去的希望与意念"诸如此类,皆为患者灵性需求的表述,归纳起来有三大类:

1. 寻找意义的需要 从人生经验中发掘生命的意义,希望自己的生命不与草木同朽,人们会永远记得他。

2. 宽恕和好的需要 若心怀怨恨,就没有心灵平安,学会将过去的恩怨做了结,才能落得心安。

3. 宗教信仰的需要 宗教信仰并非只是"做好人,做好事",临终的患者常常对痛苦的问题质疑,这是属于宗教领域的问题,每一个宗教都有自己的答案,宗教仪式的祷告、念佛、唱诗、礼拜等,也会给予宗教信仰患者很大的支持力量。

（二）灵性照顾

和缓医疗的创始人西西里桑德丝女士曾说过:"你是重要的,因为你是你,你活到最后一刻仍然那么重要,我们会尽一切努力帮助你继续生活下去,直到最后一刻,并且安详离世。"我们需要先了解患者的困扰,再根据这些实际内容给予患者灵性的关怀,引导患者能和自己或他人重修旧好,想办法提供资源与协助,促进患者和家属活在当下,触发重塑生命的意义。灵性照顾的方法有以下几点:

1. 生命回顾 系统性协助患者以一种崭新的观点去回顾其生命中的种种伤痛或快乐的过程,刻意地协助患者找出其中的意义,使患者能体会到其生命的意义。

2. 转换生命价值观 形成新的生命价值观,尽可能在短暂而有限的时间活出以往人生中从来没有过的体验,让生命重新燃起希望,充满生机。

3. 处理未了事务 希望减轻/消除痛苦,希望回家,希望有创造力、美感,希望被认为有价值,生活得有尊严,对身后事安排的希望,对器官或遗体捐献等利他的希望,宗教的希望等。

4. 陪伴与分担 共同面对,"在"比"做"更重要,以及全神贯注的"陪"与"听",但不一定提供任何答案,让患者知道有人愿意与他为伴,为他分担。

5. 重新构建人际关系 四道人生,勇敢说"谢谢""对不起""没关系""再见"。

6. 从宗教信仰中获得力量 绝对尊重患者的宗教信仰,尽可能维持原有的宗教礼仪,如祷告等日常宗教活动,鼓励宗教团体的探访和支持,令患者体验到自己没被惩罚和抛弃。

十五、生前预嘱

生前预嘱（advanced care planning,ACP）包括患者对于若干医疗问题的选择和医疗代理人两方面内容。通过生前预嘱患者可以事先明确选择自己在生命的终末期希望得到什么样的医疗照料,不希望得到什么样的医疗措施,比如不使用插管/呼吸机、不做心肺复苏、不做管饲营养支持等,从而达到自己选择死亡的目的。患者可事先选定一个或几个代理人,以便在自己不能做出决定时,由其为自己进行决策。

随着老龄化的进程,大多数人死于慢性病的终末期,当死亡不可避免降临时,选择如何死亡应该尊重患者本人的愿望,多数人都希望有尊严地离开人世,而不是像一个没有意识、被维修的机器一样,浑身带着各种管路,在医院里痛苦且无尊严地耗尽生命。生前预嘱的意义在于充分保证患者的自决权,使患者能够选择符合自己意愿的医疗措施。

在许多西方国家都有相关的法律承认生前预嘱,对于慢性病晚期患者及危重症患者,医生均需要了解患者有无生前预嘱。上述患者入院后均需要签署抢救同意书,有生前预嘱的患者,在签署抢救同意书时比较容易做出决定。

（一）形式

1. 书面预嘱 书面声明中明确维持生命的治疗条件,要求何种治疗措施,撤除时间,可在什么时候取消或更改。

2. 口头声明 如与亲属或医疗代理人的交谈，最后详细记录谈话内容，在场者签字。

在一些没有立法的国家和地区，包括中国，患者填写生前预嘱或与家属讨论后，在生命终末期不至于让家属难以抉择，做出违背患者意愿的决定。

（二）医疗代理人的持久委任书

患者通过书面文件赋予有行为能力的人在将来自己无决策能力时替自己做出医疗的选择。

（三）生前预嘱包含的重要治疗措施及患者预期

生前预嘱包含的重要治疗措施有心肺复苏、机械通气辅助呼吸、管饲或输液维持进行生命支持、肿瘤的化疗或放疗、血液透析、镇痛等。此外，还需要包含患者的愿望。

当不能明确患者的预期时，应默认患者同意生命支持治疗行为。

十六、抢救同意书

根据患者本次入院的病情需要，经诊医生向患者本人及其家属进行病情及预后、抢救措施的风险告知，就"患者病情恶化时是否实施抢救"得到患方的书面抉择，并签署姓名、与患者的关系和日期，如果家庭关系复杂，最好有多个家属的签名。

抢救同意书的内容见附表-2。

十七、病情告知步骤

遵循知情决策的原则，采用"七步骤法"传达"坏"消息。

（一）做好准备

告知患者及家属病情前确认所有得到的信息、事实、数据。选择在安静、无干扰的地点进行交流。确定患者希望参与谈话的人选。

（二）保证患者充分理解

采用下列的问题引出坏消息："您对自己的疾病怎么看待的？""您什么时候开始出现**症状的？""您认为它可能是什么病？""对于您的病情，其他医生是怎么说的？"

（三）明确患者预期

可以用以下有帮助的问题明确患者预期，比如"如果您的疾病被证实比较严重的话，您想知道吗？""您想让我告诉您全部的病情吗？如果不想，您希望我和谁谈这些内容"。

（四）告诉患者实情

告诉患者实情采用直接的方式进行交流，避免技术性的语言及委婉的措辞，确保概念和术语表达清晰，易于理解。避免采用专业性的语言及委婉的说法，例如："**先生，我很难过必须告诉您这个事实，那个新生物确诊为癌症""检查结果回来了，和我们希望的不同，是结肠癌"。

在我国，亲属通常不愿意让患者知道疾病实情，在告诉患者实情之前要首先与患者家属沟通，对于让患者了解的程度，双方达成一致。

（五）回应患者的感受

通过积极的倾听，鼓励患者表达情绪，了解患者的感受。帮助引出理解患者情绪的问话如下："这个消息对您来说意味着什么？""您最担心的是什么？""您看起来很不高兴，能告诉我您的感觉吗？""对于我刚才所说的，您有什么感觉？可以和我说吗？"

（六）制订治疗方案并随访

制订治疗方案应强调患者关注的重点和日程。还包括下一次随访的预约，讨论下一步的检查、治疗安排及支持问题，告知如果出现其他问题如何和医生联系。最后，要确保患者在离开办公室时是安全的。

（七）稳定患者和家属的情绪

要了解患者和家属的心态，并注意其情绪变化。

附表

附表-1　姑息性表现量表（PPS）

PPS水平（%）	行走能力	活动及疾病的证据	自我照顾能力	摄食能力	意识状态
100	完整	能够正常生活和工作，无疾病证据	完整	正常	完整
90	完整	能够正常生活和工作，有一些疾病证据	完整	正常	完整
80	完整	正常生活和工作受到一定限制，有一些疾病证据	完整	正常或下降	完整
70	下降	不能正常工作，有确定的疾病	完整	正常或下降	完整
60	下降	不能完成爱好的活动或者家务，有确定的疾病	偶尔需要帮助	正常或下降	完整或不清
50	主要坐或者躺	不能做任何工作，有多种疾病	需要很大帮助	正常或下降	完整或不清
40	主要在床上	大部分活动都无法进行，有多种疾病	主要依赖帮助	正常或下降	完整或嗜睡，伴或不伴意识不清
30	完全受限于床上	不能进行任何活动，有多种疾病	完全需要照顾	正常或下降	完整或嗜睡，伴或不伴意识不清
20	完全受限于床上	不能进行任何活动，有多种疾病	完全需要照顾	少至啜饮	完整或嗜睡，伴或不伴意识不清
10	完全受限于床上	不能进行任何活动，有多种疾病	完全需要照顾	只做口护	嗜睡或昏迷，伴或不伴意识不清
0	死亡	—	—	—	—

附表-2　抢救同意书模板

患者姓名：　　　　年龄：	性别：　　　　床号：
病历号：　　　　诊断：	
谈话医生：　　　　签名：	日期：
1. 气管插管可能发生的并发症	①出血；②周围组织或脏器损伤；③气胸、血胸；④喉头水肿，声门损伤；⑤患者不能进食和说话；⑥心搏骤停；⑦脑血管意外；⑧其他 □同意签名（与患者关系）： □不同意签名（与患者关系）日期：
2. 气管切开可能发生的并发症	①麻醉意外；②出血；③感染；④周围组织、神经或脏器损伤；⑤心脑血管意外、术中猝死可能；⑥伤口不愈合；⑦血肿、纵隔气肿；⑧拔管困难；⑨其他 □同意签名（与患者关系）： □不同意签名（与患者关系）日期：

续表

3. 呼吸机辅助呼吸可能发生的并发症	①出血；②感染；③机械性肺损伤，气胸；④不能脱机；⑤费用昂贵；⑥其他 □同意签名（与患者关系）： □不同意签名（与患者关系）日期：
4. 心外按压可能发生的并发症	①肋骨骨折；②心脏破裂；③肺损伤、气胸；④其他 □同意签名（与患者关系）： □不同意签名（与患者关系）日期：
5. 电除颤可能发生的并发症	①皮肤灼伤；②其他 □同意签名（与患者关系）： □不同意签名（与患者关系）日期：

（戚本玲）

第二章　老年综合证与老年综合评估

第一节　营养不良

营养不良（malnutrition）是指能量、蛋白质及其他营养元素缺乏或过剩，对机体功能乃至临床结局产生不良影响。临床中营养不良的定义更加广义，常以蛋白质-能量营养不良表示，意指能量和（或）蛋白质摄入不足或由于疾病、创伤导致的代谢需要量增加或营养素丢失增加，最终不能满足人体代谢需要。衰老对营养不良的评价有很大影响，衰老与身体结构的变化密切相关，骨密度、肌肉量、身体含水量都有所下降，与此同时，脂肪含量升高，常有腹部脂肪堆积，衰老同样影响了器官功能，但这些改变的个体差异较大，而器官功能的下降又影响了对营养的评价和干预。

一、老年人营养不良的类型

（一）营养不足

1. 分型

（1）消瘦型：以能量不足为主，体重指数（BMI）$<18.5kg/m^2$。

（2）水肿型：以蛋白质缺乏为主。

（3）混合型：既缺乏能量，又缺乏蛋白质。

2. 病因

（1）原发性营养不足：多为进食不足。

（2）继发性营养不足：多为器质性疾病导致能量和蛋白质摄入不足。

老年人营养不足的主要原因包括老年人胃肠功能减退、认知功能减退，伴随的慢性病、食欲下降、牙齿功能减退、药物性因素，以及医源性原因等。

（二）营养过剩

营养过剩指营养素超过正常生长发育及代谢需求的一种营养不良状态，包括超重、肥胖等。肥胖的老年人并不少见。过度肥胖与一些疾病相关，如高血压、糖尿病、心脏病、骨关节病等。$BMI>35kg/m^2$ 的老年人其功能状态可能会变差，患相关疾病的风险也增加。对于肥胖的老年人，年龄并不是限制其减肥的因素，但应当充分评估减肥的风险及获益，重点不是减轻多少体重，而是达到一个较为健康的体重（尤其是肌肉量）。可以考虑给予老年人适合的饮食，以及体力活动方面的指导，但对于衰弱的老年人来说，重点不是刻意减肥，而是如何保持身体的力量和柔韧性，以维持其生活质量。

二、老年人营养不良的评定

（一）概要

营养评定是指临床营养专业人员通过膳食调查、人体组成测定、人体体格测量、生化检查、临床检查及复合营养评定，对患者营养代谢和机体功能进行检查和评估，用于制订特殊患者营养支持计划，考查适应证和可能的不良反应，监测营养支持的疗效。

目前临床上常用的营养不良筛查工具有：①主观全面评定（subjective global assessment，SGA）；②微型营养评定（mini-nutritional assessment，MNA）；③营养不良通用筛查工具（malnutrition universal screening tool，MUST）；④营养风险筛查 2002（nutritional risk screening 2002，NRS 2002）。

（二）主要内容

1. 病史及查体　应重视患者体重、饮食习惯和胃肠道功能的改变，基础疾病的性质、种类和严重程度，特殊的饮食习惯或限制。除与疾病相关的临床检查外，应注意有无牙齿松动或脱落、口腔炎、舌炎、皮肤黏膜和毛发的改变、水肿、腹水、恶病质、伤口愈合情况等。体重在 1 个月内减少 5%，或在 6 个月内减少 10%，就被认为是病态表现。当 BMI<18.5kg/m^2 时，就有出现疾病的高风险。

2. 功能评价　因营养不良引起的精神和身体功能异常。

3. 实验室检查　是炎症和疾病严重程度的重要量化指标。将临床表现与生化指标相结合，有助于综合分析和评价患者的营养状况。

（1）血清白蛋白和前白蛋白含量：目前被认为是反映疾病预后的预测因子，在老年人中，低白蛋白血症与功能受限、肌量减少、住院日延长、并发症增加、再住院率和死亡率增高等相关。但是低白蛋白血症对于指示营养不良不具有特异性和敏感性，因其受创伤、疾病和炎症反应的影响较大；随着年龄增长，白蛋白会轻度下降。前白蛋白半衰期较短，能够反映体内蛋白合成的短期变化情况，但是作为评价营养状态的指标，其局限性同白蛋白。

（2）血清胆固醇水平：低胆固醇血症往往提示患者临床预后不良。病重（如肿瘤晚期）老年人的胆固醇水平通常在 4.14mmol/L（160mg/dl）以下。但是研究也发现，低胆固醇血症有时和营养的摄入无关，它只是一个非特异性地反映身体状态差或炎症反应前期的标志。

（3）水平衡：注意机体有无水肿及脱水情况。

（4）人体组成测定：总体脂肪、总体水和瘦体组织测定等。

三、老年人的营养支持

（一）原则

（1）尽早纠正低血容量及酸中毒、低钠、低钾等水、电解质及酸碱平衡紊乱。

（2）根据年龄、BMI、是否禁食、原发病及同一疾病的不同病程、引流量和是否伴随心、肺、肾疾病，选择合适的营养支持途径、适量的热量和营养物质，制订个体化营养支持方案。

（3）首选肠内营养，有利于维持肠道功能，实施方便，并发症少，易于长期应用，若不能耐受或无法进行时才选用肠外营养。

（4）纠正老年人的营养不良不可操之过急，尤其是严重营养不良时，先补给所需营养素的半量，再逐步增至全量。

（5）在纠正营养不良的同时，积极治疗原发疾病，才能更好地纠正营养不良。

（二）老年患者不需要营养支持的情况

（1）不可治愈、临终患者，不可逆转的昏迷患者，以及有生前预嘱放弃使用营养支持的患者。在与患者及家属或法定代理人充分沟通、取得同意后，可考虑放弃或终止营养支持。

（2）需急诊手术的患者，术前暂不实施营养支持。

（三）老年人营养支持要点

1. 一般建议　由于老年人个体差异较大，食物选择需个体化。

（1）适当摄入水、膳食纤维、钙、维生素 D 和维生素 B$_{12}$。

（2）减少胆固醇、饱和脂肪酸、反式脂肪酸的摄入。

（3）碳水化合物应占总热量的 45%～65%，脂肪占总热量的 20%～35%。

（4）蛋白质摄入 1.0～1.2g/（kg·d），占每日总热量的 10%～35%。在应激和创伤的情况下，蛋白质增至 1.5g/（kg·d），但患有肝肾疾病的患者要依据病情调整蛋白质摄入量。

（5）60 岁以上男性摄入膳食纤维量＞30g/d，60 岁以上女性摄入膳食纤维量＞21g/d。

2. 脱水　老年人脱水并不少见，衰老过程中常伴随口渴感减退，摄水减少，导致血浆黏稠度增加，尿浓缩，最后导致脱水。一些疾病也会导致摄水量减少，如认知功能下降或者功能状态下降，使得老年人无法感觉或表达口渴、不能自主取水和饮水。老年人需要保证 30ml/（kg·d），或者 1ml/（kcal·d）的摄水量。当发热、感染或使用利尿剂时，摄水量还应增加。需要警惕的是，老年人对液体负荷量过多的耐受性下降，在纠正脱水的同时，应注意监测其出入量，注意观察有无水负荷过多的表现。

3. 肠内营养途径　尽可能口服，应选择适合老年人饮食风味、浓度高的流质饮食。若口服饮食不及需要量的 50%，需给予管饲饮食。管饲时首选鼻饲，应采用匀速滴入的方法，从低浓度、低剂量开始，逐渐增加。病情重且需营养支持较久时，可考虑造口术，包括内镜辅助下的胃肠造口，或开腹手术行胃或肠造口术。

4. 肠内营养制剂的选择　依据老年人特点，多选用平衡饮食，富含蛋白质、糖和少量脂肪及易于消化吸收的含纤维饮食。

5. 肠外营养支持　老年人常需限制液体摄入量，往往需要输入高渗性液体。由于其外周血管条件较差，应考虑合适的静脉通路，如经外周静脉穿刺中心静脉置管或深静脉插管，但应注意可能发生的血栓、导管相关感染等并发症。

6. 肠外营养液　应配制成混合营养液输入，从低热量开始，可按糖脂混合物 25kcal/（kg·d）（糖∶脂＝2∶1），氮 0.16g/（kg·d）给予。同时供给足量的维生素（包括水溶性和脂溶性）、电解质及微量元素。肝病患者应加用支链氨基酸。

7. 其他

（1）营养与药物关系：患有慢性病、长期服药的患者，应考虑营养与药物的相互作用关系。

（2）无论是口服营养饮食、管饲营养还是肠外营养，均应随着需求量的改变而改变。

（3）预防胜于治疗：尽可能根据老年人对食物的喜好加强食物摄入；可以通过改变食物的色泽、质地、温度和设计，并加用一些调味剂来弥补老年人因衰老而退化的味觉和嗅觉，同时也可以减少盐和糖的摄入；除非是临床上必需的，否则尽量避免治疗性饮食。进食时，老年患者应先完成餐前准备，如佩戴眼镜、佩戴义齿、洗手、漱口等，并处于比较舒服的进食体位，进食时应保证充足的休息时间。

（徐秋梅）

第二节　衰弱与肌少症

一、衰　弱

（一）定义

衰弱（frailty）是一种表现为躯体储备功能下降、容易导致不良健康结局的老年综合征，往往发生在高龄、共病及慢性病晚期的老年人。

多年来老年医学已经对衰弱的定义、特征、重要性，以及发病机制有了深入的了解，为衰弱的预防和干预提供了依据。衰弱不是一种病，而是一种疾病前状态，是介于健康和疾病的中间状态，能够客观地反映老年人慢性健康状况。衰弱与老化相关，源于机体在分子水平、细胞水平和脏器水平的功能衰退，多因素参与这个过程。衰弱的生理基础是肌少症（sarcopenia）和骨骼肌-神经-内分泌-免疫稳态网络的自调节和平衡能力减低，故往往合并出现肌少症、功能下降、神经内分泌调节异常和免疫系统异常，是很多慢性病的前期表现，并显著增加了临床不良预后（包括残障、痴呆、跌倒、住院率增加、死亡率增加）。国内外很多学者已开始关注这种亚健康状态，提高对衰弱的认识，将有效识别临床预后不良的危险因子，更好地延缓老年人的功能减退和慢疾病的发生与发展。

（二）临床表现及诊断

1. 临床表现

（1）临床症状：虚弱、疲惫、活动量减少、厌食、进食减少、体重下降。

（2）体征：肌肉减少、骨量减少、步速减慢、平衡差、失用性肌萎缩、消瘦。

（3）对各系统的影响：特别是在应激或急性病后、医疗干预后，易出现各种并发症，如跌倒、尿潴留、粪嵌塞等。最终发展为"3D"，即失能（disability）、生活依赖（dependency）和死亡（death）。

（4）衰弱的不良结局：骨折、急性病、住院/进入长期照料机构、失能、死亡。

（5）其他：抑郁、痴呆、社会支持。

（6）辅助检查：血液循环中 C 反应蛋白升高，IL-6、IL-1β、TNF-α 等炎性细胞因子水平升高，与自身免疫病无关的自身抗体水平升高。

2. 诊断　基于维持自稳态的储备功能情况，依据弗里德（FRIED）标准将衰弱分为：衰弱前期（pre-frailty）和衰弱期，这是目前使用最广泛的评估标准（表 2-1）。

表 2-1　衰弱症的诊断标准（基于 FRIED 标准）

	FRIED 标准
1	1 年内体重减轻超过 3kg 或 5%（没有节食、锻炼或外科手术干预）
2	自觉疲惫：（上周内超过 3 天）以下 2 个问题之一的回答为"是"：①我做任何事都觉得费力；②我缺乏干劲
3	肌力下降：握力（kg）取决于性别和 BMI（kg/m^2），[男 BMI≤29（kg/m^2）；女 BMI≤17（kg/m^2）]
4	躯体功能下降：步速减慢（行走 15 英尺或 4.5m 耗时） 男性：身高≤173cm，行走 15 英尺或 4.5m 耗时≥7s；身高＞173cm，行走 15 英尺或 4.5m 耗时≤6s 女性：身高≤159cm，行走 15 英尺或 4.5m 耗时≥7s；身高＞159cm，行走 15 英尺或 4.5m 耗时≤6s
5	躯体活动量降低：每周体力活动消耗的能量（kcal），男性＜383kcal；女性＜270kcal

注：1 英尺≈0.30479 米。符合 0 项，无衰弱；符合 1～2 项，为衰弱前期；满足 3 项，可以诊断衰弱

3. 关联情况　可能互为因果。

（1）残障：多伴有日常生活活动（ADL）、工具性日常生活活动（IADL）功能下降及多种疾病。

（2）痴呆：是衰弱患者发生残障的预测因子，也是衰弱的结果之一。

（3）生活质量和社会经济：生活质量差和社会经济地位低的老年人更容易出现衰弱。

二、肌　少　症

（一）定义

肌少症（sarcopenia）是随年龄增长而发生的，以骨骼肌肌肉质量减少、肌力下降和肌肉功能减退为特征的综合征，是老年人出现衰弱的生理基础。肌肉含量的减少和肌力下降并不成正比，肌力下降会引起老年人机体功能下降，导致衰弱，增加功能残障、生活质量下降和死亡的风险，需要引起临床的关注。

（二）病因与风险因子

1. 先天性因素　①女性；②低体重儿；③遗传易感性。

2. 增龄相关

（1）肌肉流失增加：分解代谢增加，导致蛋白质分解增加、炎症反应；合成代谢减少，导致蛋

白质合成减少。

（2）肌细胞减少：凋亡增加。

（3）肌肉内脂肪沉积：增龄发生脂肪重新分布（皮下脂肪减少、肌肉内脂肪增加）。脂肪细胞和浸润的巨噬细胞产生 IL-6、IL-1、TNF-α 等炎性细胞因子，瘦素、脂联素等脂肪细胞因子，使肌肉中炎症水平增高。

（4）代谢因子含量改变：睾酮、表雄酮、皮质醇水平降低；1-25(OH)$_2$-D$_3$ 减少；生长激素减少，胰岛素样生长因子-1（IGF-1）减少。

（5）神经肌肉系统改变：中枢神经系统传入减少（α 运动神经元减少）；神经肌肉功能异常；睫状神经营养因子（CNTF）减少，运动神经元触发率减少；线粒体功能下降。

3. 生存状态和生活方式

（1）饥饿。

（2）营养素摄入不足，蛋白质和热量摄入不足；微量元素水平低，如维生素 D、总胡萝卜素、β 胡萝卜素、叶黄素/玉米黄素等。

（3）酗酒、吸烟。

（4）活动相关：久卧床、久坐、失用性、体重减轻。

4. 疾病相关

（1）进展性脏器功能衰竭，如心力衰竭、呼吸衰竭。

（2）慢性炎性疾病。

（3）恶性肿瘤。

（4）内分泌疾病，如糖尿病。

（5）其他慢性病，如认知功能受损、情绪异常、肝肾功能异常、骨质疏松、慢性疼痛、长期用药副作用。

（三）诊疗流程

1. 诊断过程 亚洲肌少症工作组（AWGS）于 2020 年 2 月发布了《关于肌少症的诊断及治疗共识（AWGS 2019）》（以下简称 AWGS 2019）（图 2-1），该共识是在 2014 版 AWGS 和 2018 年欧洲老年肌少症工作组诊断流程的基础上，结合近年来亚洲肌少症研究的迅速发展而进行的修订。AWGS 2019 提出了包括发现病例—评估—确诊—严重程度分级等步骤的诊疗流程，并给出了分别适用于基层医疗机构、医院和研究机构的筛查方法。

AWGS 2019 强调：在没有诊断仪器的基层医疗机构，对肌少症或有肌少症风险的人群进行早期识别并给予必要的干预措施非常重要。因此，"可能肌少症"的概念应运而生，它是指出现肌力下降和（或）躯体功能下降。AWGS 2019 推荐基层医疗机构对"可能肌少症"的患者进行生活方式的干预和健康教育，并鼓励将患者转送至上级医疗机构进行确诊。

2. 诊断方法

（1）筛查病例：AWGS 2019 建议使用小腿围或 SARC-F 或 SARC-CalF 量表先进行筛查。

1）小腿围：测量方法为使用非弹性带测量双侧小腿的最大周径，可以作为肌肉质量的替代指标。AWGS 2019 建议筛查肌少症小腿围（男性＜34cm，女性＜33cm）。也可以用"指环试验"（finger-ring test）作为测量小腿围的有效替代方法。

2）自评调查问卷 SARC-F 量表（表 2-2）：该量表 5 项内容与老年人功能状态密切相关，总分≥4 分为筛查阳性。其对肌少症诊断敏感度低，特异度高，可较准确识别躯体功能受损，且与不良临床结局相关。SARC-CalF 量表中添加小腿围这一评估参数，提高了 SARC-F 量表的敏感性，评分≥11 分为筛查阳性。

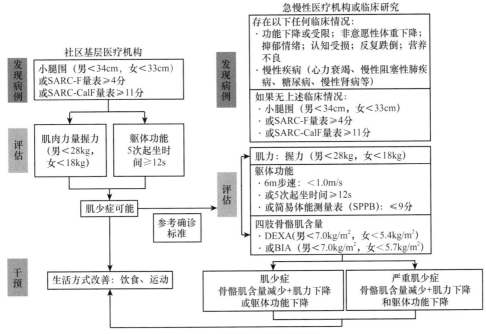

图 2-1　亚洲肌少症诊断策略

SARC-F：肌力 S（strength）、辅助行走 A（assistance walking）、起坐 R（rise from a chair）、爬楼梯 C（climb stair）、跌倒 F（fall）；
SARC-CalF 为 SARC-F 量表联合小腿围，即 SARC-F 量表添加了小腿围此项评估参数；DEXA：双能 X 线吸收法；BIA：生物电阻抗分析法

表 2-2　SARC-F 量表

序号	检测项目	询问方式
1	S（strength）：肌肉力量	搬运 10 磅重物是否困难，无困难为 0 分，稍有困难为 1 分，困难较大或不能完成为 2 分
2	A（assistance walking）：辅助行走	没有任何辅助工具的情况下，步行走过房间是否困难，记分同上
3	R（rise from a chair）：起坐	不借助上肢力量，从床上或者椅子起身是否困难
4	C（climb stair）：爬楼梯	爬一层楼或 10 级台阶是否有困难，记分同上
5	F（fall）：跌倒	在没有外力撞击的情况下，过去 1 年跌倒次数，从无 0 分，1～3 次为 1 分，≥4 次为 2 分

注：1 磅≈0.454kg

（2）骨骼肌质量：磁共振成像（MRI）、计算机断层扫描（CT）、双能 X 线吸收法（DEXA）和生物电阻抗分析法（BIA）均可用于骨骼肌质量测定。在亚洲最常使用的是 DEXA 和 BIA。采用多频 BIA 仪器与 DEXA 测量的四肢骨骼肌量（ASM）结果最为接近。因此 AWGS 2019 推荐使用 DEXA 或多频 BIA 结合身高校正测量肌肉质量。

（3）肌力：AWGS 2019 仍然使用握力表示肌力。在亚洲最常用的是弹簧式握力器，其次是液压式握力器。AWGS 2019 推荐使用这两种设备用于肌少症诊断。但不推荐用不同设备测量的结果直接进行比较，因为老年人用液压式握力器测量结果可能高于用弹簧式握力器。AWGS 2019 推荐肌少症的握力诊断界值为：男性＜28kg，女性＜18kg。

（4）躯体功能：AWGS 2019 推荐使用 SPPB、6m 步速、5 次起坐时间用于评估躯体功能。由于 3m 起坐行走受多种因素影响，未被纳入其中。AWGS 2019 推荐 SPPB≤9 分反映躯体功能下降。此外，考虑到在部分诊室没有 6m 步行路程的空间，AWGS 2019 建议将 5 次起坐时间≥12s 作为反映躯体功能下降的界值，并且可以替代 6m 步速。

（四）治疗和干预

1. 优化营养　注意营养补充，推荐老年人增加含有必需氨基酸的蛋白质摄入，如瘦肉和其他富含必需氨基酸的食物（如黄豆、花生等）。此外，乳清蛋白、二十二碳六烯酸（DHA）和二十碳五烯酸（EPA）、维生素 D 等，可以增强肌肉，提高肌力。

2. 运动　进行抗阻力训练、有氧运动、平衡训练和祖国传统体育项目训练等，可多种训练方式有机结合。

（葛　晶）

第三节　跌　倒

一、定　义

跌倒（fall）是指突发、不自主的、非故意的体位改变，倒在地上或更低的平面上。按照国际疾病分类-10（ICD-10）对跌倒的分类，跌倒包括以下两类：①从一个平面至另一个平面的跌落；②同一平面的跌倒。

跌倒是我国伤害死亡的第四位原因，而在 65 岁以上的老年人中则为首位。老年人跌倒发生率高、后果严重，在世界范围内都是老年人伤残、失能和死亡的重要原因。跌倒易导致软组织损伤、关节脱位、骨折和颅脑损伤。而其最严重的损伤是髋部骨折，侧身跌倒可使髋部骨折风险增加 3～5 倍，若跌倒影响至近端股骨大粗隆，则髋部骨折风险可增加 30 倍。同时，跌倒对老年人心理影响持续时间长、危害大，而害怕再次跌倒的心理可显著降低老年人的活动能力、灵活性及独立性。心理创伤及损伤后长期卧床还会导致一系列并发症，增加社会和家庭的负担。

二、老年人跌倒流行状况

WHO 报告显示年龄在 64 岁以上的社区老年人每年跌倒发生率为 28%～35%，年龄 70 岁或以上的发生率为 32%～42%，而居住在养老院的老年人跌倒发生率则更高。

2020 年美国疾病预防与控制中心（CDC）数据显示，美国每年约有 1/4 的老年人曾经跌倒过，老年人因跌倒致死的人数超过 3.65 万人，比 1999 年的 1 万人增加了近 3 倍。

《中国死因监测数据集 2021》结果显示，我国 65 岁及以上老年人跌倒死亡率高达 69.05/10 万，占该年龄人群全部伤害致死原因的 43.09%，是老年人首位伤害死因，且随着年龄的增长跌倒死亡率呈急剧上升趋势。

三、跌倒是多种风险因素共同作用的结果

跌倒的风险因素包括内在风险因素和外在风险因素，两者相互作用，导致跌倒发生。明确跌倒的风险因素并对其进行评估有助于制定跌倒预防方案。

（一）跌倒的内在风险因素

跌倒的内在风险因素包括生物学因素、疾病因素、药物因素、心理因素和行为因素。

1. 生物学因素　即个体特有的基本特征，如年龄、性别和种族。年龄越大，跌倒风险越大。随着增龄衰老，老年人的生理功能会出现一系列的衰退，表现为身高下降、脊柱弯曲、视力降低、听力下降、肌力降低、认知障碍、行动缓慢和反应迟钝等，而这些功能改变降低了老年人的姿势控制能力，容易造成老年人失衡跌倒。在性别方面，女性比男性更容易发生跌倒。老年女性身体活动较少，肌力更低，常伴有下肢功能障碍及认知功能障碍。此外，女性更年期后骨质疏松也同跌倒密切相关。而男性的跌倒死亡率更高，因为男性会更多地从事危险活动，有更多危险行为，另外男性抽烟和酗酒等不良行为也增加了跌倒后的死亡率。

2. 疾病因素　人体正常的平衡功能有赖于精确的身体信息输入、正常的中枢神经系统信息加工与整合，以及准确而快速的系统反应，其中任何一个环节出现异常均可能导致跌倒，常见如神经系统疾病、心血管病、心理及认知障碍等，其他如感染、血氧不足、贫血、脱水，以及电解质平衡紊乱、足部疾病、骨质疏松、泌尿系统疾病或其他因伴随尿频、尿急、尿失禁等症状而匆忙去洗手间、排尿性晕厥等也会增加跌倒的风险。

3. 药物因素　可能引起跌倒的药物包括：①中枢神经系统药物：抗抑郁药、抗焦虑药、催眠药、抗惊厥药等；②心血管药物：抗高血压药、利尿剂、血管扩张剂；③其他：降血糖药、非甾体抗炎药、镇痛药、多巴胺类药物、抗帕金森病药。多重用药（polypharmacy）通常被定义为使用四种或四种以上的药物，是老年人跌倒的重要危险因素。药物因素与老年人跌倒的关联强度见表2-3。

表 2-3　药物因素与老年人跌倒的关联强度

影响程度	药物因素
强相关	抗精神病药、抗抑郁药（5-羟色胺选择性再摄取抑制剂、三环类抗抑郁药）、抗癫痫药、苯二氮䓬类药物、袢利尿剂、强心苷类（洋地黄、地高辛）、阿片类药物及多重用药
弱相关	β受体阻滞剂、ACEI类、ARB类、α受体阻滞剂、噻嗪类利尿药、抗心律失常药、血管扩张剂、沙坦类、抗帕金森病药、降血糖药、抗组胺药、氨基糖苷类抗生素、抗胆碱药

（1）作用于中枢神经系统药物

1）抗精神病药：包括典型抗精神病药和非典型抗精神病药。①典型抗精神病药除了阻断脑内多巴胺 D_2 受体外，对 α_1/α_2 肾上腺素受体、毒蕈碱型（M）受体、组胺 H 受体等均有阻断作用，可产生锥体外系反应、迟发性运动障碍、抗胆碱作用与认知障碍、体位性低血压和镇静等不良反应，增加跌倒风险。②非典型抗精神病药对 5-羟色胺受体有较高的阻断作用，作用于中脑边缘系统，引发锥体外系反应概率较小。此类药物与可致跌倒不良反应的相关性见表2-4。

表 2-4　抗精神病药与可致跌倒不良反应相关性

分类	药物	类帕金森病	迟发性运动障碍	体位性低血压	镇静	诱发癫痫发作
典型抗精神病药	氟哌啶醇	+++	+++	++	+	+
	舒必利	+/++	+	0	0/（+）	0
非典型抗精神病药	氯氮平	0	0	++	+++	++
	奥氮平	0/（+）	（+）	（+）	+/++	0
	利培酮	0/++	（+）	++	+	0
	喹硫平	0/（+）	?	++	++	0
	齐拉西酮	0/+	?	0	0/（+）	0
	阿立哌唑	+	（+）	+	−	（+）

注：0=无相关性；（+）示偶发；+示相关性为轻度（<1%）；++示相关性为中度（<10%）；+++示相关性为重度（>10%）；? 示不确定

2）抗抑郁药：主要包括 5-羟色胺选择性再摄取抑制剂（SSRI）、选择性 5-羟色胺和去甲肾上腺素再摄取抑制剂（SNRI）、去甲肾上腺素和特异性5-HT能抗抑郁药（NaSSA）、去甲肾上腺素多巴胺再摄取抑制剂（NDRI）、三环类抗抑郁药（TCA）和单胺氧化酶抑制剂（MAO）。抗抑郁药导致跌倒风险增加的原因与该类药物的不良反应相关，主要包括锥体外系反应、运动不能、体位性低血压、镇静及抗胆碱能等。抗抑郁药与可致跌倒不良反应相关性比较见表2-5。

3）抗癫痫药：癫痫本身可导致跌倒风险增加，抗癫痫药也会增加跌倒风险，引起跌倒的原因主要是该类药物的副作用，包括共济失调不良反应（如步态异常、眩晕、协调障碍等）及震颤、嗜睡、视物模糊等不良反应。

表 2-5　抗抑郁药与可致跌倒不良反应相关性比较

类别	药物	抗胆碱作用	镇静	体位性低血压	癫痫发作
TCA	阿米替林	+++	+++	+++	+++
NaSSA	米氮平	+	++	++	?
SSRI	氟西汀	0	0	0	++
	帕罗西汀	+	+	0	++
	舍曲林	0	0	0	++
SNRI	文法拉辛	+	+	0	++

注：0=无相关性；+示相关性很小；++示相关性为中度；+++示相关性为重度；?示不确定

　　4）镇静催眠药：临床常用的镇静催眠药有苯二氮䓬类药物（BZD）和非苯二氮䓬类药物（non-BZD）。在与药物相关的跌倒事件中，镇静催眠药的影响最为明显。易造成跌倒的原因主要为嗜睡、晕眩、精神错乱、认知受损、运动失调及延缓了反应时间。

　　（2）作用于心血管系统的药物：易造成跌倒的心血管药物主要是降压药，导致跌倒的主要原因为低血压（如体位性低血压）、脑部血流灌注减少、肌无力、晕眩等，尤其是在开始给药或者调整剂量时。

　　利尿剂可导致患者多尿、血容量不足、体位性低血压等现象；长期服用则易发生低血钾，导致患者感觉乏力、倦怠。

　　Ⅰa 类抗心律失常药可通过抗胆碱能特性或通过 Q—T 间期延长诱发室性心动过速等不良反应，从而增加跌倒风险。

　　地高辛可通过引起突发心律失常、头晕、精神障碍等不良反应，增加跌倒风险。

　　（3）降血糖药：可分为胰岛素/胰岛素类似物和口服降血糖药，在使用过量或进食不佳时，可导致患者发生低血糖，从而出现头晕、共济失调、昏迷、震颤等致跌倒因素。在整个用药期间，需关注患者跌倒风险的评估及预防。

　　（4）其他：其他可引起跌倒的药物及其可能导致跌倒的机制见表 2-6。

表 2-6　其他可引起跌倒的药物及其可能导致跌倒的机制

药物类别	药物	可能导致跌倒的机制
第一代抗组胺药	氯苯那敏、苯海拉明、异丙嗪	有一定的中枢抑制作用，表现为嗜睡、镇静、疲倦、乏力、眩晕、头痛、精神运动性损伤、视物模糊等，尤其老年人对抗组胺药较敏感，易发生低血压、精神错乱、痴呆和眩晕等，导致跌倒
氨基糖苷类抗生素	庆大霉素、链霉素、妥布霉素	前庭功能失调，造成恶心、呕吐、眩晕、眼球震颤及平衡障碍；耳蜗神经受损，表现为听力减退或耳聋
抗胆碱药	曲美布汀、阿托品、东莨菪碱	眩晕、视力调节障碍、困倦等

　　4. 心理因素　沮丧、抑郁、焦虑及其导致的与社会的隔离均增加跌倒风险。老年人害怕跌倒或自尊心强，拒绝寻求帮助使得活动减少，长此以往其肌力和平衡功能不断下降，更容易增加跌倒的风险。

　　5. 行为因素　老年人的危险行为习惯增加了跌倒的风险，如爬到高处搬重物、挂窗帘和着急接电话等。长期服用药物容易引起老年人警觉性降低、判断力及协调能力下降、头晕、识别能力下降、躯体过于僵硬或虚弱，从而增加跌倒风险。不能恰当使用轮椅和拐杖等辅助器具、穿着不合适的鞋子、有磨损的鞋底及鞋跟过高也会增加跌倒风险。

（二）跌倒的外在风险因素

跌倒的外在风险因素指周边事物影响导致跌倒发生的频率或严重程度增加的因素，包括环境因素和社会因素。

（1）环境因素：根据老年人居住场所分为家庭环境因素、社区公共环境因素及医疗机构环境因素。常见的环境危险因素包括不均匀的台阶高度、台阶过窄、台阶表面过于光滑、昏暗的灯光、湿滑的地面与障碍物、不合适的家具高度和摆放位置、卫生间没有扶栏及把手等。有时危险环境缺乏警示标识也可能导致跌倒。室外的危险因素包括台阶和人行道缺乏修缮、雨雪天气、拥挤等，这些都可能引起老年人跌倒。

（2）社会因素：人所处的社会环境及拥有的社会资源也是跌倒的重要影响因素之一。老年人的教育和收入水平、卫生保健水平、享受社会服务和卫生服务的途径、室外环境的安全设计，以及老年人是否独居、与社会的交往和联系程度都会影响其跌倒的发生概率。社会地位和社会资源越弱，收入及教育水平越低，老年人跌倒风险越大。

四、多因素跌倒风险评估

老年人进行跌倒风险评估时推荐首先进行初步筛查，采用以下简易问题：

（1）在过去的 1 年里是否发生 2 次及以上的跌倒。

（2）是否有步行或平衡困难。

（3）是否存在明显的急性跌倒。

以上三项如有一项回答为是，则对老年人进行多因素跌倒风险评估。若回答全部为否，再询问其过去 1 年里是否发生过 1 次跌倒，若发生过跌倒，则应进行步态和平衡能力测试。

老年人跌倒风险评估（表 2-7）包括病史评估、体格检查、功能评估和环境评估。详细评估老

表 2-7　老年人跌倒风险评估表

权重		权重	
运动		睡眠情况	
步态异常/假肢	3	多醒	1
行走需要辅助设施	3	失眠	1
行走需要旁人帮助	3	梦游症	1
跌倒史		用药史	
有跌倒史	2	新药	1
因跌倒住院	3	心血管药物	1
精神不稳定状态		降压药	1
谵妄	3	镇静催眠药	1
痴呆	3	戒断治疗	1
兴奋/行为异常	2	糖尿病用药	1
意识恍惚	3	抗癫痫药	1
自控能力		麻醉药	1
大便/小便失禁	1	其他	1
频率增加	1	相关病史	
保留导尿	1	精神科疾病	1
感觉障碍		骨质疏松症	1
视觉受损	1	骨折史	1
听觉受损	1	低血压	1
感觉性失语	1	药物/乙醇戒断	1
其他情况	1	缺氧症	1
		年龄 80 岁及以上	3

注：评分标准：低危：1～2 分；中危：3～9 分；高危：10 分及以上

年人的跌倒史、药物史和疾病史等相关危险因素，从而全面了解老年人的身体状态。体格检查包括运用影像学方法进行的中枢与周围神经功能检查、肌肉骨骼系统检查、心血管系统检查及视觉系统检查。功能评估主要包括肌力、平衡功能、步态功能、认知功能、日常生活活动能力及心理功能。环境评估主要评估居家环境、社区环境与住院环境中是否存在不合理的楼梯、扶手、照明或台阶等设计。

五、老年人跌倒的干预策略和措施

老年人跌倒的发生并非是一种意外，而是潜在的风险变成了现实，因此是可以预防和控制的。积极开展老年人跌倒的干预，将有助于降低老年人跌倒的发生，降低老年人跌倒所致伤害的严重程度。

（一）跌倒预防康复综合干预

跌倒预防康复综合干预是预防老年人跌倒的重要对策。跌倒预防康复综合干预需要多学科治疗团队合作。团队需完成老年人疾病诊疗，如神经系统疾病、骨科疾病和心血管系统疾病等，同时进行全面详实的康复干预工作，包括认知训练、肌力训练、平衡和步态功能训练、运动锻炼、钙质和维生素 D 的补充。

1. 认知训练 对医疗机构及社区老年人都推荐进行认知功能训练，包括注意力警觉、注意力维持、注意力分配训练、记忆力训练、执行功能及进一步的认知-平衡双重任务训练和手脑功能结合训练等。

2. 肌力训练 2022 年版《世界指南：老年人跌倒的预防与管理》指出，肌力、步态及平衡功能训练可以降低老年人跌倒概率。适宜的力量训练可以缓解老年人的肌肉流失，改善肌肉功能，提高平衡能力，进而对预防和缓解骨质疏松及老年人跌倒有很大作用。常见的肌力训练包括有氧耐力训练、等速肌力训练和抗阻肌力训练。

3. 平衡和步态功能训练 平衡训练主要训练重心维持和重心转移。同时需进行躯体本体感觉训练、视本体训练、视觉补偿训练及前庭功能训练，可以借助医疗设备进行。步态训练时推荐进行纠正异常步态的训练，同时借助三维运动解析系统进行分析评估及指导。

4. 运动锻炼 运动锻炼能降低因年老引起的肌肉僵硬，增强身体的柔韧性和平衡能力。运动锻炼以增强平衡功能的有氧运动为主，如太极拳，可在专业康复人员的指导下进行一些简单的肌力及本体感觉功能训练。掌握运动强度，劳逸结合。老年人靶心率（次/min）＝（220-年龄）×60%。运动锻炼应循序渐进，持之以恒。综合锻炼的效果（如太极拳）往往优于单一练习。训练时间以下午和傍晚为宜。建议老年人不要因为平衡能力的降低就刻意限制自己的活动。应做一些力所能及的简单运动，如走楼梯、散步、坐立练习、沿直线行走等，有意识地提高自己的平衡能力，也可以在医生的指导下做一些康复锻炼。运动时最好有家人在旁边监护以确保安全，同时还应该选择合适的拐杖。

5. 钙质和维生素 D 的补充 均衡饮食、加强膳食营养。具有高跌倒风险的老年人每天均需定量补充维生素 D。

（二）防药物相关性跌倒

老年人应按医嘱正确服药，严禁随意用药，更要避免同时服用多种药物，尽可能减少用药的剂量。2022 版《世界指南：老年人跌倒的预防与管理》指出老年人服用的药物均需要重新评估，尽量减少用药的数量和剂量，尤其是增加跌倒风险的药物。

1. 设置防跌倒标识 针对存在药物相关性跌倒强相关因素的药物，于住院患者床头或门诊患者药盒上粘贴防跌倒标识（图 2-2）。

图 2-2　药物相关性防跌倒标识

2. 调整跌倒相关药物　对于精神类药物，如抗抑郁药、镇静催眠药等应优先考虑行为治疗、心理治疗等非药物治疗方法，减少精神类药物的使用，确需使用时也应维持最小剂量。老年人催眠药物的品种可优先选择非苯二氮䓬类药物。2018 年版《老年人慎用药物指南》提出老年患者应避免应用苯二氮䓬类药物治疗失眠，同时也应注意避免非苯二氮䓬类药物的长期使用。SSRI 和抗癫痫药具有致骨质疏松和神经系统不良反应风险，应定期监测骨密度。因第一代抗组胺药中枢抑制作用较强，老年人罹患过敏性疾病时可优先选择第二代抗组胺药。

（三）健康宣教

研究显示，对老年患者进行健康教育可有效提高患者预防跌倒和坠床的防范意识，使其主动预防危险事件的发生，进而降低临床护理过程中风险事件发生率。常用的健康宣教方式如下。

1. 讲解　为老年患者及其家属讲解跌倒和坠床的危害；讲解各类因素（如患者目前机体状态、服药情况、运动、生活习惯、心理状态等）对跌倒和坠床造成的影响；指导老年患者如何预防跌倒和坠床的发生，提高预防意识。向老年患者说明药物可能致跌倒的风险，服用相关药物后尽量卧床休息，减少活动，以及使用易导致体位性低血压等药物起床时需静坐片刻方可站立行走。

2. 现场指导及示范　通过现场指导的方法，使老年患者熟悉周边区域的环境，重点提示可能发生跌倒情况的区域和事件。示范跌倒和坠床时的自我保护措施，提高老年患者的自我保护能力和意识。

（四）改善家庭、社区及医疗机构居住环境

保持室内光线明亮，保证过道通畅无障碍，地面干燥无水渍，如有水渍须设置"小心地滑"提示。浴室内设置夜灯，地面铺设防滑垫，浴室和洗手台设置扶手。厕所需安装座椅和坐厕。病房内将病床高度设置为最低位，并固定脚轮的刹车，床头安装壁灯和呼叫信号灯。意识不清或躁动不安者，应加床栏，并有家属陪护。定期检查设施安全性能，保持其功能状态完好。

（五）其他

老年人裤子长短需合适，外出时建议穿防滑鞋；步行或者走楼梯时，不要戴多焦镜片。对于易跌倒的高危患者，可针对性地采取以下措施：

1. 髋关节保护器　髋关节保护器的使用可降低患者髋部骨折的风险。

2. 保护性约束　针对躁动患者可采取保护性约束，但使用前应征求患者及家属同意。

3. 跌倒检测系统　跌倒检测系统是远程医疗系统的一部分，通过对生理信号进行检测，并对检测结果进行相关专业处理来实现对跌倒的实时监控。目前跌倒检测系统主要分为 3 类，即视频式跌倒检测系统、环境式跌倒检测系统和穿戴式跌倒检测系统。其中穿戴式跌倒检测系统通常将跌倒检测单元嵌入到手机或患者的衣服、首饰等处，实时采集人体的各项参数，通过相关数据处理判断是否发生跌倒事件。

六、老年人跌倒后的处理

（一）老年人跌倒后自己如何起身

（1）如果是背部先着地，应弯曲双腿，挪动臀部到放有毯子或垫子的椅子或床铺旁，然后使自

己较舒适地平躺，盖好毯子，保持体温，如可能要向他人寻求帮助。

（2）休息片刻，等部分体力恢复后，尽力使自己向椅子的方向翻转身体，使自己变成俯卧位。

（3）双手支撑地面，抬起臀部，弯曲膝关节，然后尽力使自己面向椅子跪立，双手扶住椅面。

（4）以椅子为支撑，尽力站起来。

（5）休息片刻，部分恢复体力后，打电话寻求帮助，最重要的就是告知对方自己跌倒了。

■ （二）老年人跌倒的现场处理

发现老年人跌倒，不要急于扶起，要分情况进行处理。

1. 意识不清　立即拨打急救电话。

（1）有外伤、出血，立即止血、包扎。

（2）有呕吐，将患者头偏向一侧，并清理其口、鼻腔呕吐物，保证呼吸通畅。

（3）有抽搐，移动患者至平整的软地面或身体下垫软物，防止碰伤、擦伤，必要时牙间垫较硬物，防止舌咬伤，不要硬掰抽搐肢体，防止肌肉、骨骼损伤。

（4）如呼吸、心搏停止，应立即进行胸外心脏按压、口对口人工呼吸等急救措施。

（5）如需搬动，保证平稳，尽量平卧。

2. 意识清楚

（1）询问老年人跌倒情况及对跌倒过程是否有记忆，如不能回忆起跌倒过程，可能为晕厥或脑血管意外，应立即护送老年人到医院诊治或拨打急救电话。

（2）询问否有剧烈头痛或观察是否有口角歪斜、言语不利、手脚无力等现象，这些症状提示脑卒中，如有，立即扶起老年人可能加重脑出血或脑缺血，使病情加重，故应立即拨打急救电话。

（3）有外伤、出血者，立即止血、包扎并护送老年人到医院进一步处理。

（4）查看有无肢体疼痛、畸形、关节异常、肢体位置异常等，这些症状提示骨折。

（5）查看有无腰、背部疼痛，双腿活动或感觉异常及大小便失禁等，这些症状提示腰椎损害。

（6）如老年人试图自行站起，可协助老人缓慢起立，坐、卧休息并观察，确认无碍后方可离开。

（7）如需搬动，保证平稳，尽量平卧休息。

（8）发生跌倒后均应在家庭成员/家庭保健员陪同下到医院诊治，查找跌倒危险因素，评估跌倒风险，制定防治措施及方案。

■ （三）老年人跌倒后造成的损伤处理

1. 外伤的处理

（1）清创及消毒：表皮外伤，用过氧化氢溶液清创，碘伏消毒止血。

（2）止血及消炎：根据破裂血管的部位，采取不同的止血方法。

1）毛细血管：为全身最细的毛细血管，擦破皮肤毛细血管后，血一般从皮肤内渗出，只需贴上创可贴，便能消炎止血。

2）静脉：在体内较深层部位，静脉破裂后，血一般从皮肤内流出，必须用消毒纱布包扎后，服用消炎药。

3）动脉：大多位于重要的器官周围，动脉一旦破裂，血呈喷射状喷出，必须加压包扎后，急送医院治疗。

2. 扭伤及肌肉拉伤　老年人跌倒后扭伤及肌肉拉伤时，要使受伤处制动，可以冷敷减轻疼痛，在承托受伤部位的同时可用绷带结扎紧。

3. 骨折　骨折部位一般都有疼痛、肿胀、畸形、功能障碍等表现，骨折端刺破大血管时还可能会出现大出血。骨折或疑为骨折时，要避免移动伤者或伤肢，对伤肢加以固定与承托（有出血者要先止血后固定），使伤者在运送过程中不因搬运、颠簸而使断骨刺伤血管、神经，避免额外损伤，加重病情。

4. 颈椎损伤　老年人跌倒时若头部着地可造成颈椎脱位和骨折，多伴有脊髓损伤、四肢瘫痪，必须在第一时间通知急救中心速来抢救。现场急救时，应让老年人就地平躺或将老年人放置于硬质木板上，颈部两侧放置沙袋，使颈椎处于稳定状态，保持颈椎与胸椎轴线一致，切勿过伸、过屈或旋转。

5. 颅脑创伤　轻者为脑震荡，一般无颅骨骨折，有轻度头痛头晕，若昏迷也不超过 30min。重者颅骨骨折可致脑出血、昏迷不醒。对颅脑创伤者，要分秒必争，通知急救中心前来及时救治。要保持安静卧床，保持呼吸道通畅。

（柯　丽）

第四节　压　　疮

一、定　　义

压疮（pressure ulcer）是指由压力或压力联合剪切力导致的皮肤和（或）皮下组织的局部损伤，通常位于骨隆突处，但也可能与医疗器械或其他物体有关。压疮的发生不仅局限于体表皮肤，也可能发生在黏膜上、黏膜内或黏膜下。黏膜（呼吸道、胃肠道和泌尿生殖道黏膜）压疮主要与医疗器械有关。在临床中，医务人员不应只关注体表皮肤，也应重视医疗器械引起的黏膜压疮。长期卧床和长期坐轮椅的老年人极易出现压疮，同时压疮为严重的皮肤问题。

二、临床特点及诊断

（一）压疮发生的原因

（1）压疮不仅可由垂直压力引起，而且也可由摩擦力和剪切力引起，通常是 2～3 种力联合作用引起。

1）当持续性的垂直压力超过毛细血管静水压（正常为 16～32mmHg）时，组织就会发生缺氧、血管塌陷，形成血栓，出现压疮，垂直压力是引起压疮的最重要原因。压疮的形成与压力大小、持续时间长短有密切关系。压力越大，持续时间越长，发生压疮的概率就越高。

2）摩擦力是由两层相互接触的表面发生相对移动时产生的，其作用易损害皮肤的角质层。老年人在床上活动或坐轮椅时，皮肤随时都可受到床单和轮椅表面的逆行阻力摩擦，皮肤擦伤后，受潮湿、污染等因素影响而发生压疮。

3）剪切力是骨骼及深层组织受重力作用向下滑行，而皮肤及表层组织由于摩擦力的缘故仍停留在原位，两层组织产生相对性移位而引起的。两层组织间发生剪切力时，血管被拉长、扭曲、撕裂而发生深层组织坏死。剪切力是由压力和摩擦力相加而成，与体位有密切关系。平时卧床的老年人由平卧位变成半坐位时，身体下滑，皮肤与床铺之间出现摩擦力，加上身体垂直方向的重力，导致剪切力的产生，引起局部皮肤血液循环障碍而发生压疮。

（2）老年人皮肤干燥、松弛、缺乏弹性，皮下脂肪变薄，皮肤易损性增加。

（3）老年人皮肤经常受到汗液、尿液及其他渗出引流液的刺激，表皮角质层的保护能力下降，皮肤组织破溃，很容易继发感染。

（4）营养状况是压疮形成的一个重要影响因素。当机体营养摄入不足时，蛋白质合成减少，出现负氮平衡，皮下脂肪减少，肌肉萎缩。一旦受压，骨隆突处皮肤及软组织要承受体表和骨隆突双向的压力，局部缺乏肌肉和脂肪组织的保护，容易引起血液循环障碍，出现压疮。

（5）体温升高时机体的新陈代谢率增高，组织细胞对氧的需要增加。加之局部组织受压，使已有的组织缺氧更加严重。因此，伴有发热的严重感染老年人发生压疮的概率升高。

（6）应用石膏固定和牵引时，限制了患者身体或肢体的运动，特别是夹板内衬垫放置不当、石膏内不平整或有渣屑、矫形器械固定过紧或肢体有水肿时，容易使肢体血液循环受阻，导致压疮发生。

（二）压疮易发部位

压疮多发生于受压及缺乏脂肪组织保护、无肌肉包裹或肌层较薄的骨隆突处。卧位不同，受压点不同，好发部位亦不同。仰卧位时压疮好发于枕骨粗隆、肩胛部、肘部、脊椎体隆突处、骶尾部、足跟部。侧卧位时压疮好发于耳廓、肩峰、肘部、髋部、膝关节内外侧、内外踝处。俯卧位时压疮好发于面颊部、耳廓、肩部、女性乳房、男性生殖器、髂嵴、膝部、脚趾处。坐位时压疮好发于坐骨结节处。

（三）压疮分期

2007年美国压疮咨询委员会讨论并更新了更为详细的压疮分期标准，将压疮分为6期。

1. Ⅰ期 淤血红润期，为压疮初期。局部皮肤受压或潮湿刺激后，出现红、肿、热、痛或麻木，短时间内以上症状不见消退。局部皮肤完整，有指压不变白的红肿。

2. Ⅱ期 炎性浸润期。表皮、真皮层部分缺损，表现为有光泽或干的浅表、开放的溃疡，伤口床呈粉红色，没有腐肉或瘀肿（瘀肿显示可疑深部软组织损伤）。也可表现为一个完整或破溃的水疱。

3. Ⅲ期 浅层溃疡期。全皮层缺损。可见皮下脂肪，但没有骨骼、肌腱或肌肉暴露；有腐肉，但未涉及深部组织。可有潜行和窦道。鼻梁、耳、枕部和踝部没有皮下组织，因此Ⅲ期溃疡较为表浅。而一些肥胖的部位会非常深。

4. Ⅳ期 坏死溃疡期。全皮层缺损，伴有骨骼、肌腱或肌肉的暴露。伤口床可能会部分覆盖腐肉或焦痂，常常会有潜行和窦道，可能深及肌肉和（或）支撑组织（如筋膜、肌腱或关节囊），有时伴有骨髓炎。

5. Ⅴ期 不可分期阶段。全皮层缺损，伤口床被腐肉（黄色、棕褐色、灰色或褐色）和（或）焦痂（棕褐色、褐色或黑色）覆盖。只有彻底清创后才能测量伤口真正的深度，否则无法分期。

6. Ⅵ期 可疑深部组织损伤期。局部皮肤完整，呈紫色或黑紫色，或有血疱。伴有疼痛、局部硬结、热或凉等表现，可能会发展为被一层薄的焦痂覆盖，即便接受最好的治疗，也可能会快速发展成为深层组织的破溃。

三、治　疗

（一）治疗措施

1. 压疮评估与愈合监测 对进行了适当的局部伤口护理、压力再分配和营养支持的压疮，若2周内没有愈合迹象，需要对患者进行全面的重新评估，并且在测量压疮大小和面积时，采用相同的方法以便对不同时间的测量结果进行有意义的比较。设定与患者意愿一致的治疗目标，同时考虑照护者提供的信息，并以此制订相应的治疗计划。在对姑息患者或临终关怀患者设定治疗目标时，根据患者意愿，可以制定提高生活质量的目标而不是压疮创面的愈合。在临床工作中，医护人员不仅只是为患者进行治疗操作，更多的是应该考虑患者的感受，尽可能地尊重患者的意愿。

2. 疼痛评估和治疗 压疮为患者带来最直接的影响是伤口疼痛，需对压疮患者进行全面的疼痛评估，除使用疼痛评估工具外还需关注患者的肢体语言，在为患者翻身时尽量减轻患者伤口处的疼痛，也可采用湿性愈合原则，在伤口处使用预热至室温的吸收能力好的敷料以减轻疼痛感。使用非药物治疗作为减轻压疮疼痛的首要方法，包括与患者交谈、冥想法和音乐疗法等，必要时可考虑使用阿片类药物处理伤口处的急性疼痛或定期使用镇痛药控制疼痛。

3. 清洗与清创　对压疮清洗和（或）清创有利于创面的愈合，清洗压疮和创面周围的皮肤，对怀疑或已有感染的创面使用有抗菌作用的清洗剂。除非是创面出现感染，否则不要破坏缺血型四肢和足跟稳定、坚硬、干燥的焦痂，也要清除失活的组织和疑似或已确认的生物膜，持续清创直至创面覆盖新的肉芽组织。

4. 感染和生物膜　对于压疮的创面感染和生物膜覆盖，最重要的是及时发现，尽早对症处理，从而促进创面愈合。若出现以下现象则高度怀疑局部感染：创面愈合延迟，适当治疗后 2 周没有愈合迹象，创面深或面积大，伤口破裂，存在坏死组织，肉芽组织易碎，伤口床出现袋状或桥接，渗出物增多或性状改变，周围组织温度升高、疼痛、恶臭。出现以下现象则高度怀疑创面有生物膜：适当抗生素治疗后仍无法愈合，抗生素治疗无效，最佳治疗后仍延迟愈合，渗出物增多，肉芽组织变差或增生易碎，轻度红肿或轻度慢性炎症，继发感染指征。

5. 治疗压疮的伤口敷料　伤口敷料可以用作压疮的预防和治疗，应根据压疮的分期和渗出液的量选择治疗性的伤口敷料。对非感染期压疮使用水胶体敷料、水凝胶敷料或聚合物敷料；伴有少量渗出液的Ⅲ期或Ⅳ期压疮使用水凝胶敷料；伴有中度渗出液的Ⅲ期或Ⅳ期压疮使用藻酸钙敷料；伴有中/重度渗出液的Ⅱ期或更高分期的压疮使用泡沫敷料；伴有大量渗出液的压疮使用高吸收性的敷料；在不能使用高级伤口敷料时，仍应遵循湿性愈合原则，使用湿润的纱布保持伤口湿润环境，透明薄膜敷料固定伤口。

6. 治疗压疮的其他措施　对压疮的治疗还包括生物敷料、生长因子的使用，生物物理学治疗和手术治疗。在生物敷料中，考虑对难愈合的压疮使用胶原蛋白敷料，以提高治愈率，减轻伤口炎症。胶原蛋白敷料是动物制剂产品，使用时需考虑个人意愿，同时其不适用于有干结焦痂的压力性损伤。在生物物理学治疗主题中，建议实施脉冲电流电刺激促进顽固的Ⅱ期、Ⅲ期或Ⅳ期的压力性损伤的愈合，但根据临床护理情境，脉冲电流电刺激可能不是治疗的首要方法，且该方法应由经过培训的专业人员操作或监督。

（二）局部创面治疗

目前临床多运用湿性愈合理论治疗压疮，根据压疮不同时期的特点和需求，选择不同的处理方式和合适的敷料，务必为伤口提供一个湿性愈合的环境，以促进愈合。

1. Ⅰ期　重点是去除致病原因，防止压疮继续发展。如增加翻身次数，避免局部组织长期受压，合理使用减压材料，改善局部血液循环。保持床铺平整、干燥，避免摩擦、潮湿和排泄物对皮肤的刺激。

2. Ⅱ期　重点是保护皮肤，防止感染发生。除继续加强上述措施外，应注意对出现水疱的皮肤进行护理，未破的小水疱应尽量减少摩擦，防止水疱破裂、感染，使其自行吸收。大水疱（直径≥5mm）可在无菌操作下用注射器抽出疱内液体，外层用半透膜敷料或者水胶体敷料保护。

3. Ⅲ期　此期应尽量保持局部清洁，采取针对性的治疗和护理措施，定时换药，可使用溃疡糊、生长因子等促进创面修复的药物，选择泡沫敷料覆盖创面，根据渗液情况调整换药频率。

4. Ⅳ期　此期应清洁疮面，根据伤口床及患者的情况等选择手术清创、自溶清创、酶学清创等方法，清除坏死组织，采用镁盐、藻酸盐等吸收性敷料保持引流通畅，促进肉芽组织生长，如合并有感染的创面可以使用银离子敷料，多选用自粘性泡沫敷料或者自粘性硅胶敷料覆盖创面。

5. Ⅴ期和Ⅵ期　需进一步全面评估，采取必要的清创措施，根据组织损伤程度选择相应的治疗方法。

（三）全身治疗

应积极治疗原发病，增加营养和全身抗感染治疗，预防败血症发生。良好的营养是疮面愈合的重要条件，应给予平衡饮食，增加蛋白质、维生素和微量元素的摄入，对于不能保证营养摄入的患者可以通过胃肠外营养给予补充，低蛋白血症患者通过人血清白蛋白或者血浆来提高血浆胶体渗透压，改善皮肤循环。同时也要给予心理护理，消除不良心理状态。

四、预防和治疗的共同措施

1. 风险因素与风险评估　移动受限、活动受限、承受摩擦力和剪切力大的患者，既往有压疮史或压力点疼痛的患者，以及糖尿病患者有压疮的风险。应尽快对患者进行压疮风险因素的筛查，并制订基于风险的预防计划。对压疮发生的危险程度的估计需结合专业人员的临床判断。

2. 皮肤和组织评估　使用皮下湿度/水肿测量装置作为常规临床皮肤评估的辅助方法，同时包括超声、激光多普勒血流测定等皮肤评估的新技术。有研究指出，皮肤颜色较深的患者Ⅱ～Ⅳ期压疮的发生率显著高于皮肤颜色较浅的患者，这可能与皮肤颜色较深难以观察到Ⅰ期肤色的变化有关，因此在评估颜色深的皮肤时，将皮肤温度和皮下湿度作为重要的辅助评估策略，并密切观察受检部位的水肿、硬度和疼痛变化，也可考虑使用颜色图标对肤色进行客观评估。

3. 预防性皮肤护理　保持皮肤清洁并适当保湿，大小便失禁后立即清洁皮肤，避免使用碱性肥皂和清洁剂，使用隔离产品保护皮肤不受潮，避免用力摩擦皮肤，并建议使用高吸收性尿失禁产品、低摩擦系数的纺织品及硅胶泡沫敷料，保护有压疮风险的皮肤。

4. 营养　越来越多的研究指出，营养不良与压疮的发生、严重程度及愈合时间有关。对有压疮风险或有压力性损伤的患者进行全面营养评估及制订个性化的营养护理计划，详细的营养问题建议咨询专业的营养师或查询权威的营养指南，而对于口服不能满足营养需求的患者，建议根据患者个人意愿和护理目标，讨论肠内或肠外营养对预防压疮发生的益处和危害，以及对压疮治疗的益处和危害。

5. 体位变换和早期活动　患者的翻身频率应个性化，需根据个人的活动水平、灵活性和独立进行体位变化的能力、皮肤和组织耐受性、总体健康状况、整体治疗目标、舒适感和疼痛感来确定。对患者实施体位变换时，应使所有骨隆突处的压力最小化，并使压力得到最大限度地重新分配，并强调对足跟的释压，对镇静中的患者头部受压部位的改变，避免患者与医疗设备直接接触，保证患者在侧卧位时骶尾部和大转子不受压。实时直观监测患者皮肤与支撑面间的压力分布，可能有利于对压疮的预防。可考虑使用床旁压力图作为可视化工具指导体位变换，但该项目仍需进一步的研究。对于卧床患者，30°侧卧位优于90°侧卧位，且保持患者床头尽可能平放，鼓励可以自主进行体位变换的患者以20°～30°的侧卧位睡觉，必须抬高床头时（如预防呼吸机相关性肺炎），保持30°或更低的高度。鼓励长期卧床的患者在合适的椅子或轮椅上就座，但时间不能过长。

6. 足跟的压力性损伤　足跟部是压疮最常见的部位之一，临床中应予以重视。对足跟有压疮风险和（或）有Ⅰ期、Ⅱ期压疮的患者，使用专门设计的足跟悬挂装置、枕头或泡沫垫悬置足跟，而对于足跟有Ⅲ期或更严重的压疮患者，只建议使用专门设计的足跟悬挂装置抬高足跟，这三种方法都需使足跟完全减压，使压力沿着小腿分散，从而不会对跟腱和腘静脉产生压力。使用枕头或泡沫垫是最简单抬高足跟的方法，而对于躁动、痴呆的患者，使用足跟悬挂装置可能更有用。预防足跟压疮新的辅助措施，即预防性敷料，在可行的情况下，对足跟有压疮高风险的患者尽早使用预防性敷料，只是预防足跟压疮的辅助方法，仍需抬高患者足跟，每天评估足跟处皮肤。

7. 支撑面　对有压疮风险的患者，考虑使用交替压力空气床垫或覆盖物，评估使用医用级别羊皮的益处，评估使用交替压力空气床垫或覆盖物的益处，对Ⅲ期或Ⅳ期压疮患者评估使用空气流化床在降低皮肤温度和过多水分的同时促进愈合的益处。转运途中的患者也可能发生压疮，临床工作者应予以重视。

8. 器械相关性压疮　不局限于医疗器械导致的压疮，也包括手机、笔等日常用品导致的压疮。要定期监测医疗器械的松紧度，如果患者病情允许，可询问患者的舒适度，同时建议使用预防性敷料降低医疗器械相关压疮风险,并强调不要在医疗器械下方使用过多的预防性敷料而增加医疗器械处的压力。建议采用面罩和鼻塞交替给氧的方式以降低鼻、面部压疮程度。对脊髓损伤的患者尽快用坚硬的颈托代替可脱卸的颈托,并根据临床情况尽快移除颈托。

9. 健康教育　使患者及家属了解压疮发生、发展及预防护理知识,能有效地参与或独立地采取正确预防压疮的措施。

(江　凌)

第五节　慢　性　疼　痛

一、概　　　述

疼痛(pain)是一种与机体已存在或潜在的组织损伤有关的痛苦的感觉或情绪。

疼痛的基本原因分为以下三类:①伤害性疼痛:由体表或深部组织疼痛感受器受到组织炎症或损伤的刺激引起的疼痛;②神经性疼痛:神经细胞或轴突由于炎症、外伤或退行性改变引起的损伤而发生源于神经本身的疼痛;③心理性疼痛:没有明确的身体伤害,主要源于患者心理或精神上的异常。

慢性疼痛(chronic pain)是各种原因所致的,持续时间较长的(大于1个月),亦可间断发作的疼痛。慢性疼痛本身就是一种疾病状态,在≥65岁患者中很普遍,可能需要疼痛科、神经科、心理科、社会自助性组织等共同参与对慢性疼痛进行评估与管理。

二、疼痛的评估

疼痛是一种主观症状,并引起明显的情绪改变和挫折、失望感,因而难以评估。

(一)评估疼痛需弄清的4个问题

(1)疼痛的原因是什么?

(2)疼痛的主要机制是躯体性、内脏性,还是神经性?

(3)有无可治疗的原因?

(4)是否存在明显的事件性因素(诱因)?

(二)规范的病史评估

可应用PQRST的顺序询问病史,即,P:疼痛激发(provocative)/加重和缓解(palliative)/减轻因素;Q:性质(quality),如烧灼痛、刺痛、钝痛、搏动性痛;R:范围(range)、部位及放射与否;S:严重(severity)程度,如0代表无疼痛,10代表最严重疼痛;T:时间(time),如疼痛的发生时间、频率和持续时间。

对于认知功能障碍和疾病终末期的患者,因其无法正常表述疼痛感受,因此要注意对其疼痛行为的观察。

1. 面部表情　轻轻皱眉,忧愁、受惊的表情,作苦相,前额皱纹,闭眼或紧闭双眼,任何扭曲的表情,快速的眨眼等。

2. 声音　叹息、呻吟、抱怨、咕哝声、叫喊、呼号、呼吸粗重、求助、谩骂等。

3. 肢体动作　僵硬或紧张的姿势、戒备、坐立不安、频繁踱步、摇摆、活动限制、步态或灵活性变化等。

4. 与他人交流行为的改变　易激惹、好斗、拒绝照料、社交减少、交际不适宜、混乱、孤僻等。

5. 行为模式或日常例行事务改变 拒绝进食、食欲改变、休息时间增加、睡眠、休息习惯改变、日常例行事务改变、无目的的游荡增多等。

6. 智力状态改变 哭喊或流泪、混乱状况增加、易怒或忧虑等。

注意：有些患者很少或没有与严重疼痛相关的特殊行为。

（三）疼痛程度测评

尽管疼痛是一种主观症状，但记录可重复测评的疼痛类型，有助于观察慢性疼痛的治疗效果。

1. 一维量表 记录急性和慢性疼痛程度时都有意义。常用的疼痛量表有：疼痛视觉模拟评分量表（PVAS，0～10分）、疼痛直接数字分级评估量表（0～10分）、疼痛面部表情分级评分量表（FRS，0～5分，0为无痛，1为有点痛，2为稍痛，3为更痛，4为很痛，5为最痛）。FRS适用于老幼和各种文化水平者。

2. 多维量表 常用于慢性疼痛的评估。这些量表包括：麦吉尔（McGill）疼痛问卷、疼痛伤残指数、健康调查量表36（SF-36）、奥斯威瑞（Oswestry）功能障碍指数问卷。

三、慢性疼痛的管理与治疗

（一）建立治疗模型

由于疼痛可能由躯体疾病等原因引起，而且疼痛阈也可能受精神、情绪、态度及家庭等因素影响，故按照一定规则建立治疗模型对疼痛进行管理非常重要。

下面以关节炎为例，阐述治疗模型对慢性疼痛的规范管理的一般原则。

1. 教育患者及护理者，适当进行安慰 尽管老年人疼痛的发生率很高，但慢性疼痛不是老化的必然表现。需要查找疼痛的病因并进行镇痛处理。

2. 调节生活方式

（1）注意营养、合理饮食（提倡低盐低脂优质蛋白饮食），保持理想体重。

（2）戒烟、限酒，保持良好的生活习惯与规律的作息。

（3）适当锻炼，鼓励运动，尤其对持续性疼痛患者。建议在医生的专业指导下选择合适运动方式与运动强度。

（4）保持良好的心态、注意情绪管理，必要时在医生的专业指导下应用心理应对技巧、生物反馈、冥想、催眠等及应用合适的调整情绪的药物。

（5）保证合适的睡眠时间与睡眠治疗，必要时在医生的专业指导下应用合适的调整睡眠的药物。

3. 多学科治疗团队合作治疗 必要时可以在老年病科医生、疼痛科医生、风湿免疫科医生、骨科医生、康复理疗科医生、精神心理科医生等多学科治疗团队的合作下进行综合性治疗。

强调自我调控，如理疗、冰敷、热疗、按摩、放松训练、分散注意力、音乐。必要时进行止痛膏和局部用药、针灸。对躯体性疼痛或严重情绪/人格障碍患者进行心理治疗。

康复治疗，如用机械装置（如夹板）减轻疼痛并增加运动量，经皮电神经刺激，增加日常活动能力。

对于有些疼痛，尽管医生建议使用抗抑郁药，并不意味着疼痛发生在脑内，而是降低疼痛敏感性，帮助解除疼痛。

当多种保守治疗无效时，请疼痛科会诊进行干预治疗（如神经轴索阻滞注射治疗、神经调节）。

请疼痛科或擅长解决药物依赖问题的专家对高危、持续性药物依赖、耐受等异常药物相关行为和药物戒断症状患者进行会诊。

药物依赖或药瘾指长期或反复服用某种药物，从而产生个体在精神上和躯体上对该药的依赖。为了获得服药后精神上的快感，或避免断药后产生的痛苦，虽无医疗上的需要，而"被迫"持续或周期性地强烈要求再用此药。

躯体依赖性主要是机体对长期使用依赖性药物所产生的一种适应状态,包括耐受性和停药后的戒断症状。

耐受指机体对某种药物的敏感性特别低,要加大剂量才出现预期的作用。产生耐受性的原因有先天与后天两种。先天性耐受多受遗传因素影响,在初次用药时即出现;后天耐受性则因持续使用物质（酒或药物）后使机体的反应性减弱而获得,可表现为躯体（生理）耐受或行为耐受。

戒断症状指停止使用药物或减少使用剂量或使用受体拮抗剂后所出现的特殊心理生理症状群。表现为易激惹/兴奋、失眠、流泪、流涕、大汗、震颤、恶心、呕吐、腹泻、腹部痛性痉挛、心动过速、高血压,甚至虚脱、意识丧失等。

精神依赖是指药物对中枢神经系统作用所产生的一种特殊的精神效应,表现为对药物的强烈渴求和强迫性觅药行为。

4. 药物及手术治疗

（1）镇痛药:对于轻中度骨骼和肌肉疼痛,短期内（几天）可以使用非处方药,最安全的药物是对乙酰氨基酚（泰诺林）:起始剂量 325mg q4h 至 500mg q6h,通常有效剂量为（2～4）g/24h,最大剂量为 4g/24h（注意事项:肝功能不全、有酗酒史的患者减少最大剂量的 50%～75%）。

（2）缓解关节炎症状:如 NSAID。NSAID（如阿司匹林、布洛芬和萘普生）对老年人会有更多的药物相互作用和不良反应,如胃肠道出血、高血压、肾间质病变等。如需长时间服药,需要找医生明确用药方案。

（3）辅助改善症状的药物:如氨基葡萄糖和软骨素、柳氮磺胺吡啶、羟化氯喹等。

（4）抑制炎症的药物:如激素类。

（5）外科手术:如滑膜切除术、关节置换术、关节固定术等。

（6）关节腔内注射药物:如注射激素等。

（二）其他常见慢性疼痛的治疗

1. 神经性疼痛　是一种与损伤、疾病、周围或中枢系统相关的疼痛,可能包括多种机制（如神经瘤、脱髓鞘、正常感觉消失、交感活性增强）。

临床特征:性质（灼痛、跳痛、搏动性疼痛或刺痛）,阵发性或自发性疼痛,不存在进行性组织损伤而产生的疼痛,感觉缺失的部位产生的疼痛,痛觉过度（痛觉过敏或感觉迟钝）,沿神经分布区域的疼痛。

神经性疼痛包括带状疱疹后神经痛、三叉神经痛、非典型面部疼痛、患肢痛、糖尿病或酒精性周围神经病变、脊髓损伤性疼痛、晚期臂丛/腰骶丛肿瘤浸润、蛛网膜炎、脑卒中后疼痛、复杂的局域性疼痛综合征（反射性交感神经营养不良、灼性神经痛）。

神经性疼痛的治疗原则:

（1）教育患者及护理者,适当进行安慰。

（2）调节生活方式:注意营养、合理饮食、保持理想体重;戒烟、限酒;保持良好的生活习惯与规律的作息;适当锻炼;保持良好的心态;保证合适的睡眠时间与睡眠治疗。

（3）多学科治疗团队合作下进行综合性治疗。

（4）药物治疗:疾病初始,缓解疼痛可用镇痛药或 NSAID,通常需应用镇痛性佐剂帮助止痛。使用辅助佐剂时应使用初始低剂量,必要时增加剂量,直至最大可耐受的剂量。神经性疼痛对阿片类药物不敏感。

三环类抗抑郁药（如阿米替林、去甲替林、多塞平）对持续性烧灼痛可能有效,其剂量要远远小于用于抑郁症治疗时的剂量。阿米替林初始剂量为 10～25mg（口服）,每 1 周增加晚上剂量,直至最大剂量 75～100mg。

卡马西平是三叉神经痛的首选药物,起始剂量为 50～100mg（口服）,2 次/日,逐渐增加至最大剂量 400mg，2 次/日。尿潴留者、肾病者、老年人慎用，有房室传导阻滞者等禁用。

加巴喷丁起始剂量为 300mg/d（晚上口服），如果患者可以耐受，逐渐增加到每日 3 次，最大剂量为 2400mg/d。老年人加巴喷丁起始剂量为 100mg/d（晚上口服）。此药通过肾脏代谢，肾功能不全患者慎用。不良反应为嗜睡、头晕、全身疲劳、共济失调。

普瑞巴林起始剂量为 150mg/d，口服。肾功能异常者慎用。

糖尿病神经病变性疼痛，首选的治疗药物是三环类抗抑郁药，其次是加巴喷丁。

2. 癌性疼痛 是晚期癌症最常见的症状，缓解疼痛是癌症姑息治疗最重要的作用之一。癌性疼痛的原则：①治疗癌症。②提高痛阈：给予合理的解释、允许患者发泄其感受和想法、给予良好的社会心理支持、使用抗抑郁药或催眠药。③根据癌性疼痛的程度及病因给予相应的镇痛药。④设定切实可行的治疗目标。⑤建立疼痛控制的监管体系。

癌性疼痛三阶梯止痛治疗：

第一阶梯：适于轻度疼痛患者，用 NSAID，如美洛昔康等，如效果不佳，给予第二阶梯治疗。

第二阶梯：适于轻至中度疼痛患者，用弱阿片类药物，如可待因等，也可与第一阶梯药物并用；效不佳用第三阶梯治疗。

第三阶梯：适于中至重度疼痛患者，用强阿片类药物，如吗啡等，也可与第一阶梯药物并用。

癌性疼痛按照病因分类的治疗：

（1）伤害感受性疼痛（感觉神经性刺激）：一线治疗选择抗血小板药；二线治疗选择：类吗啡药物、皮质激素类、抗抑郁药、NSAID。放射治疗、神经外科手术导致的伤害感受性疼痛也可参考此方案。

（2）神经性疼痛（癌肿直接累及神经导致的疼痛，如臂神经痛、坐骨神经痛）：一线治疗选择阿片类药物、抗抑郁药（如阿米替林）、抗癫痫药（如卡马西平、加巴喷丁）。其他可供参考的治疗，如椎管内注射吗啡、局部麻醉药、氯胺酮。

（3）感觉不良（表面灼痛）：一线治疗选择抗抑郁药；二线治疗选择阿片类药物。其他可供参考的治疗，如局部麻醉、经皮神经电刺激治疗。

（4）压痛（肿瘤相关性水肿）：一线治疗选择皮质激素类；二线治疗选择阿片类药物。放射治疗、神经外科手术导致的压痛可参考此方案。

（5）骨转移及其他组织破坏：一线治疗选择 NSAID、抗血小板药；二线治疗选择阿片类药物。其他可供参考的治疗有放射治疗（最有效）、二磷酸盐类、激素治疗、整形外科手术治疗。

（6）肌痉挛疼痛：一线治疗选择地西泮、氯硝西泮；二线治疗选择阿片类药物、肌肉松弛药（丹曲林）。

（7）内脏（空腔脏器）梗阻：一线治疗选择解痉药（如东莨菪碱）；二线治疗选择阿片类药物、氯丙嗪、皮质激素类。放射治疗、姑息外科手术导致的内脏梗阻可参考此方案。

（8）代谢性影响（高钙血症）：二磷酸盐。

（9）皮肤浸润/溃疡：一线治疗选择阿司匹林、阿片类药物；二线治疗选择皮质激素类。治疗感染、换药、放射治疗、姑息外科手术导致的皮肤浸润/溃疡可参考此方案。

常见的阿片类药物：

（1）即释型吗啡[如硫酸吗啡立释剂（MSIR），吗啡栓剂]：起始剂量 2.5～10mg，q4h，通常有效剂量（最大剂量）不定，滴定剂量服药 1～2 次后起效。注意事项：口服液态浓缩品推荐用于爆发痛。

（2）缓释型吗啡（如施康定、硫酸吗啡缓释胶囊剂）：起始剂量 15mg，q12h，通常有效剂量（最大剂量）不定，滴定剂量 3～5 天后起效。注意事项：通常根据即释阿片类药物效果决定初始剂量后开始应用，毒性代谢产物可能限制了肾功能不全或需要高剂量治疗的患者的使用；当剂末失效频繁出现时，需要增加缓释剂型的给药频率。

（3）氨酚羟考酮，为即释型（泰勒宁）：起始剂量 5mg，q4～6h，通常有效剂量（最大剂量）5～10mg，滴定剂量服药 3～4 次后起效。注意事项：急性周期性、间断性或突破性疼痛有效；每日剂量受限于羟考酮和对乙酰氨基酚（325mg）或 NSAID 的固定剂量混合剂。

（4）羟考酮，为控释型（奥施康定）：起始剂量 10mg，q12h，通常有效剂量（最大剂量）不定，滴定剂量 3～5 天后起效。注意事项：通常根据即释阿片类药物效果决定初始剂量后开始应用。

（5）曲马多（盐酸曲马多片剂）：起始剂量 25mg，q4～6h，通常有效剂量（最大剂量）50～100mg（300mg/24h），滴定剂量服药 4～6 次后起效。注意事项：阿片和中枢神经介质的混合作用机制；观察阿片类药物的副作用，如疲倦和恶心，当合用另外一种 5-羟色胺能药物时需要格外慎重，观察 5-羟色胺综合征的症状，癫痫阈值降低。

（6）透皮芬太尼贴剂（如多瑞吉）：起始剂量 25pg/h，贴 q72h，通常有效剂量（最大剂量）不定，滴定剂量更换 2～3 贴后起效。注意事项：通常根据即释阿片类药物效果决定初始剂量后开始应用；每 24 小时需要口服吗啡 60mg 等价物的患者推荐应用小剂量贴（25pg/h）；首剂的峰效应需要 18～24h。效果持续时间通常为 48～96h。

癌性疼痛的其他治疗方法：①麻醉科医生施行神经阻滞疗法；②神经外科医生施行神经破坏疗法；③骨科医生对病理性骨折行固定术；④放疗医生施行放疗；⑤肿瘤科医生施行化疗；⑥物理疗法、心理疗法、中药针灸；⑦放射性核素及二磷酸盐治疗转移性骨痛；⑧心理疏导：倾听、鼓励、心理疏导，必要时予以抗焦虑、抗抑郁药。

（三）老年人镇痛药的选择

老年患者疼痛性疾病的发生率最高，对阿片类药物、非甾体抗炎药都较敏感。

1. 镇痛药物选择的一般原则

（1）根据疼痛的程度和类型选择初始镇痛治疗，选择副作用最小的药物。

1）轻度疼痛（疼痛指数 1～3）：①非阿片类药物，如对乙酰氨基酚（泰诺林）每日最大剂量小于 4g；②塞来昔布 100mg/d；③NSAID：萘普生（甲氧萘丙酸）的心血管毒性较小，而双氯酚酸（扶他林）的心血管风险较高，NSAID 对消化道黏膜损伤风险较大。注意：NSAID 对老年人会有更多的药物相互作用和不良反应。患者如需长时间服药，医生需确定用药方案。

2）中度疼痛（疼痛指数 4～6）：选择低剂量联合用药。

3）严重疼痛（疼痛指数 7～10）：使用有效的阿片类受体激动剂。

4）神经病理性疼痛或其他慢性疼痛患者，考虑单独使用辅助药物或联合应用阿片类或非阿片类药物。

5）对发作性疼痛尽量选择副作用小（通常为口服），起效快及作用时间短的镇痛药物。对持续性疼痛，短效镇痛药剂量恒定后可换用缓释剂型。对慢性疼痛，避免长期使用非选择性 NSAID。

（2）根据风险/效益评估，对抗炎镇痛治疗获益的患者考虑使用 COX-2 抑制剂。

（3）避免同时使用多种阿片类或非阿片类药物。

（4）半衰期较长及有蓄积作用的药物（如美沙酮、左啡诺、透皮芬太尼贴剂）应慎用，因代谢和清除的减少可能会使药物作用时间超过通常的给药间隔，逐渐调整剂量，密切观察疗效。

（5）根据需要改变给药途径，如经皮、经黏膜、经直肠、经阴道给药，局部麻醉，硬膜外给药及鞘内给药。

2. 镇痛药物剂量调整原则

（1）从最小剂量开始，通常为成人剂量的 25%～50%，滴定加量。

（2）根据药物副作用或危险因素滴定增量，直至达到非阿片类药物及 NSAID 的最大效应剂量。增加阿片类药物剂量直至疼痛缓解，或直至发生无法处理的副作用时再更换药物。

（3）对于持续性疼痛应按时给药。根据长期需要，调整药品剂量，控制爆发痛。如果每日爆发痛需用药≥3次，则考虑增加缓释药品剂量。更换阿片类药物种类时，减少等效镇痛剂量的25%～50%，以防止不完全的交叉耐药。

（4）定期重新评估、重新检查、重新调整治疗方案直至疼痛缓解。

（5）不要突然停用阿片类药物，需逐渐减量以防止发生戒断现象。10日内每日减少10%～20%，可使大部分患者顺利停药而不产生副作用，减量时可能需要加用短效阿片类药物。对于有心血管危险因素的患者，推荐缓慢减量，密切监测交感活性，低剂量可乐定可预防阿片类药物的戒断现象。

3. 镇痛药物不良反应的处理原则

（1）老年人对不良反应更加敏感，故需提前防治不良反应。

（2）对乙酰氨基酚（如扑热息痛）有肝毒性风险，计算所有含有对乙酰氨基酚的非处方药的每日总剂量。健康老年人每日小于4g，衰弱老年人或肌酐清除率降低的老年人每日小于2g。长期应用NSAID，应定期监测是否有胃肠道出血、肾功能不全和药物-药物及药物-疾病相互作用。

（3）告诫患者关于阿片类药物的镇静作用的不良反应，且1周内可逐渐消退。阿片类药物治疗初始时，可预防性应用渗透性或刺激性缓泻剂。使用阿片类药物，监测口干、便秘、镇静状态、恶心、谵妄、尿潴留及呼吸抑制的发生情况。吗啡拮抗剂纳洛酮可有效治疗阿片类药物导致的严重便秘，剂量为0.8～2mg，q12h，口服，最大剂量为12mg/d。阿片类药物耐受发生前，可通过减少剂量和（或）增加其他药物来减少副作用的发生。药物耐受时出现轻度镇静、恶心和认知功能障碍。

（4）对于肾功能不全患者，宜用芬太尼和美沙酮，禁用吗啡，慎用羟考酮和氢吗啡酮；肝功能不全的患者需慎用阿片类药物。

（柯琴梅）

第六节　尿　失　禁

尿失禁（urinary incontinence，UI）指客观上可以被证实的尿液的不自主流出，可出现在任何年龄、活动情况，包括精神状态异常者。该病可导致患者会阴部皮疹、压疮及尿路感染，患者往往感到窘迫、耻辱、抑郁，因此减少社交。该病已成为一种社会和公共卫生问题。

根据尿失禁出现症状持续的时间、临床表现或生理异常可对尿失禁进行分类。通常分为压力性、急迫性、充溢性尿失禁，其中压力性尿失禁最常见，占40%～50%。

一、压力性尿失禁

（一）定义

压力性尿失禁（stress incontinence，SI）指打喷嚏、咳嗽大笑或运动等腹压增高时出现不自主的尿液自尿道口漏出。尿动力学检查表现为充盈性膀胱测压时，腹压增高且无逼尿肌收缩的情况下出现不随意的漏尿，多见于女性患者。

（二）诊断

1. 确定诊断

（1）病史：全身情况、SI症状、漏尿次数及严重程度，泌尿系统的其他症状，其他病史（既往病史、月经生育史、生活习惯、活动认知能力、并发疾病及药物使用情况、盆腔手术史和放疗史等）。

（2）体格检查：包括一般状态、全身体检、专科检查和神经系统检查。其中专科检查需了解外生殖器有无盆腔脏器脱垂及其程度；外阴部有无长期感染所引起的异味、皮疹；双合诊了解子宫水平、大小和盆底肌收缩力等；肛门指诊检查括约肌肌力及有无直肠膨出。神经系统检查包括会阴感觉、球海绵体肌反射及肛门括约肌肌力的检查。

（3）初步评估：压力试验及指压试验，尿常规检查。尿常规检查阳性或存在下尿路症状者应行中段尿培养检查，尿培养检查阳性者应行药物敏感试验并进行抗生素治疗（除外感染引起的排尿异常）。初步评估还包括工作和休息状态的 3 日内排尿日记，内容包括每次排尿时间、尿量、饮水时间、饮水量、伴随症状和尿失禁发生时间等。有条件者可进行棉签试验和尿垫试验。

2. 程度评价

（1）临床症状主观分度[采用因格尔曼-松德贝里（Ingelman-Sundberg）分度法]

1）轻度：发生于咳嗽、喷嚏时，无需使用尿垫。

2）中度：发生于跑跳、快步行走等日常活动时，需要使用尿垫生活。

3）重度：轻微活动、平卧体位改变时发生尿失禁。

（2）客观检查：采用尿垫试验，推荐 1h 尿垫试验。试验时膀胱要充盈，持续 1h，从试验开始患者不再排尿。预先放置经称重的尿垫（如卫生巾）。试验开始 15min 内患者喝 500ml 白开水。之后的 30min，患者行走，上下 1 层楼的台阶。最后 15min，患者应坐立 10 次，用力咳嗽 10 次，原地跑步 1min，拾起地面物体 5 次，再用自来水洗手 1min。试验结束时，尿垫称重，要求患者排尿并测量尿量。漏尿量≥2g 为阳性。分度标准如下：

1）轻度：2g≤1h 漏尿＜5g。

2）中度：5g≤1h 漏尿＜10g。

3）重度：10g≤1h 漏尿＜50g。

4）极重度：1h 漏尿≥50g。

（3）对生命质量影响的问卷调查：国际上建议使用以患者为主导的调查问卷客观评价尿失禁对生命质量的影响。

尿失禁对生命质量的影响建议使用中文验证的尿失禁影响问卷简表-7（incontinence impact questionnaire short form-7，IIQ-7）。

尿失禁对患者性生活的影响建议使用盆腔器官脱垂-尿失禁性生活问卷-12（pelvic organ prolapsed-urinary incontinence sexual questionnaire-12，PISQ-12）。

3. 分型诊断 并非必须，但对于临床表现与查体不甚相符，以及经初步治疗效果不佳的患者，建议进行尿失禁的分型诊断。SI 主要分为尿道高活动型 SI 和尿道固有括约肌缺陷（intrinsic sphincter deficiency，ISD）型 SI。SI 可以通过尿动力学检查结果进行分型。以腹压漏尿点压（abdominal leak point pressure，ALPP）结合影像尿动力学分型，分型标准如下：

1）Ⅰ型压力性尿失禁：ALPP＞90cmH$_2$O（1cmH$_2$O＝0.098kPa）。

2）Ⅱ型压力性尿失禁：ALPP 60～90mH$_2$O。

3）Ⅲ型压力性尿失禁：ALPP＜60mH$_2$O。

以最大尿道闭合压（maximum urethral closure pressure，MUCP）进行分型：

1）MUCP＞20cmH$_2$O（或＞30cmH$_2$O）提示尿道高活动型 SI。

2）MUCP≤20cmH$_2$O（或≤30cmH$_2$O）提示尿道固有括约肌缺陷型 SI。

（三）治疗方法

1. 非手术治疗

（1）生活方式干预：又称行为治疗，包括减轻体重，尤其是 BMI＞30kg/m^2 者，戒烟，减少饮用含咖啡因的饮料，避免或减少腹压增加的活动。

（2）治疗便秘等慢性腹压增高的疾病。

（3）盆底肌训练（pelvic floor muscle training，PFMT）：又称凯格尔（Kegel）运动。一般认为必须使盆底肌达到相当的训练量才可能有效。可参照如下方法实施：持续收缩盆底肌（提肛运动）不少于 3s，松弛休息 2～6s，如此反复 10～15 次，每天重复 3～8 遍；或每天做 150～200 次缩肛运动。PFMT 应持续 8 周或更长时间。应在训练 8 周 PTMT 后门诊随访，进行主客观治疗效果的评价。

（4）盆底电刺激治疗：盆底电刺激通过增强盆底肌肉的力量，提高尿道闭合压来改善控尿能力，但不作为治疗 SI 的常规方法。对于不能主动收缩盆底肌的患者可采用生物反馈和盆底电刺激的方法，可联合 PFMT 应用。PFMT 治疗效果与 PFMT 相当。

（5）药物治疗：推荐选择性 α_1 肾上腺素受体激动剂，可激活尿道平滑肌 α_1 受体及躯体运动神经元，增加尿道阻力（如盐酸米多君）。α_1 肾上腺素受体激动剂禁忌证为严重器质性心脏病、急性肾脏病、嗜铬细胞瘤或甲状腺功能亢进。持续性卧位高血压患者和过高的卧位高血压患者不应使用本品。不良反应：卧位和坐位时的高血压，主要发生于头皮的感觉异常和瘙痒、皮肤竖毛反应、寒战、尿潴留和尿频。因不良反应较大，不建议长期使用。

阴道局部雌激素治疗：对绝经后妇女，阴道局部雌激素治疗可以缓解部分绝经后 SI 症状及下尿路症状。

2. 手术治疗

（1）适应证：非手术治疗效果不佳或依从性不好的患者可选择手术治疗，重度 SI 患者可直接选择手术治疗，可以行尿道中段悬吊术、经腹耻骨后膀胱颈悬吊术等手术，盆腔器官脱垂伴有 SI 需行盆底手术者，可同时行抗 SI 手术。

（2）存在以下情况时应慎重选择手术治疗及手术方式：①如果患者存在以急迫性尿失禁为主的混合性尿失禁，应先采用药物治疗，如症状明显改善，患者满意，则可不行手术治疗；抗急迫性尿失禁药物治疗效果不佳，提示患者为 SI 为主的混合性尿失禁，可进行手术治疗。②对于合并尿道阴道瘘、尿道侵蚀、术中尿道损伤和（或）尿道憩室的 SI 患者，均不能使用合成吊带。建议这类患者可使用自体筋膜或生物吊带。③SI 合并逼尿肌功能减退、尿潴留、膀胱容量小的患者慎重选择抗尿失禁手术。

（3）手术治疗前应注意：①征询患者及家属的意愿，在充分沟通的基础上做出选择。②注意评估膀胱尿道功能，必要时应行尿动力学检查。③根据患者的具体情况选择术式，要考虑手术的疗效并发症及手术费用，并尽量选择创伤小的术式。④尽量考虑到尿失禁的分类及分型。⑤注意特殊病例的处理，如多次手术或尿外渗导致的盆腔固定患者，在行尿失禁手术前应对膀胱颈和后尿道行充分的松懈；对尿道无显著移动的Ⅲ型尿道固有括约肌缺陷（ISD）型患者，术式首选经尿道注射，其次为人工尿道括约肌及尿道中段吊带。

（4）手术方法：主要推荐阴道无张力尿道中段悬吊术。经阴道无张力尿道悬吊术（tension-free vaginal tape procedure）主要分为经耻骨后路径（TVT）和经闭孔路径（TVT-0）两种方式。

1）TVT：适应证为①尿道高活动型 SI；②ISD 型 SI；③以 SI 为主的混合性尿失禁。并发症为①膀胱穿孔：易发生在由手术经验不足的医生主刀的患者或以往接受过手术的患者。术中反复膀胱镜检查是必不可少的步骤。②出血或血肿：出血及耻骨后血肿并不罕见，多因穿刺过于靠近耻骨后或存在瘢痕组织。③排尿困难：多因悬吊过紧。另有部分患者可能与术前膀胱逼尿肌收缩力受损或合并膀胱出口梗阻有关。④其他并发症：包括对置入吊带的异物反应、切口延迟愈合、吊带侵蚀入尿道或阴道、肠穿孔及感染等，最严重的是髂血管损伤。

2）TVT-0：适应证为①尿道高活动型 SI；②以 SI 为主的混合性尿失禁。并发症与经耻骨后路径相似，但与经耻骨后路径相比，术后可发生下肢疼痛等并发症。

（四）治疗后随访

1. 随访时间　推荐术后 6 周内至少随访 1 次，建议长期随访。

2. 手术疗效评价的内容和指标

（1）手术疗效评价分为：①治愈：咳嗽等腹压增高情况下无漏尿；②改善：咳嗽等腹压增高情况下有漏尿，1h 尿垫试验漏尿量较治疗前减少≥50%；③无效：咳嗽等腹压增高情况下有漏尿，1h 尿垫试验漏尿量较治疗前减少＜50%。

（2）手术疗效评价的指标：①主观指标：即患者使用问卷进行的自我评价，包括经中文验证的 IIQ-7 和 PISQ-12。②客观指标：1h 尿垫试验及尿动力学检查。

3. 并发症随访　对 SI 患者的术后随访中必须观察和记录近期和远期并发症。近期并发症包括排尿困难、尿潴留、尿急、急迫性尿失禁（术前已存在或新发）、感染、发热、脏器损伤、死亡等。远期并发症包括吊带侵蚀、尿瘘、疼痛、性功能障碍等。

二、急迫性尿失禁

（一）定义

急迫性尿失禁指的是在有强烈尿意时或之后即刻出现漏尿，通常继发于膀胱的严重感染。

（二）分类

1. 运动急迫性尿失禁　尿动力学检查可见逼尿肌非自主性收缩。其发生原因主要有膀胱出口部梗阻、神经系统疾病、原因不明的特发性逼尿肌不稳定。

2. 感觉急迫性尿失禁　仅有急迫性尿失禁，而尿动力学检查无逼尿肌非自主性收缩，没有不稳定性膀胱。常见原因有各种类型的膀胱炎、膀胱肿瘤的浸润、结石、异物等。常见于中年女性，而老年人以运动急迫性尿失禁较常见。

（三）诊断

急迫性尿失禁主要是通过测定尿流率和残余尿量、记录排尿日记（最好是 3 日排尿日记）、尿常规、彩超等检查来诊断，必要时还需进行尿动力学检查以鉴别诊断。

（四）治疗

（1）积极处理泌尿系感染、结石、肿瘤等原发病。

（2）定时排尿的行为治疗。

（3）M 受体阻滞剂等药物治疗。

（4）急迫性尿失禁合并逼尿肌功能障碍者可行自家导尿。

（5）骶神经电刺激。骶神经电刺激为急迫性尿失禁患者提供了更多选择。

三、充溢性尿失禁

当膀胱长期充盈，压力超过尿道阻力时即出现充溢性尿失禁。其原因可以是无张力（不能收缩）膀胱或膀胱流出道功能性或机械性梗阻。无张力膀胱常由脊髓创伤或糖尿病引起。老年患者膀胱流出道梗阻常由粪便嵌顿引起，便秘患者约 55.6% 有尿失禁。流出道梗阻的其他原因有前列腺增生，前列腺癌及膀胱括约肌协调不能。充溢性尿失禁的治疗以处理原发病，改善肾功能为首要目标。

（周韶琼）

第七节 便 秘

一、概 述

（一）定义

便秘（constipation）是一种常见的老年综合征，是指一种（组）临床症状，表现为排便困难和（或）排便次数减少、粪便干硬。排便困难包括排便费力、排出困难、肛门直肠堵塞感、排便不尽感、排便费时及需手法辅助排便。排便次数减少指每周完全排便<3次。慢性便秘的病程应≥6个月。

（二）流行病学

老年人慢性便秘不仅常见，且患病率随年龄增加而增加。多项以社区为基础的大规模流行病学调查研究结果显示，慢性便秘的患病率在60岁及以上老年人群中为15%～20%，84岁及以上可达20.0%～37.3%，在接受长期照护的老年人中甚至高达80%。

二、病 因

便秘主要病因为功能性疾病、器质性疾病及药物三类，便秘常见病因与相关因素见表2-8。

表2-8 便秘常见病因与相关因素

病因	相关因素
功能性疾病	功能性便秘、功能性排便障碍、便秘型肠易激综合征（IBS-C）
器质性疾病	肠道疾病（结肠肿瘤、憩室、肠腔狭窄或梗阻、巨结肠、结直肠术后、肠扭转、直肠膨出、直肠脱垂、痔、肛裂、肛周脓肿和瘘管、肛提肌综合征、痉挛性肛门直肠痛）
	内分泌和代谢性疾病（严重脱水、糖尿病、甲状腺功能减退症、甲状旁腺功能亢进症、多发内分泌腺瘤、金属中毒、高钙血症、高或低镁血症、低钾血症、卟啉病、慢性肾病、尿毒症）
	神经系统疾病（自主神经病变、认知障碍或痴呆、多发性硬化、帕金森病、脊髓损伤）、肌肉疾病（淀粉样变性、皮肌炎、硬皮病、系统性硬化病）
药物	抗抑郁药、抗癫痫药、抗组胺药、抗震颤麻痹药、抗精神病药、解痉药、钙拮抗剂、利尿剂、单胺氧化酶抑制剂、阿片类药物、拟交感神经药、含铝或钙的抗酸药、钙剂、铁剂、止泻药、NSAID

三、临 床 表 现

此部分仅述慢性功能性便秘，慢性功能性便秘（chronic functional constipation）是老年人最常见的便秘类型，根据患者的肠道动力和直肠肛门功能改变的特点分为4个亚型：①慢传输型便秘：特点是结肠传输时间延长，主要表现为排便次数减少、粪便干硬、排便费力。②排便障碍型便秘：即功能性排便障碍，既往称为出口梗阻型便秘，多为盆底肌协调障碍、排便推进力不足所致。主要表现为排便费力、排便不尽感、排便时肛门直肠堵塞感、排便费时，甚至需要手法辅助排便等。③混合型便秘：患者同时存在结肠传输延缓和肛门直肠排便障碍的证据。④正常传输型便秘（normal transit constipation，NTC-C）：多见于便秘型肠易激综合征（IBS-C），腹痛、腹部不适与便秘相关，排便后症状可缓解，老年人较少见。

四、老年人慢性便秘的并发症及危害

1. 加重心脑血管疾病 老年人常患有心脑血管疾病，因便秘排便时费时费力，腹压增高、血压升高、心肌耗氧量增加，易诱发脑出血、心绞痛、心肌梗死而危及生命。

2. "粪石性"肠梗阻、肠壁溃疡、肠穿孔　粪便长时间停滞在乙状结肠或直肠壶腹部，水分被吸收，粪块变硬，甚至形成"粪石"，可堵塞肠腔导致肠梗阻，长时间压迫肠壁可形成肠壁溃疡，偶可导致肠穿孔而发生粪汁性腹膜炎，可危及生命。

3. 诱发憩室病和憩室炎　老年人结肠平滑肌张力降低、肌层变薄；慢性便秘者，结肠内压增加，使肠壁薄弱处膨出而形成憩室，同时由于便秘导致憩室内的粪便不能及时排空，易诱发憩室炎。

4. 诱发或加重痔疮、直肠脱垂　便秘者排便用力屏气，直肠颈压力增高，阻断静脉回流，使肛垫充血性肥大并反复向远侧移位，其中的纤维间隔逐渐松弛，直至断裂并伴有静脉丛瘀血、扩张、融合，甚至夹杂细小的动静脉瘘，最后形成痔；原有痔疮者，则会因便秘而加重。老年人盆底组织薄弱而松弛，同时患有慢性便秘，导致腹内压长期增高，诱发或加重老年人直肠脱垂（即脱肛）。

5. 增加结肠癌风险　便秘患者粪便滞留在结肠，以致粪便中各种致癌物质浓度升高，与结肠黏膜接触时间延长，增加老年人患结肠癌的风险。

6. 诱发或加重腹壁疝　老年人腹壁肌肉萎缩，老年便秘者腹内压长期增高，易诱发或加重腹壁疝，甚至诱发嵌顿疝。

7. 结肠黑变病　长期便秘及经常应用蒽醌类泻药者易发生结肠黑变病。

8. 诱发缺血性结肠炎　慢性便秘增高肠腔压力，肠黏膜血供减少，增加缺血性结肠炎的发生风险，是老年人缺血性结肠炎发病的重要危险因素。

9. 精神心理障碍　慢性便秘可导致患者坐立不安，精神萎靡，注意力不集中，甚至失眠、焦虑、抑郁，从而影响工作和生活，降低工作效率和生活质量。

10. 尿潴留及尿道感染　慢性便秘患者的直肠内粪块压迫尿道，可导致尿潴留及尿道感染。老年人慢性便秘还可导致大便失禁（假性腹泻）、乙状结肠扭转等。

五、诊断、鉴别诊断

（一）诊断

1. 临床表现　凡有排便困难费力、排便次数减少（每周<3次），粪便干结、量少者，可诊断为便秘。便秘者可有下腹胀痛或绞痛、食欲减退、疲乏无力、头晕、烦躁、焦虑、失眠等症状。部分患者可因用力排硬粪块而伴肛门疼痛、肛裂、痔疮和肛乳头炎。部分功能性便秘患者可在左下腹乙状结肠部位触及条索状块物。时间≥6个月为慢性便秘。

慢性功能性便秘的诊断目前主要采用罗马IV诊断标准，具体如下：

（1）必须包括以下2项或2项以上：至少25%的排便感到费力；至少25%的排便为干球粪或硬粪；至少25%的排便有不尽感；至少25%的排便有肛门直肠梗阻感和（或）堵塞感；至少25%的排便需手法辅助，每周自发排便<3次。

（2）不用泻药时很少出现稀便。

（3）不符合肠易激综合征的诊断标准。

注意：诊断前症状出现至少6个月，且近3个月症状符合以上诊断标准；按罗马IV标准，干球粪或硬粪可以参照布里斯托尔（Bristol）粪便性状的1型或2型（表2-9）。每周自发排便次数指标应在未使用缓泻剂的情况下计算。

表 2-9　粪便性状分型

种类	参考图片	性状
1 型		硬球状

种类	参考图片	性状
2 型		香肠状，表面凹凸
3 型		香肠状，表面有裂痕
4 型		香肠状，表面光滑
5 型		块状，表面光滑
6 型		糊状、蓬松块状
7 型		水状

2. 辅助检查 有报警征象者，包括便血、粪便隐血试验阳性、贫血、消瘦、腹痛持续加剧、腹部包块等，以及有结、直肠息肉史和结、直肠肿瘤家族史等情况时应进行必要的实验室、影像学和结肠镜检查，以明确便秘是否为器质性疾病所致、是否伴有结直肠形态学改变。

（1）粪便常规、隐血试验检查：观察粪便的一般形态，包括其量、性状、颜色、气味、是否有寄生虫等。肠易激综合征患者的粪便伴有较多的黏液。直肠癌或有直肠病变的患者往往表现为粪便变细或粪便一侧有压迹，伴有鲜血。痔疮或肛裂时粪便表面常伴有鲜血。部分消化道肿瘤（如胃癌、大肠癌）患者持续或间断性粪便隐血试验阳性可能是其早期表现。

（2）直肠指检：直肠指检常能帮助了解肛门狭窄、粪便嵌塞、痔疮或直肠脱垂、直肠肿块等情况，也可了解肛门括约肌的功能状态、直肠壁的光滑程度，对于便秘的鉴别诊断能提供重要信息。

（3）腹部平片：显示明显气液平面则支持肠梗阻诊断。此外，腹部平片对明显扩张的结肠也能很好地显示，故对诊断巨结肠有一定的价值。

（4）结肠镜检查：可以直观地帮助诊断肠腔内息肉，结、直肠肿瘤及其他导致肠腔狭窄的器质性病变，如结合组织病理检查，可辅助确诊。

（5）结肠传输试验：口服不透 X 线的标志物，并不定时拍摄腹平片，追踪观察标志物在结肠内运行的部位、时间，是判断结肠内容物运行的速度及受阻部位的一种诊断方法，有助于评估便秘是传输型还是出口梗阻型。简易法：一次顿服不透 X 线标志物（通常是 20 个），于 48h、72h 拍摄腹部 X 线片，正常值为 72h 排除 80% 标记物。若 48h 时 70% 标志物在乙状结肠以上，则提示存在结肠慢传输；若 80% 标志物存留于乙状结肠和直肠，则提示功能性排便障碍可能。

（6）排粪造影检查：将模拟粪便（一般是钡糊）注入直肠中，模拟生理性排便活动，在放射线下动态观察肛门直肠的功能变化。可用于协助诊断便秘相关的直肠肛门部位疾病，如小肠或乙状结肠疝、内套叠、直肠黏膜脱垂等。磁共振排粪造影分辨率高、无辐射、多平面成像、能同时对比观察盆腔软组织结构。对难治性排便障碍型便秘，排粪造影检查结果能为外科确定手术治疗方式提供参考。

（7）肛管直肠压力测定：将压力测定装置置入直肠内，令肛门收缩和放松，检查肛门内外括约肌、盆底、直肠功能及协调情况，对出口梗阻型便秘的诊断可提供帮助。

（8）球囊逼出试验：可反映肛门直肠对球囊（可用水囊或气囊）的排出能力，正常人可在 60s 内排出球囊。球囊逼出试验作为功能性排便障碍的筛查方法，简单、易行，但结果正常并不能完全排除盆底肌不协调收缩的可能。

（9）肛门肌电图检查：利用电生理技术检查盆底肌中耻骨直肠肌、外括约肌的功能，能帮助明确便秘是否为肌源性。

■（二）病情评估

便秘的程度可分为轻、中、重度。轻度便秘不影响日常生活，通过整体调整、短时间用药即可恢复。重度便秘指便秘症状重且持续，严重影响工作、生活，需用药物治疗，不能停药或药物治疗无效。难治性便秘又称慢性顽固性便秘，属于重度便秘，指经药物及各种非手术治疗难以奏效、可能需要手术治疗的患者，常见于出口梗阻型便秘、结肠无力、重度 IBS-C 等患者。中度则介于轻度和重度之间。

■（三）鉴别诊断

（1）便秘急性起病，且伴呕吐、腹胀及剧烈腹痛，应考虑有肠梗阻的可能。肠梗阻的早期，腹部听诊常可闻及气过水声或肠鸣音亢进，后期可发生肠麻痹。

（2）便秘伴腹部包块，可能为结肠肿瘤、腹腔内肿瘤压迫结肠、肠结核、克罗恩病（Crohn disease）或肿大的淋巴结等。左下腹扪及活动度较大的条索状或腊肠状肠管时，应怀疑是乙状结肠痉挛。

（3）便秘与腹泻交替并有脐周或中、下腹部隐痛时，多提示为肠结核或腹腔内结核、克罗恩病、溃疡性结肠炎或肠易激综合征等病变。

慢性便秘的诊断流程见图 2-3。

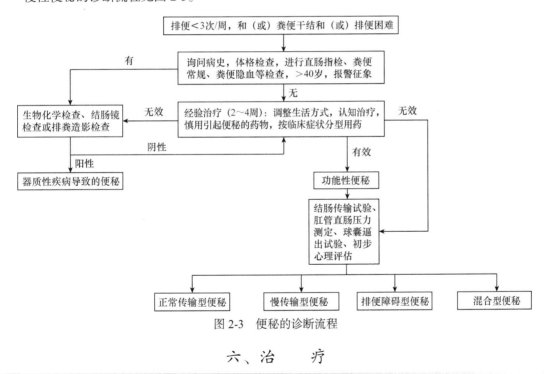

图 2-3　便秘的诊断流程

六、治　疗

■（一）生活方式调整

1. 摄入足够的膳食纤维　这是防治老年人慢性便秘的基础，因此，应有充足的膳食纤维的摄入（≥25g/d），老年人口腔咀嚼功能减退，难以下咽，应通过烹调工艺（细切、粉碎、调味等）制作成细软可口的食物。膳食纤维包括可溶性膳食纤维和不溶性膳食纤维，含可溶性膳食纤维比例较高的食物细滑、口感较好，还可以作为肠道菌群的底物，具有益生元性质，对老年人尤为合适。鲜、嫩的蔬菜瓜果富含可溶性膳食纤维、维生素和水分，应成为慢性便秘老年人膳食的重要组成部分。市售的菊糖粉剂是从菊苣等植物中提取的天然可溶性膳食纤维，是一种优质的膳食纤维补充剂，对吞咽障碍及管饲的老年便秘患者尤为适用。

2. 摄入足够的水分 老年人应养成定时和主动饮水的习惯，每天的饮水量以 1500～1700ml 为宜，每次 50～100ml，推荐饮用温开水或淡茶水。

3. 合理运动 散步、拳、操等形式不限，以安全（不跌倒）、不感觉劳累为原则。避免久坐。对卧床患者，即便是坐起、站立或能在床边走动，对排便都是有益的。

4. 建立正确的排便习惯 培养良好的排便习惯，与患者共同制定按时排便表，利用生理规律建立排便条件反射，每天定时排便。结肠活动在晨醒、餐后最为活跃，建议患者在晨起或餐后 2h 内尝试排便，排便时集中注意力，减少外界因素的干扰。

（二）药物治疗

1. 容积性泻药 是治疗老年人慢性便秘的常用药物，代表药物有欧车前、麦麸、车前草、甲基纤维素，以及聚卡波非钙片。容积性泻药在肠道内不被吸收，通过滞留粪便中的水分，增加粪便含水量和粪便体积，使粪便变得松软，从而易于排出，主要用于轻度便秘患者的治疗。用药过程中应注意补充适量水分，以防肠道机械性梗阻。粪便嵌塞、疑有肠梗阻的患者应慎用。该类泻药与华法林、地高辛、抗生素等同时服用时可能会影响后者的吸收。

2. 渗透性泻药 常用药物有乳果糖、聚乙二醇及盐类泻药（如硫酸镁等）。这类药物口服后在肠道内形成高渗状态，保持甚至增加肠道水分，使粪便体积增加，同时刺激肠道蠕动，促进排便，适用于轻度和中度便秘患者。其中，乳果糖还是一种益生元，有助于促进肠道有益菌群的生长，除少数患者因腹泻、胃肠胀气等不良反应需调整药物剂量外，一般可长期服用，特别适用于合并有慢性心功能不全和肾功能不全的老年便秘患者。渗透性泻药起始剂量为 30～45ml/d，维持剂量为 15～25ml/d，剂型为 10g/15ml（以乳果糖含量计算）。盐类泻药过量应用会导致电解质紊乱，硫酸镁可引起高镁血症等，因此老年人及肾功能减退者慎用。

3. 刺激性泻药 包括比沙可啶、蓖麻油、蒽醌类药物（如大黄、番泻叶及麻仁丸、木香理气片、苁蓉润肠口服液、当归龙荟片、通便宁片等中成药）、酚酞等，这类药物临床应用广泛，通便起效快，主要通过对肠肌间神经丛的作用，刺激结肠收缩和蠕动，缩短结肠转运时间，同时可刺激肠液分泌，增加水、电解质的交换，从而促进排便。这类泻药虽起效快、效果好，但长期应用会影响肠道水电解质平衡和维生素吸收，可引起不可逆的肠肌间神经丛损害，甚至导致大肠肌无力、药物依赖和大便失禁。蒽醌类药物长期服用还可导致结肠黑变病。酚酞因在动物实验中发现可能有致癌作用，已被撤出市场。刺激性泻药作用强而迅速，但因有前述不良反应，故目前不主张老年患者长期服用，仅建议短期或间断性服用。

4. 润滑性药物 包括甘油、液状石蜡、多库酯钠等，可以口服或制成灌肠剂，具有软化大便和润滑肠壁的作用，使粪便易于排出，适用于年老体弱及伴有高血压、心功能不全等排便费力的患者。采用润滑性药物制成的灌肠剂，10～50ml/次灌肠，润滑并刺激肠壁，软化粪便，特别适用于排便障碍型便秘（出口梗阻型便秘），以及粪便干结、粪便嵌塞的老年患者，安全有效。由于液状石蜡可干扰人体脂溶性维生素的吸收，对于吞咽困难的老年患者还有误吸导致吸入性肺炎的危险，应尽量避免口服。

5. 促动力药 目前常用的促动力药物有多巴胺受体拮抗剂和胆碱酯酶抑制剂，如伊托必利、5-羟色胺 4（5-HT4）受体激动剂，如莫沙必利和普芦卡必利。体内及体外研究显示，伊托必利可促进结肠运动；5-HT4 受体激动剂莫沙必利作用于肠神经末梢，释放运动性神经递质，拮抗抑制性神经递质或直接作用于平滑肌，增加肠道动力，促进排便，主要用于排便次数少、粪便干硬的慢传输型便秘患者。普芦卡必利是一种高选择性 5-HT4 受体激动剂，促进结肠蠕动，缩短结肠传输时间，而对胃排空和小肠传输无明显影响，可用于治疗慢传输型便秘的老年患者。老年患者（＞65岁）：起始剂量为 1 次/d、1mg/次，如有需要，可增加至 1 次/d、2mg/次。促动力药物常见不良反应有腹泻、腹痛、恶心和头痛等。

6. 促分泌药　代表药物有鲁比前列酮、利那洛肽，通过刺激肠液分泌，促进排便，目前中国尚未上市。

7. 微生态制剂　补充含双歧杆菌、乳杆菌、枯草杆菌等益生菌制剂，尤其是双歧杆菌四联活菌、枯草杆菌二联活菌等复合制剂，可通过调节肠道菌群失衡，促进肠道蠕动和胃肠动力恢复改善便秘症状。

8. 药物治疗时应注意的问题　注意识别粪便嵌塞所致的假性腹泻，常发生于粪便嵌塞的老年虚弱患者，粪块长久嵌塞在直肠壶腹部，导致直肠壶腹部扩张、直肠括约肌松弛，粪块上部稀便自粪块周围间断或持续下泻。

（三）中医药治疗

按照证候，中医将老年人慢性便秘分为肠道实热证、肠道气滞证、肺脾气虚证、脾肾阳虚证及津亏血少证等证型。中药（包括中成药制剂和汤剂）、针灸和推拿是治疗便秘的有效方法，具体可参考中华中医药学会及其分支组织制定的有关指南或共识。但须谨防长期服用中药可能发生的药物性肝损伤及其他不良反应。

（四）精神心理治疗

加强心理疏导，提高患者对便秘的认知水平，使患者充分认识到便秘是可防可治的，良好的心理状态、睡眠及饮食习惯有助于缓解便秘，对有明显心理障碍的患者给予抗抑郁/焦虑药治疗，存在严重精神心理异常的患者应转至精神心理科接受专科治疗。

（五）健全社会支持

根据前述社会支持评估结果，动员各方力量，健全社会支持系统，鼓励患者充分使用社会支持系统。

（六）认知功能训练

对存在认知功能障碍的慢性便秘患者，应进行认知功能训练，包括时间及空间定向力训练、记忆力训练、注意力训练、语言沟通能力训练，不仅可提高认知功能，还间接增加活动量，提高日常生活能力，有利于便秘治疗，提高患者的生活质量。

（七）生物反馈治疗

通过反复训练患者排便时腹肌、盆底肌和肛门括约肌的适时舒张和收缩，消除两者在排便过程中的矛盾运动，促进排便，尤其适用于排便障碍型便秘（出口梗阻型便秘），可持续改善患者的便秘症状、心理状况和生活质量，是该型便秘的一线治疗措施，生物反馈治疗成功与否的关键在于患者对治疗要领的掌握，因此不适用于有认知障碍的老年人群。

（八）手术治疗

手术治疗主要用于经规范的非手术治疗无效的顽固性重度便秘患者。

慢传输型便秘患者的手术治疗术式包括结肠部分或全部切除术，而排便障碍型便秘患者的手术主要针对直肠脱垂和直肠前突进行治疗。由于老年人手术风险大、术后并发症多，因此，老年人慢性便秘患者采取手术治疗应持谨慎态度，术前必须充分权衡利弊。

（九）老年人慢性便秘的分型治疗

1. 慢性功能性便秘 改进生活方式是基础，包括摄入足够的水分和膳食纤维、多运动、建立规律的排便习惯。慢传输型便秘应首选容积性或渗透性泻药治疗，无效时可加用促动力药物，避免长期应用或滥用刺激性泻药。排便障碍型便秘患者可短期口服润滑性药物如甘油、液状石蜡等或进行灌肠导泻治疗，无认知功能障碍者，可选择生物反馈治疗。混合型便秘者，常需联合用药，可先用灌肠剂（必要时手法辅助排便）清除宿便后，改进生活方式，再选用容积性或渗透性泻药加促动力药。正常传输型便秘者尤其是有认知或心理评估异常的患者，建议给予认知功能训练及心理疏导或药物治疗，同时增加社会支持。

2. 器质性疾病相关性便秘 积极治疗原发疾病，尽量减少或解除可引起便秘的诱发因素，缓解老年人便秘症状。

3. 药物相关性便秘的治疗 首先尽量停用前述可引起或加重便秘的药物，如不能停用，则需同时服用合适的通便药。

（十）老年人慢性便秘的分级处理

根据老年患者的便秘类型、严重程度及全身状况进行分级处理，既可有效合理治疗，又可减少不必要的检查、节约医疗费用。

1. 一级治疗 适用于多数轻/中度慢性便秘患者。经询问病史、体格检查、直肠指检、粪常规和粪隐血试验，若存在报警征象，则需进一步进行相关检查以排除器质性便秘；经仔细询问和分析患者的用药情况，以排除药物性便秘。功能性的轻/中度慢性便秘患者推荐改进生活方式、摄入足够的水分和膳食纤维、多运动、建立规律的排便习惯、停止或减少可引起便秘的药物，在此基础上，根据患者临床表现判断便秘类型，经验性治疗 2～4 周，采用容积性泻药或渗透性泻药治疗，必要时辅以促动力药；对于认知及心理评估异常的患者，应给予认知功能训练及心理疏导或药物治疗，同时增加社会支持。

2. 二级治疗 一级治疗无效，经进一步检查和评估排除器质性和药物性便秘的患者，则须进行结肠传输试验、肛管直肠压力测定、球囊逼出试验等肠道功能检查，结合临床评估便秘类型，对不同类型的便秘采取相应的治疗措施。在改进生活方式的基础上，常需联合应用通便药，必要时辅以生物反馈治疗或短期应用刺激性泻药。同时重视认知、心理和社会支持的评估，并给予相应的处理。

3. 三级治疗 二级治疗无效者，应再次进行全面评估（包括生活习惯、饮食结构、精神心理状态、肛管直肠结构和功能、排除可能引起便秘的腹部器质性疾病等），多学科治疗团队综合治疗，对顽固性重度便秘患者可考虑采取手术治疗。

（孟一迪）

第八节 谵　妄

一、定　义

谵妄（delirium）是一种可逆的、具有波动性的急性精神状态紊乱，是伴有意识、认知、定向、思维、记忆以及睡眠周期紊乱的短暂性器质性脑综合征。在经历外科手术后出现的谵妄被称为术后谵妄，是老年患者术后常出现并能够危及生命的严重并发症。

二、流　行　病　学

随年龄的增长，大脑的储备功能下降，因此谵妄在老年人群中发病率极高。55 岁以上的普通人群谵妄发生率为 1.1%，65 岁后每增加 1 岁谵妄的发病风险增加 2%。据统计，老年住院患者中谵妄发病率为 25%～56%，重症监护室的老年患者谵妄发病率可高达 80%。年龄 65 岁及以上老年患者术后谵妄的发生率为 5%～50%。谵妄发生率与手术类型有关，由于受体外循环的影响，心脏手术患者术后谵妄的发病率高达 26%～52%。

三、危 险 因 素

谵妄的危险因素分为易患因素和诱发因素两大类。

1. 易患因素 指慢性的，不可逆转的因素。术后谵妄常见的易患因素：①高龄；②痴呆或认知功能障碍；③合并多种内科疾病/疾病严重度；④视力障碍；⑤听力障碍；⑥酗酒。其中年龄、认知功能障碍、合并内科疾病（如卒中、糖尿病和心房颤动）是心脏手术患者术后出现谵妄的易患因素。对于老年患者来说易患因素越多，越容易发生谵妄。

2. 诱发因素 在易患因素的基础上，任何机体内外环境的紊乱均成为谵妄的诱发因素，常见的诱发因素包括：①应激：骨折、外伤、慢性病急性加重等。②感染：泌尿和呼吸系统感染，甚至脓毒败血症导致谵妄的风险增加。③营养不良。④贫血：贫血或输液过量加重贫血，术后血细胞比容＜30%可增加谵妄的发生率。⑤手术以及麻醉。⑥活动受限：卧床或保护性约束会增加谵妄的发生率。⑦缺氧：包括慢性肺病加重、心肌梗死、心律失常、心衰引起的低氧血症。⑧疼痛。⑨排尿或排便异常：如尿潴留及粪嵌塞或脱水，电解质紊乱。⑩睡眠障碍等。⑪药物：联用多种药物或抗胆碱能药、苯二氮䓬类镇静催眠药、抗精神病药等会诱发谵妄，哌替啶与其他阿片类麻醉镇痛药相比更易引起谵妄。

四、发 病 机 制

谵妄的神经病理、生理学机制研究还处于起步阶段。研究结果显示，在诱因的触发下，多种生物因子相互作用，启动多条机制途径导致大脑神经网络大规模破坏，最终引起谵妄。谵妄的主要发病机制有神经递质学说、神经炎性机制、应激机制、脑供血/代谢紊乱、电解质失衡、基因因素等。其中，神经递质学说和神经细胞代谢紊乱为与谵妄发生密切相关的主要机制。

五、临床表现及临床分型

1. 临床表现 主要包括：①意识水平变化；②新出现的注意力、定向障碍及记忆力下降；③不能完成正常对话和执行某些指令；④思维混乱、对话不切题、语无伦次或突然转移话题，语速过慢或过快；⑤情绪变化快，易烦躁、哭泣、无理由拒绝常规医疗护理；⑥新出现的偏执想法或妄想；⑦新出现的感知功能异常（如错觉、幻觉）；⑧动作变慢，烦躁或坐立不安；⑨睡眠周期紊乱；⑩食欲下降，新出现尿失禁或大便失禁。上述症状急性发作，持续时间短（数小时至数天），症状具有波动性。

2. 临床分型 ①活动过多型：此类型极少见，主要表现为激越、妄想等，因此极容易被诊断；②活动过少型：老年患者中常见，表现为过于安静、情感淡漠等，常常被误诊为抑郁，这种类型的预后极差；③混合型：此类型极为常见，症状介于活动过多型和活动过少型之间，因此波动症状表现最为明显。

六、诊 断 标 准

谵妄的识别是其诊断的前提，有证据显示谵妄的早期发现能改善谵妄持续时间，患者住院时间等临床结局。谵妄的临床特征主要包括急性发作、症状具有波动性、注意力不集中、意识障碍、认知改变等。美国《精神障碍诊断与统计手册》（第四版）（DSM-4）被认为是诊断谵妄的金标准，随着对谵妄的更新认识，最新推荐采用美国《精神障碍诊断与统计手册》（第五版）（DSM-5）和《国际疾病分类》（第十版）（ICD-10）精神与行为障碍分类对谵妄进行诊断。全球使用最广泛公认的谵妄筛查工具为意识模糊评估法（confusion assessment method，CAM）。意识模糊评估法（CAM）评估标准：

1. 急性起病或精神状态的波动性改变　①与患者基础水平相比，是否有证据表明存在精神状态的急性变化；②在1天中，患者的（异常）行为是否存在波动性（症状时有时无或时轻时重）。满足以上两项的任意一条即符合。

2. 注意力集中困难　观察注意力是否集中，如注意力容易被分散或不能跟上正在谈论的话题。

3. 思维混乱　观察患者的思维是否混乱或不连贯，如谈话主题分散或与谈话内容无关，思维不清晰或不合逻辑，或毫无征兆地从一个话题转到另一个话题。

4. 意识状态的改变　观察意识水平是否存在异常，如过度警觉（对环境刺激过度敏感，易惊吓）、嗜睡（瞌睡，易叫醒）或昏睡（不易叫醒），存在任一异常。

诊断要求必须满足急性起病或精神状态的波动性改变和注意力集中困难，并且至少满足思维混乱或意识状态的改变其中的任意一个条件。该法具有较高的敏感性（94%～100%）和特异性（90%～95%）。

其他常用的谵妄筛查方法：①3min 谵妄诊断法（3D-CAM）；②记忆谵妄评估法（MDAS）；③护理谵妄筛查法（Nu-DESC）；④重症监护谵妄筛查法（ICDSC）。

七、干　预

1. 去除诱因

（1）应对患者做医学评估，发现并处理可引起谵妄的潜在诱因。

（2）优化疼痛管理（宜选择非阿片类药物）以预防术后谵妄。

（3）避免使用可诱发谵妄的高危药物，包括：抗胆碱能药、抗组胺药（包含第一代药物）、抗帕金森病药、肌肉松弛药、抗抑郁药（尤其是阿米替林、地昔帕明、多塞平、去甲替林、帕罗西汀）、抗精神病药（氯丙嗪）、抗毒蕈碱药、解痉药、镇吐药，以及所有抗精神病药、苯二氮䓬类药物（包含短效、中效及长效）、糖皮质激素、组胺 H_2 受体拮抗剂、阿片受体激动剂（如哌替啶）、镇静药。

注意：①不应当开具新处方胆碱酯酶抑制剂以预防或治疗术后谵妄。②不应将苯二氮䓬类药物作为治疗谵妄患者激越行为的一线药物。③避免对抑制型谵妄患者使用抗精神病药或苯二氮䓬类药物。

2. 综合性预防措施　当患者已被诊断为术后谵妄时，可考虑由多学科治疗团队提供各种非药物干预措施以改善预后。研究结果表明，预防对谵妄有确切疗效，针对术后谵妄常见的 10 条危险因素，建议采取相应综合性预防措施。综合性预防措施包括认定危险因素及针对危险因素采取的预防措施，具体如下：

（1）认知功能和定向认知的障碍：明亮的环境，提供大号数字的时钟和挂历；介绍环境和人员；鼓励患者进行益智活动；鼓励患者的亲属和朋友探访。

（2）听力和视觉障碍：解决可逆的听觉和视觉障碍；鼓励患者使用助听器或者老花镜。

（3）睡眠剥夺：避免在夜间睡眠时间进行医护活动；调整夜间给药时间避免打扰睡眠；睡眠时间减少走廊的噪音。

（4）活动受限：鼓励术后尽早下床活动；不能行走的患者，鼓励被动运动；康复科介入干预。

（5）营养不良：在营养师的参与下改善营养不良；保证患者的假牙正常。

（6）疼痛：正确评估患者疼痛水平，对不能言语沟通的患者使用身体特征、表情等进行评估；对任何怀疑有疼痛的患者都要控制疼痛，避免治疗不足或者治疗过度。

（7）低氧血症：及时发现评估低氧血症；监测患者的血氧饱和度，保持血氧饱和度在 90% 以上。

（8）感染：及时寻找和治疗感染；避免不必要的插管（如尿管）；严格执行院内感染控制措施。

（9）脱水和便秘状态：鼓励进食高纤维素食物，定时排便；鼓励患者多饮水，必要时考虑静脉输液；如患者需要限制入量，考虑专科的意见并保持出入量平衡。

（10）多药共存：在临床药师的参与下，评估药物；减少患者用药种类；避免会引起谵妄症状加重的药物。

3. 药物疗法　用药原则：①单药治疗比联合药物治疗好；②由小剂量开始；③选择抗胆碱能获性低的药物；④及时停药；⑤持续应用非药物干预措施，主要纠正引起谵妄的潜在原因。

多种抗精神病药、镇静药均有诱发谵妄的可能，并且增加患者死亡和痴呆患者卒中的风险，因此建议谨慎使用。除非是苯二氮䓬类药物戒断症状引起的谵妄，否则不建议用苯二氮䓬类药物治疗谵妄患者的激越行为。如果既往患者未服用胆碱酯酶抑制剂，不建议采用该药物治疗术后谵妄。对抑制型谵妄患者，应避免使用抗精神病药或苯二氮䓬类药物治疗谵妄。当患者出现严重的激越行为，对自身或他人造成极大伤害威胁时，可考虑使用最低有效剂量、尽可能短疗程的抗精神病药（如氟哌啶醇、利培酮、奥氮平、喹硫平或齐拉西酮）。

常用的控制谵妄患者激越行为的治疗药物如下：①氟哌啶醇小剂量口服或肌内注射 0.5～2.0mg，q2h～q12h，静脉使用会引起 Q—T 间期延长，因此应慎用；②奥氮平：锥体外系不良反应小于氟哌啶醇，口服或舌下含服，起始剂量 1.25～2.50mg/d，口服。建议小剂量短期使用。

（刘丽华）

第九节　睡　眠　障　碍

一、定　义

睡眠障碍（sleep disorder）指睡眠的数量、质量、时间和节律紊乱，包括失眠症、嗜睡症和某些发作性睡眠异常情况，如夜惊、睡行症、梦魇等。睡眠障碍发生率随着年龄增高而增高。

二、睡眠障碍的分类

1. 失眠　是一种最常见的睡眠障碍，指有合适的睡眠机会和睡眠环境，个体对于睡眠时间和（或）质量不满足并影响日间社会功能的一种主观体验。主要表现为入睡困难，睡眠维持障碍，早醒，睡眠质量下降和总睡眠时间减少，同时伴有因失眠造成的日间功能障碍等。

分类：临床常见的失眠形式有：①睡眠潜伏期延长，入睡时间超过 30min；②睡眠维持障碍，夜间觉醒次数≥2 次或凌晨早醒；③睡眠质量下降，睡眠浅、多梦；④总睡眠时间缩短，通常少于6h；⑤日间残留效应，次晨感到头昏、精神不振、嗜睡、乏力。

诊断标准：国际睡眠障碍分类（第 3 版）（ICSD-3）将失眠分为慢性失眠、短期失眠及其他类型失眠 3 大类。

（1）慢性失眠：失眠频次要求每周>3 次，并时间至少持续 3 个月，且不能被其他的睡眠障碍所解释。诊断标准：①入睡困难、睡眠维持困难、早醒；②日间存在社会功能损害症状：如情绪不稳、易冲动、记忆力下降、日间疲乏和嗜睡等。慢性失眠可见精神障碍、条件性失眠、睡眠卫生不良、生理节律紊乱、疼痛或疾病、不宁腿综合征等疾病。

（2）短期失眠：病程不足 3 个月和（或）相关症状未达每周 3 次，不能用其他类型睡眠障碍解释的睡眠紊乱。其诊断标准与慢性失眠类似，但病程少于 3 个月，且没有频率的要求。短期失眠可见于心理紧张、躯体疾病、旅行时差等。

（3）其他类型失眠：其他原因所致。

2. 睡眠相关呼吸障碍　分为阻塞性睡眠呼吸暂停综合征、中枢性睡眠呼吸暂停综合征、睡眠低通气综合征和睡眠相关低氧血症。

3. 中枢性睡眠增多 分为Ⅰ型发作性睡病、Ⅱ型发作性睡病、特发性睡眠增多、克莱恩-莱文（Kleine-Levin）综合征、疾病相关过度嗜睡、药物或物质滥用所致过度嗜睡、精神障碍相关过度嗜睡和睡眠不足综合征。

4. 昼夜节律睡眠觉醒障碍 分为睡眠觉醒时相延迟障碍、睡眠觉醒时间提前延迟障碍、非24小时睡眠觉醒节律障碍、不规律睡眠觉醒节律障碍、倒班工作睡眠觉醒障碍、时差变化睡眠障碍。

5. 异态睡眠 分为非快速眼动睡眠障碍、快速眼动睡眠障碍和其他异态睡眠障碍3类。帕金森病及多系统萎缩、路易体痴呆等患者多见快速眼动相关的异态睡眠。

6. 睡眠相关运动障碍 不宁腿综合征、周期性肢体运动障碍、睡眠相关性腿痉挛、睡眠磨牙症、睡眠相关性节律运动障碍、婴儿良性睡眠肌阵挛、入睡期脊髓固有束肌阵挛。

三、老年人睡眠特点

老年人随着年龄增加，睡眠的时长、结构、节律、效率等均易发生改变，从而影响睡眠质量，引发睡眠障碍。

1. 睡眠时长缩短 每天的睡眠时间：婴幼儿14～20h，成年人7～8h，老年人5～6h。其中老年人的睡眠时间缩短并非是睡眠需要减少，而是睡眠能力的降低。

2. 睡眠结构改变 睡眠分为快速眼动睡眠与慢波睡眠，两种实相交替出现，每晚共经历4～6个周期。老年人慢波睡眠比例、快速眼动睡眠比例都逐渐减少，而入睡潜伏期、慢波睡眠的1期和2期及唤醒后睡眠的比例都逐渐增加，也就是深睡眠及快速眼动相关的大脑发育和体力恢复都受到一定程度的影响。睡眠结构改变可能导致潜在病理状态或神经退行性病变过程，从而影响老年人的认知能力。

3. 睡眠-觉醒节律改变 老年人实际睡眠时间减少，夜间觉醒次数、日间打盹次数和节律破碎指数增加。

4. 睡眠效率降低 睡眠效率定义为实际睡眠和卧床时间的比。老年人容易出现入睡困难及夜间易醒等问题，睡眠效率达不到85%，处于低质量睡眠状态，影响老年人的健康。

5. 易发生早睡早醒 老年人松果体钙化，分泌的褪黑素减少，可能会导致生物钟紊乱。随着年龄增加，老年人呈现上床时间提早，入睡时间延长，睡眠时间增加的趋势。

四、睡眠障碍的影响因素

生理因素、心理社会因素、环境因素、不良睡眠习惯、疾病和药物因素等都会对老年人睡眠质量产生影响。

1. 生理因素

（1）年龄因素：老年人会出现睡眠时相、夜晚睡眠时间减少及白天睡眠时间增多的现象，这种器官功能性下降是导致老年人睡眠障碍的原因之一。

（2）性别因素：各国研究结果不一致，我国关于老年人失眠率的调查表明两性有明显差别，女性发病率为33.15%，明显高于男性的21.12%。

（3）夜尿：除了前列腺增生、尿崩症、糖尿病、充血性心力衰竭等疾病外，老年人膀胱的储尿功能下降，也会造成频繁起夜，打断老年人的睡眠周期。

2. 心理社会因素 对离退休后生活的不适应，离退休后经济来源减少，就医费用增加，生活中人际关系、社会交往、家庭结构、家庭成员间的关系等因素均是影响老年人睡眠质量的重要因素。

3. 环境因素 良好的睡眠环境是保证睡眠质量的前提。老年人对环境因素改变，如强光、噪声、高温等不良睡眠环境较年轻人更敏感。如住院期间或住老年公寓的睡眠环境改变，导致老年人睡眠障碍。

4. 不良睡眠习惯 会影响老年人的睡眠质量。吸烟、酗酒、睡前喝咖啡、浓茶、三餐不规律、晚饭与睡眠间隔时间长、睡前饱餐、不规律起睡、睡前想事情、睡前担心失眠、长期卧床或者久坐都是老年人失眠的危险因素。

5. 疾病和药物因素

（1）躯体疾病：老年人是神经系统、循环系统及严重呼吸系统综合征的高危人群，躯体疾病是影响老年人睡眠质量的重要原因，其中高血压、糖尿病、冠心病、关节炎或风湿病、青光眼或白内障、脑血管疾病、肿瘤、泌尿道疾病和肺气肿或慢性支气管炎等疾病对睡眠质量有显著性影响。

（2）精神疾病：各种精神疾病均可导致睡眠障碍。焦虑、抑郁、孤独感及一些不愉快的事能引起老年人全面的睡眠质量降低；痴呆可导致日夜睡眠形式的倒置，白天睡眠，夜间清醒，严重影响老年人的睡眠质量。

（3）药物因素：老年人所患慢性病常常较为复杂，需要多种药物进行治疗和控制。有些药物会影响睡眠，如下午或夜间使用利尿剂可能引起夜间遗尿和睡眠结构破坏；某些抗组胺药也可破坏睡眠结构；利血平、胍乙啶、甲基多巴、奎尼丁、普萘洛尔、类固醇、IL-2、酒石酸伐尼克兰、托吡酯等均可影响睡眠。此外，有 10%～27%老年人长期服用催眠药，一经停药往往容易出现不安、兴奋等症状，从而引发失眠等睡眠障碍。

五、睡眠障碍的诊断

1. 失眠病史采集　需要详细询问病史，包括：

（1）睡眠状况：需要掌握睡眠障碍特征，如入睡时间、觉醒时间及次数，总睡眠时间，睡眠质量，伴随症状；还需要了解睡眠障碍的持续时间、严重程度及进展情况、并发症情况及表现形式，形成初步的定性及分类。

（2）用药史：了解药史，老年人尤其需注意筛查多重用药、药物相互作用和药物不良事件的风险，以及药物的依从性问题。还需注意询问精神活性物质使用史。

（3）精神疾病史：确定其是否有精神疾病。

2. 进行完善的体格检查，对精神状态及心理社会评估　一般心理社会评估包括：生活事件评估、日常生活能力和功能状况评估、家庭状况与社会支持评估。其中老年抑郁障碍筛查评估包括抑郁评估、认知功能评估、自杀风险评估及其他精神状态评估。

3. 睡眠相关量表评估　临床可采用睡眠相关量表进行筛查与评估，常用的量表包括匹兹堡睡眠质量指数（PSQI）、失眠严重程度指数（ISI）、艾普沃斯（Epworth）嗜睡量表（ESS）等。

4. 确定检查项目

（1）睡眠客观评估：①多导睡眠图（PSG）是失眠及各种睡眠疾病诊断和鉴别诊断的金标准，特别是对阻塞型睡眠呼吸暂停低通气综合征（OSAS）、周期性肢体运动障碍等原发性睡眠疾病具有诊断价值。②多次睡眠潜伏时间试验（MSLT）可用于日间睡眠过度（EDS）的诊断。③体动监测在无 PSG 监测条件时，可辅助用于睡眠节律紊乱相关失眠的诊断和评估。

（2）24h 动态血压和心率监测：了解 24h 动态血压和心率的变化，有助于选择个体化治疗。

（3）一般情况检查：如全血细胞分析、肝肾功能、血糖、电解质、甲状腺功能、维生素 B_{12} 与叶酸浓度、血清白蛋白、血气分析、心电图、脑电图、颅脑计算机断层扫描（CT）和（或）磁共振成像（MRI）及咽喉镜等。

一般来说，任何原因导致的有效睡眠时间减少，睡眠觉醒次数增多，睡眠质量下降，多导睡眠图示睡眠潜伏期＞30min，觉醒时间每晚＞30min，实际睡眠时间每晚＜6h 或睡眠每次呼吸暂停＞10s，每小时呼吸暂停 30 次以上者均可诊断为睡眠障碍。老年人睡眠障碍应判断是增龄引起的生理现象还是疾病或药物所致。

5. 寻找失眠原因

六、睡眠障碍的治疗

（一）总体原则

（1）治疗原发疾病。

（2）在使用催眠药物治疗的同时应联合非药物治疗。

（3）首选非苯二氮䓬类受体激动剂，密切注意使用催眠药物带来的副作用。

（4）对于起始治疗无效的，可以交替使用短效苯二氮䓬受体激动剂或加大药物剂量。

（5）合并焦虑或抑郁障碍的老年患者可以使用具有镇静催眠作用的抗抑郁药。

（6）常规治疗无效的老年患者建议转精神科、临床心理科或睡眠专科进一步治疗。

（二）治疗方法

1. 病因治疗　包括对抑郁症和焦虑症的治疗。

2. 非药物治疗　包括睡眠卫生教育、睡眠限制疗法、认知行为治疗、刺激控制疗法、物理治疗、放松训练等。

（1）睡眠卫生教育：帮助患者理解睡眠的生理过程，调整作息制度，提供适宜的睡眠环境，规律作息时间，适当运动，睡前避免饱餐及饮用酒类和咖啡等兴奋物质及剧烈运动，避免观看容易引起兴奋的书籍及影视作品等，重建良好的睡眠卫生习惯。

（2）睡眠限制疗法：减少日间小睡，减少卧床时间，规律起床时间等。

（3）认知行为治疗：用于改变不良的睡眠习惯和不能睡眠的病态信念，而减轻焦虑，改善睡眠。

（4）刺激控制疗法：美国睡眠医学会推荐刺激控制疗法为治疗入睡困难和睡眠维持困难的"标准的"非药物疗法。主要要点：①除了睡眠和性生活外，不要在床上或卧室内做任何事情；②只在卧室内睡眠；③无论夜里睡了多久，每天坚持在固定的时间起床；④醒来后的15～20min一定要离开卧室；只在感到困倦时才上床。这一疗法的核心思想是重建床、卧室与快速入睡及持续睡眠间的联系。

（5）物理治疗：①电疗法：主要包括高压低频电流、高压静电疗法、电睡眠疗法和低压静电治疗等。②声疗法：主要常见的有超声波疗法、电音乐疗法。③磁疗法：磁场作用于人体，可使血管扩张，血黏度减小，血流加速，从而改善睡眠。④光疗法：光疗的依据是视网膜丘脑束将光信息传至交叉上核，从而使人体内的"昼夜节律起搏器"达到与明暗周期同步化。

（6）放松训练：常用的方法有横膈膜式深呼吸（由腹部而不是胸部发起呼吸运动）；渐进性肌肉放松，帮助患者进入身心松弛状态，缓解与睡眠障碍有关的烦恼和紧张。

3. 药物疗法

（1）用药原则：采用最低有效剂量；短期应用药物（不超过3～4周）；采用间隔给药法；逐渐停药；警惕停药后失眠反弹。

（2）常用药物

1）苯二氮䓬受体激动剂

A. 苯二氮䓬类药物：非选择性激动抑制 γ-氨基丁酸受体，具有镇静催眠作用，同时也有抗焦虑、肌肉松弛和抗惊厥作用，可缩短入睡潜伏期、延长总睡眠时间，但同时也影响正常的睡眠生理结构。可以导致日间嗜睡、认知功能和精神运动功能受损、反跳和戒断症状。长期大量使用苯二氮䓬类药物会产生依赖性。该类药物可分为短效（咪达唑仑、三唑仑）、中效（艾司唑仑、劳拉西泮、替马西泮、阿普唑仑）和长效（氟西泮、氯硝西泮、地西泮、夸西泮）。短效药物在停药时出现的反跳和戒断症状更严重，对于初次就诊的睡眠障碍患者，不建议首选苯二氮䓬类药物治疗。对于短期睡眠障碍尽量采用短效药物，使用时间不应>12周，在停药时应逐渐减量。对于顽固的睡眠障碍患者，选用长效药物更为恰当，但长效药物对服药次日的精神运动功能、认知功能影响更为显著。因此要特别注意患者服药次日有无显著的困倦、疲劳、遗忘、精神运动功能减退等症状，以便调整剂量。

B. 非苯二氮䓬类代表药物：唑吡坦（Zolpidem）、佐匹克隆（Zopiclone）、扎来普隆（Zelaplon），目前是国家食品药品监督管理总局批准用于临床治疗失眠的主要药物，这些药物主要用于睡眠起始和维持困难的患者，不影响健康人的正常睡眠生理结构，可长期使用。对于老年患者和严重肝功能受损者推荐常规剂量的一半。

2）抗抑郁剂：对于合并抑郁、焦虑等精神障碍的患者，必要时可与精神心理专科会诊，考虑使用包括具有催眠作用的抗抑郁药、非典型抗精神病药以及抗癫痫药。目前曲唑酮使用最多，能显著改善各项睡眠参数，短期应用疗效稳定，但缺乏长期研究资料。

3）其他：如褪黑素和褪黑素受体激动剂，兼有促进睡眠和影响生物节律的作用，但国内尚无此类药物用于临床；传统安眠药如司可巴比妥、异戊巴比妥、苯巴比妥、水合氯醛可酌情临时使用。

（3）药物治疗策略

1）给药方式：苯二氮䓬受体激动剂在夜间睡前服药，每晚服用 1 次。对于慢性失眠患者，提倡非苯二氮䓬类药物按需服用。

2）疗程：失眠药物治疗时间没有明确规定，应根据患者具体情况调整维持时间和剂量。若连续治疗超过 4 周疗效不佳则需要重新评估，必要时请相关专科会诊，变更治疗方案或者根据患者睡眠改善情况适时采用按需服用原则。

3）换药指征：包括推荐的治疗剂量无效、产生耐受性、不良反应严重、与治疗其他疾病的药物有相互作用、使用超过 6 个月、高危人群（有成瘾史的患者）。

4）停药指征：当老年患者感觉能够自我控制睡眠时，可考虑逐渐停药。如失眠与其他疾病（如OSAS 等）相关，当病因去除后，可以考虑停用助眠药。

4. 睡眠障碍的中药治疗　睡眠障碍相当于中医"不寐""多寐"的范畴，焦虑、抑郁相当于中医"脏躁""郁证""百合病""卑慄""梅核气"等范畴。中医将不寐分虚实两大类。肝郁化火证、痰热内扰证、阴虚火旺证、胃气失和证、瘀血内阻证、心火炽盛证等归为实证；心脾两虚证、心胆气虚证、心肾不交证等归类为虚证。中医治疗着重调治脏腑及其气血阴阳，以"补其不足，泻其有余，调其虚实"为总则，应用补益心脾、滋阴降火、交通心肾、疏肝养血、益气镇惊、活血通络等治法，使气血和畅，阴阳平衡，脏腑功能恢复正常。

5. 睡眠障碍的芳香疗法　薰衣草、甘菊、香水树能改善睡眠。西番莲在动物实验中证实有镇静作用。此外，蜜蜂花、蛇麻花等均能改善睡眠。

（方　　欣）

第十节　焦虑症和抑郁症

1948 年，世界卫生组织根据联合国宪章提出："健康不仅仅是没有疾病，不虚弱，而且是一种躯体、心理和社会功能的完满状态。"健康的评定包括身体、心理和社会功能三方面。近年来老年人焦虑症、抑郁症的发生率不断上升，已成为公共健康问题。焦虑症和抑郁症的社会心理学机制为老年人的感知觉能力与认知能力会逐渐下降，同时会经历各种躯体疾病及变故，使老年人的心理健康受到身体状况、家庭、社会及经济等方面变化的影响。从生理病理方面，神经内分泌机制（下丘脑-脑垂体-肾上腺皮质轴和下丘脑-垂体-甲状腺轴的功能失调）、神经生化机制（5-羟色胺、去甲肾上腺素和多巴胺等功能低下）、脑组织结构功能改变等均为老年焦虑症、抑郁症的潜在机制。了解老年期焦虑症和抑郁症，有助于提高老年人生活质量，帮助老年人实现身心健康状态。

一、定　　义

焦虑症以焦虑、紧张、恐惧的情绪障碍并伴有自主神经系统症状和运动性不安等为特征。精神上的过度担心是焦虑症状的核心，其发作并非由实际威胁或危险所引起，或其紧张不安、惊恐程度与现实事件很不相称。将发病于 60 岁以后，以焦虑症状为主要临床表现的一种精神障碍，统称为老年期焦虑症。

抑郁症以显著而持久的心境低落为主要临床特征，是心境障碍的主要类型。临床可见心境低落与其处境不相称，情绪的消沉可以从闷闷不乐到悲痛欲绝，自卑抑郁，甚至悲观厌世，可有自杀企图或行为，甚至发生木僵。部分病例有明显的焦虑和运动性激越；严重者可出现幻觉、妄想等精神病性症状。老年期抑郁症是指发病于 60 岁以后，以持久的抑郁心境为主要临床表现的一种精神障碍。抑郁心境不能归于躯体疾病或脑器质性疾病所致，如痴呆和心脑血管疾病所致的抑郁。

二、临 床 特 点

焦虑症以突如其来的持续性精神紧张或发作性的惊恐状态为特征，发作时常伴有头晕、胸闷、心悸、呼吸困难、口干、尿频尿急、出汗、震颤和运动型不安等症状，其紧张惊恐的程度往往与现实事件并不相称。患者表现为行动怪异，言语和动作行为偏激，伴有睡眠障碍，注意力难以集中，记忆力减退，食欲下降。据统计，老年焦虑症患者中，广泛性焦虑症患病率较高，而惊恐障碍偏低，焦虑症往往起病较早，进入老年期后渐趋慢性化。广泛性焦虑症是一种以缺乏明确对象和具体内容的提心吊胆及紧张不安，并有显著的自主神经紊乱、肌肉紧张及运动性不安。惊恐障碍是一种急性发作的焦虑障碍。在没有明显现实因素或特定情景的条件下，突然起病，表现为异常的不安和恐惧，惶惶不可终日，严重的惊恐发作时，患者突然感到心悸、呼吸困难、胸痛、头晕、无力或紧张、恐惧、窒息，甚至出现濒死感。

抑郁症是老年期常见的精神疾病，研究表明，与早年起病者相比，老年期抑郁症具有如下特点：①老年期抑郁症状为躯体症状所掩盖，可表现为疼痛综合征、胸闷、心悸、厌食、腹部不适、腹胀、便秘、颜面潮红、手抖、出汗、周身乏力、睡眠障碍。②多有疑病症状，且以疑病为抑郁症的首发症状，表现为对正常躯体功能的过度注意，对轻度疾病的过分反应。③可逆性认知功能障碍，这种认知障碍经过抗抑郁治疗可以改善。④晚发抑郁症具有比较普遍的妄想性，以疑病妄想和虚无妄想最为典型，其次为被害妄想、关系妄想、罪恶妄想。⑤有自杀倾向。产生自杀观念的患者通常感到生活中的一切都没有意义，且越是计划周密准备行动，越是含而不露若无其事。如果患者家族中有过自杀的成员或者患者自身有强烈的绝望感及自责、自罪感，且以上两种情况同时存在，患者发生自杀的可能性极大。

三、诊 　 断

1. 广泛性焦虑症　以持续的焦虑症状为原发的和主要的临床表现。焦虑症状的表现符合下述两项：①经常或持续的无明确对象和固定内容的恐惧或提心吊胆，这种过分的焦虑持续时间在半年以上；②伴自主神经症状或运动性不安。其诊断应排除甲状腺功能亢进、高血压、冠状动脉粥样硬化性心脏病（简称冠心病）等躯体疾病继发的焦虑；排除兴奋药物过量和药物依赖戒断后伴发的焦虑；排除强迫症、恐惧症、疑病性神经症等其他类型精神障碍导致的焦虑。

2. 惊恐障碍　以无明显诱因和有关的特定情境的惊恐发作为主，在没有任何客观危险的环境下发作，或者发作无明显而固定的诱因，无相关的特定情境，以致发作不可预测；两次发作中的间歇期，除了害怕再发作外，没有明显的症状。惊恐障碍发作表现为强烈的恐惧，伴有显著的自主神经症状，还往往有人格解体、现实解体、濒死恐怖、失控感等痛苦体验。惊恐障碍发作突然，10min 内达到高峰，一般不超过 1h，发作时意识清醒，事后能回忆发作的经过。1 个月内至少有 3 次惊恐发作，或者首次典型发作后继之以害怕再发作的焦虑而持续 1 个月。其诊断应排除恐惧性神经症、抑郁症等继发的惊恐发作。同时，本病为功能性疾病，但躯体症状较多，应排除躯体疾病如癫痫、心脏病发作、嗜铬细胞瘤、甲状腺功能亢进或自发性低血糖等继发的惊恐发作。

3. 抑郁症　对怀疑是抑郁症的患者均应做全面的精神检查和必要的量表测查，以明确诊断和判定疾病严重程度。同时进行体格检查及辅助检查（包括神经系统检查），以排除躯体疾病的可能，也有助于发现一些作为患病诱因的躯体疾病。我国的《中国精神障碍分类与诊断标准》（第三版）关于抑郁发作的诊断标准为：抑郁发作以心境低落为主，与其处境不相称，可以从闷闷不乐到悲痛欲绝，甚至发生木僵。严重者可出现幻觉、妄想等精神病性症状。某些病例的焦虑与运动性激越很显著。

（1）症状标准：以心境低落为主，并有以下几项：①兴趣丧失、无愉快感；②精力减退或疲乏感；③精神运动性迟滞或激越；④自我评价过低、自责，或有内疚感；⑤联想困难或自觉思考能力下降；⑥反复出现想死的念头或有自杀、自伤行为；⑦睡眠障碍，如失眠、早醒，或睡眠过多；⑧食欲降低或体重明显减轻；⑨性欲减退。

（2）严重标准：社会功能受损，给本人造成痛苦或不良后果。

（3）病程标准：①符合症状标准和严重标准至少已持续 2 周。②可存在某些分裂性，但不符合分裂症的诊断。若同时符合分裂症的症状标准，在分裂症状缓解后，满足抑郁发作标准至少 2 周。

（4）排除标准：排除器质性精神障碍，或精神活性物质和非成瘾物质所致抑郁。老年患者容易患脑器质性疾病和躯体疾病，也经常服用有关药物（利血平、皮质类固醇、甲基多巴等），因此应积极与继发性抑郁综合征及抑郁症性假性痴呆相鉴别。

四、治　疗

焦虑症和抑郁症的治疗包括心理治疗、药物治疗和全程治疗。

1. 心理治疗　治疗目标为减轻或缓解症状，改善患者对药物治疗的依从性，预防复发，恢复心理社会和职业功能，减轻或消除疾病所致的不良后果。可以采用认知治疗方法、催眠及系统脱敏疗法等心理治疗的方法以改变这些观念。其他治疗技术对焦虑症也大有益处，如呼吸训练、分散注意力、放松训练及生物反馈等，对减轻焦虑症和抑郁症的躯体性反应具有良好的效应。充分而深入的心理治疗与药物的联合治疗，更为安全、更为有效、更为持久；对多种躯体疾病（如 2 型糖尿病、帕金森病等）所伴发的抑郁同样有效。心理治疗除了专业医生进行外，更重要的是患者家属及亲友的参与，帮助患者建立社会支持系统，达到更好的治疗效果。

2. 药物治疗

（1）苯二氮䓬类药物：发作性焦虑选用短效药物；临床应用一般从小剂量开始，逐渐加大到最佳治疗量，苯二氮䓬类药物长期使用易产生药物依赖性，应维持 2～6 周后逐渐停药，以防成瘾。同时，苯二氮䓬类药物撤药综合征风险高，其安全性问题需要关注，因此不被推荐作为老年焦虑症治疗的一线用药，只在急性期治疗中短期使用。

（2）三环类抗抑郁药（TCA）：不论对广泛性焦虑症还是惊恐障碍发作都有效，其中以丙米嗪和氯米帕明效果较好。但该类药物不良反应较大，因而不推荐老年人使用。

（3）β 受体阻滞剂：常用普萘洛尔。这类药物对于减轻焦虑症患者自主神经功能亢进所致的躯体症状如心悸、心动过速、震颤、多汗、气促等有较好疗效。用量每次 10～30mg，每日 3 次。有哮喘、充血性心力衰竭，以及正在服用降血糖药的糖尿病患者或容易出现低血糖者使用要小心。

（4）选择性 5-羟色胺、5-羟色胺选择性重摄取抑制剂（SSRI）及 5-羟色胺去甲肾上腺素再摄取抑制剂（SNRI）类药物：由于其无成瘾性、不良反应小，成为目前治疗焦虑症和抑郁症的比较常用的药物。研究发现，SSRI 类药物对惊恐障碍发作的治疗作用比较明显，而对广泛性焦虑症疗效不肯定，因而可作为合并强迫或社交恐惧症患者的首选用药。SSRI 及 SNRI 现已广泛用于老年抑郁障碍患者，其最大的优点是其抗胆碱能及心血管系统不良反应轻微，老年患者易耐受，可长期维持治疗。

对于难治性病例需联用两种以上药物时，应选择两种不同类型或不同药理机制的药物，同时还可合并增效剂，如锂盐、抗精神病药（利培酮、奥氮平、喹硫平等）、丁螺环酮、坦度螺酮、苯二氮䓬类药物、丙戊酸钠或甲状腺素等。

老年患者用药原则：①起始剂量小。②加药速度慢。③考虑基础疾病及药物相互作用：应选择使用不影响心血管系统、肝肾功能和易导致代谢综合征的药物；要高度警惕抗抑郁药与老年人在服其他药物之间的相互作用。④一般不推荐两种以上抗抑郁药联用。但对难治性病例时可经评估考虑联合用药。

3. 全程治疗　老年焦虑抑郁为高复发性疾病，建议全程治疗：急性期治疗（6~8周）、巩固期治疗（4~6个月，继续急性期治疗方案）和维持期治疗（首次复发维持6~8个月，有两次以上复发维持至少2~3年，多次复发建议长期维持）。

（王　坤　方　璟　蔡和伦）

第十一节　老年综合评估

老年综合评估（comprehensive geriatric assessment，CGA）是指采用多学科方法评估老年人的躯体情况、功能状态、心理健康和社会环境状况等，并据此制订以维持及改善老年人健康和功能状态为目的的治疗计划，最大程度地提高老年人的生活质量。老年综合评估是现代老年医学的核心技术之一，是筛查老年综合征的有效手段。

一、老年综合评估简介

老年综合评估是多学科协作项目，其实质是以患者为核心，集合多学科力量，在实施正确评估的基础上，由专科医生、专科护士、临床药师、营养师、康复治疗师、心理咨询师及社会工作者等组成诊疗团队，提出个性化的医疗、护理方案，并组织实施，改变了传统的医疗、护理分离管理患者的模式。开展CGA的目的是提高老年患者疾病的确诊率，选择适当的处理以恢复或维持健康，建议适当的照护环境，判断预后和随访。最终目标是改善虚弱老年人的躯体、功能、心理和社会等方面的问题，提高老年患者自理能力，使其生存率及生存质量显著提高；减轻老年人对于医疗的需求和费用、减轻社会及家庭的负担。CGA强调老年人的功能状态和生活质量，不只是单纯的评估，也包括评估后的处理，实际上是多学科的诊断和处理的整合过程。它与一般的专科评估显著不同的特点在于：①以改善并维持自我生活照顾能力为最终目的；②通常需要多个临床学科医生参与；③评估的主要内容为筛查影响老年人疾病预后和增加死亡率的老年综合征。

据文献报道，CGA在国外的开展主要有2种形式，一种是医院内评估，另一种是以社区为基础的评估。医院内评估是一种多维度、多学科的综合诊断评估，目的是制订一个整体的治疗及随访计划。社区为基础的评估可充分利用和协调社区内的资源来满足老年人的各种保健需求，取得改善和维持老年人健康功能水平的效果。

二、老年综合评估的构建

（一）老年综合评估团队

老年综合评估是多维度跨学科的诊断过程，需要借助多学科组成的团队来完成。老年综合评估的实施，建议由具备老年综合评估技术开展资质的专职人员，或老年科特有的多学科治疗团队成员如老年科医生、营养师、康复治疗师、临床药师、专科护士等分别进行。老年综合评估根据评估者资质的不同、完成评估所需时间的不同、被评估对象所处环境的不同、被评估者疾病等基础状态的不同及评估目的的不同，其侧重点可有所不同。

（二）建立老年综合评估管理制度

制订切合实际的老年综合评估工作机制，由老年综合评估团队共同拟定老年综合评估管理制度，在制度中明确老年综合评估工作的工作范围、入选对象，确定老年综合评估内容、流程，以及老年综合评估团队各成员的职责分工，规范岗位管理。

三、老年综合评估具体内容

（一）医疗评估

医疗评估包括患者一般情况及疾病现病史、既往史、用药情况等，由老年科医生完成评估。

（二）躯体功能评估

1. 日常生活能力评估　日常生活能力包括基本日常生活活动（basic activity of daily living，BADL）能力和工具性日常生活活动（instrumental activity of daily living，IADL）能力两方面的评估。基本日常生活活动能力评估是人每天必须从事的维持基本生活所需要的自我照顾能力和最基本的自理能力。目前临床上使用最为广泛、信度最高的量表为巴塞尔（Barthel）指数量表，它包括10项检查内容，分别评估进食、修饰、穿衣、如厕、控制大便、控制小便、洗澡、床椅转移、平地行走、上下楼梯这些最基本的生活能力。工具性日常生活活动能力评估建立在基本日常生活活动能力的基础上，提示老年人是否能够独立生活并具有良好的日常生活功能。IADL能力的评估常用劳顿·布罗迪（Lawton-Brody）IADL能力评估量表进行，评估内容包括购物、做家务、理财、准备食物、外出乘车、使用电话、洗衣、服药8个方面。

2. 移动平衡能力评估　国际上使用最为广泛的量表是蒂内（Tinetti）量表，该量表分为平衡和步态两部分，分别评价患者的平衡能力和步态功能。Tinetti量表满分28分，如总分小于24分，表示老年患者有平衡功能障碍；小于15分，表示有跌倒风险。

3. 跌倒风险评估　常使用莫尔斯（Morse）跌倒评估量表，此量表是专门用于评估住院老年患者跌倒风险的量表，该量表包含6个条目，从患者的既往史、是否有过跌倒、药物影响、活动方式、移动步态、认知状态方面评估老年患者跌倒风险。

4. 视力评估　老年综合评估中视力评估通常不测量被评估人员具体视力，只评判视力对日常生活功能状态的影响。可按照《中华人民共和国民政行业标准老年人能力评估》（MZ/T 039—2013）中视力评估的方法，由评估人员使用报纸放在平行距眼30cm左右位置，对老年人视力进行评估。

5. 听力评估　目的是评估听力对日常生活功能状态的影响。评估人员可以通过现场与老年人进行交谈，注意对话交流过程中有无问题，或者使用规定的听力测试音频对老年人进行现场测试与评估。

（三）老年综合征评估

常见的老年综合征有营养不良、衰弱、肌少症、压疮、慢性疼痛、尿失禁、便秘、谵妄、睡眠障碍等，诊断和评估方法详见本章前文所述。

（四）认知和心理功能评估

1. 认知功能评估　老年人认知障碍评估最常用的量表有简易智力状态评估量表（Mini-Cog）和简易智力状态检查量表（mini-mental state examination，MMSE）。①Mini-Cog由两部分组成，分别是画钟试验和即刻记忆测验，此表用时3min，操作简单，不仅对环境、评估人员的硬性要求少，而且评估结果受老年人文化程度、种族、社会经济状况等影响较少，更适用于门诊和社区认知功能筛查。②MMSE诞生于1975年，是最古老和应用最广泛的痴呆筛查工具之一，也是评价其他量表时最常用的参照。MMSE由不同的神经心理测验中抽调出的项目组合而成，包括定向力（10分）、执行功能（3分）、注意和计算（5分）、回忆（3分）和语言（9分）5个认知域共30分的内容，结果评价与患者受教育程度有关。

2. 抑郁评估 老年抑郁评估常用的量表有抑郁筛查量表-9（PHQ-9）、老年抑郁症量表（geriatric depression scale，GDS）等。GDS是1982年由布林克（Brink）等创制专门用于老年人的抑郁筛查工具，包含30个条目，代表老年抑郁的核心症状。结果评定根据以下症状内容：情绪低落、活动减少、易激惹、退缩痛苦的想法，对过去、现在与将来的消极评价。每个条目都是一句疑问句，要求受试者回答"是"或"否"，最终将30项得分相加得到总分。

3. 焦虑评估 对于评估老年焦虑患者，精神心理评估是综合评估的重点。老年综合评估中焦虑评估经常使用焦虑自评量表（SAS）、汉密尔顿焦虑量表（HAMA）、焦虑筛查简表（SAST）等。其中SAST是一个用于检查老年人焦虑状态的简易工具，由10个关于患者感受的简单问题组成。

（五）社会环境评估

社会环境因素包括社会支持、经济状况、居住状况、居住环境、照料情况、人际关系等方面，这些与老年人的健康和生活质量、生存寿命有着密切关系，老年综合评估内容也应涵盖以上内容，可使用社会支持评定量表（SSRS）、居家危险因素评估工具（HFHA）进行评估。

四、老年病房综合评估的实施

（一）评估对象选择

由老年科临床医生筛选并向老年综合评估站提交评估对象，适宜对象包括：年龄＞60岁，有多种慢性病，多种老年问题或老年综合征，伴有不同程度的功能损害，需要服用多种药物，多次住院，存在一定心理问题，能通过CGA和干预而获益的衰弱老年患者；排除健康老人或严重疾病的患者（如疾病晚期、严重痴呆、完全功能丧失）等不适合做CGA、不能从CGA中获益的患者。此外也可使用简单的问题筛选合适的患者（表2-10）。

表2-10 老年综合评估筛查简表

评估重点	筛选问题
视力	您的视力在开车、看电视、阅读或日常生活方面有困难吗？
听力	如果不戴助听器、不看对方的脸，你能听到正常声音的说话并听懂吗？
吞咽	您饮水呛咳吗？
失禁	是否有不能控制排尿而弄湿裤子？这种情况是否超过5次？ 尿失禁已经对您造成困扰吗？
营养	1年内是否有非意愿性体重下降？ 进食量有无减少？
跌倒	1年内是否跌倒过？是否造成伤害？跌倒是否≥2次？ 你是否因为平衡或行走问题而害怕跌倒？
抑郁	抑郁症筛查量表-2（PHQ-2）：近2周内 做事情无兴趣或无快乐感觉？ 情绪低落、感觉压抑或无望？
记忆	Mini-Cog：即刻记忆测验（1分钟回忆3个词），画钟试验
衰弱	没有别人帮助，您是否很难完成大部分日常活动？ 您在过去半年，是否胃口变差，吃的比以前少？

注：如果筛选问题回答为是或有异常，应进行相关问题的详细评估

（二）资料收集过程

资料收集可在老年综合评估门诊、病房完成。由医护、医技协作完成老年综合评估，得出疾病

诊断和综合评估诊断，主要有以下几个部分。

（1）全面的疾病诊疗评估：主要由老年科医生采集患者完整的病史、家族史、用药史、查体等，对老年患者做出全面诊断和治疗。

（2）老年综合评估：护士根据老年综合评估系统完成老年综合征、躯体功能、心理、社会经济等方面评估。

（3）根据需要请其他专科医生如康复治疗师、临床药师、心理咨询师、营养师等人员等参与评估。

（三）组织会诊

老年综合评估小组讨论得出疾病诊断和综合评估诊断，评估站护士整理评估资料和所有检查结果，整合需要其他学科协助解决的问题，请管床医生、责任护士、相关专科人员展开多学科会诊，提出治疗和干预方案，老年综合评估团队整合专科意见，制订出个体化治疗及护理方案。

（四）落实指导

治疗方案、专业指导交由管床医生负责落实，责任护士负责实施护理并且对患者及家属进行护理指导、健康教育。

（五）评估效果评价

患者评估完成后由评估护士每3个月对患者进行追踪评估，评价干预方案的效果，老年综合评估团队成员根据效果反馈及时调整治疗护理方案，持续改进。

（张艳玲）

第三章 老年人常见疾病的诊治

第一节 心力衰竭

心力衰竭（heart failure）是老年人常见而又难治的临床综合征，是各种心脏病发展到终末期的共同改变（以下简称心衰）。老年人心衰发病率日益升高，弗雷明汉（Framingham）研究显示 50～59 岁老年人心衰发病率为 1%，≥80 岁老年人心衰发病率高达 10%。在 50～89 岁人群中，年龄每增加 10 岁，发病率升高 1 倍。老年心衰患者预后差，心衰是造成老年人死亡最常见的原因。老年人存在着心血管结构和功能增龄变化，往往同时合并多种病因，使其临床表现有隐匿性、复杂性。认识老年人心衰的特点，有助于正确识别和及时处理老年人心衰，降低其发病率和死亡率。

一、定　　义

心衰是多种原因导致心脏结构和（或）功能的异常改变，使心室收缩和（或）舒张功能发生障碍，从而引起的一组复杂临床综合征，主要表现为呼吸困难、疲乏和液体潴留（肺淤血、体循环淤血及外周水肿）等。

二、分　　类

根据心衰发生的缓急，临床可分为急性心衰和慢性心衰；根据其发生的部位可分为左心衰、右心衰和全心衰；按其发展过程分为无症状性心衰、充血性心衰和难治性心衰；按照左心室射血分数（left ventricular ejection fraction，LVEF），可分为射血分数降低的心衰（heart failure with reduced ejection fraction，HFrEF）（LVEF≤40%）、临界范围的心衰（heart failure with mid-range ejection fraction，HFmrEF）（40%＜LVEF＜50%）及射血分数保留的心衰（heart failure with preserved ejection fraction，HFpEF）（LVEF≥50%）。

三、临床特点

凡导致成年人心衰的病因均可引起老年人心衰，但非老年成年人心衰病因以心肌炎、心肌病、风湿性心脏病多见，而老年人以冠心病、高血压性心脏病、肺源性心脏病居多，钙化性心瓣膜病、心肌淀粉样变发病率也有明显升高；老年心衰患者中，两种或两种以上心脏病并存的检出率达 65%，以冠心病伴肺源性心脏病、冠心病伴高血压心脏病最多见。一种是引起心衰的主要原因，另一种则参与和促进心衰的发生和发展。

老年人心衰诱因与非老年期的成年人大致相似，但严重程度差异明显。由于老年人心脏储备功能差、心脏病相对较重，看似不严重的负荷即可使老年人发生心衰。诱因在老年心衰患者中所起的作用更为重要。常见诱因：①感染：尤其呼吸道感染。患肺炎老年人 9% 死于心衰。②心肌缺血或梗死：老年人心肌缺血诱发心衰者（10.3%）明显高于非老年期成年人（2.8%）。③心律失常：心律失常诱发老年人心衰占 6.7%～8.8%（尤其是快速性心律失常）。

1. 症状　根据心衰严重程度可表现为劳力性呼吸困难、端坐呼吸、夜间阵发性呼吸困难、休息时呼吸困难及急性肺水肿；少尿、夜尿增多；体力下降、乏力及虚弱；由于胃肠道淤血可致食欲缺乏，恶心、呕吐，上腹饱胀，肝区疼痛，甚至引起剧烈腹痛等，可导致肝功能不良，长期肝淤血可引起黄疸，甚至心源性肝硬化；由于脑组织缺血可致头痛、失眠，烦躁、意识淡漠，甚至昏迷。

2. 体征 心脏扩大、奔马律、交替脉、肺部啰音、体静脉压增高、肝颈静脉反流征阳性、淤血性肝大、低垂部位水肿、胸腔积液、腹水等。体格检查应评估患者的生命体征和判断液体潴留的严重程度，注意近期有无体重增加、颈静脉充盈、外周水肿等。颈静脉压升高和心尖搏动位置改变对诊断心衰更为特异。

3. 老年人心衰特点

（1）症状不典型：老年人常因少体力活动、长期肺高压状态，导致肺血管发生代偿性变化、对负荷的心率反应低下等，而表现相对无症状，但一旦存在某种诱因，即可发生重度左心衰危及生命；老年人常多种疾病并存，相互影响，掩盖或加重心脏病的症状及体征，导致诊断困难。

老年心衰患者常于进食或活动后发生阵发性呼吸困难，其临床意义同夜间阵发性呼吸困难；应注意心脏病老年患者若出现卧位干咳而坐位干咳减轻，或白天尿少而夜间多尿，或不寻常的大量出汗，尤其面、颈部大汗等，往往是心衰征象。老年心衰患者更常见的是非特异性症状，如：①因脑灌注不足出现精神错乱、焦虑、抑郁、淡漠、失眠、昏睡等。②疲劳、乏力、虚弱、不愿意行走等。③味觉异常：老年心衰患者口腔内可有味道，并导致精神苦恼、食欲减退及不断饮水。④老年心衰患者时有恶心、呕吐及腹痛等症状，这些症状主要与肝、胃肠淤血有关。⑤恶病质（体重减轻）：指半年内体重降低 7.5% 以上，且体重指数 $< 24 kg/m^2$。

（2）体征易混淆：老年心衰患者的体征常被并存疾病所掩盖。颈静脉怒张见于心衰、主动脉扩张和肺气肿，应注意鉴别；老年人脊柱后凸，胸廓畸形等原因使心尖搏动移位，此时不作为心脏大小指标；老年心衰患者心率可不快，甚至心动过缓，伴慢性支气管炎者，肺底部湿啰音不能视为心衰体征（如医生熟悉患者的体征，在呼吸困难时肺部湿啰音增多和范围扩大，则对心衰仍具有诊断价值）；体弱的老年人因长期卧床，水肿首发于骶部而非下肢，水肿还可见于坐多动少、慢性静脉功能不全、肝硬化失代偿期和低蛋白血症等。胸片、超声心动图、血利尿钠肽（BNP）水平在老年人心衰诊断中特异性降低。

（3）并发症多：易合并其他器官功能障碍，如肾衰竭（心肾综合征：慢性心衰可引起进行性肾功能损害）、代谢性酸中毒、脑供血不足、低氧血症、电解质紊乱、心律失常等。

（4）以 HFpEF 为多见（40%~80%）：HFpEF 发生率随增龄而升高，其机制与心室壁厚度和胶原纤维随增龄而增加有关。心室舒张期主动松弛能力受损和心肌僵硬性增加，心室舒张期充盈减低，导致静息和运动时左室舒张末期压升高，即使收缩功能正常（LVEF≥50%），也会发生肺循环淤血而产生呼吸困难。老年患者 HFpEF 常常被漏诊或误诊。

四、诊断、分期与鉴别诊断

1. 诊断 心衰需综合病史、症状、体征及辅助检查综合判断，主要诊断依据为原有基础心脏病证据及循环淤血的表现。根据：①病史（冠心病、高血压病、心衰高危因素、使用利尿剂）；②症状（端坐呼吸/夜间阵发性呼吸困难）；③体征（肺部啰音、双下肢水肿、心脏杂音、颈静脉充盈、心尖搏动侧移或弥散）判断是否为可疑心衰患者，如为可疑患者，可进一步检查。心衰的常规辅助检查有心电图、胸片、利钠肽[B 型利尿钠肽（B-type natriuretic peptide，BNP）或氨基端 B 型利尿钠肽原（N-terminal pro-BNP，NT-proBNP）]、超声心动图等，特殊检查有心脏磁共振、冠状动脉造影、心脏 CT、负荷超声心动图、核素心室造影及核素心肌灌注和（或）代谢显像、6min 步行试验及有创血流动力学检查等。

利尿钠肽（如 BNP 和 NT-proBNP）是诊断心衰不可或缺的组成部分，特别是在诊断不确定时。在当代实践指南中，使用这些标志物诊断或排除心衰获得了最高水平的推荐，已经成为目前的诊疗标准之一。2021 年美国心衰学会/欧洲心衰协会/日本心衰协会（HFSA/HFA/JHFS）共识认为老年患者的利尿钠肽水平阈值需要调整：<50 岁的患者，NT-proBNP 阈值为 450pg/ml；50~75 岁患者，

NT-proBNP 阈值为 900pg/ml；>75 岁的患者，NT-proBNP 阈值为 1800pg/ml。

2. 心力衰竭分期 美国心脏病学院基金会（ACCF）和美国心脏协会（AHA）心衰指南采用 ACCF/AHA 分期和 NYHA 分级（表 3-1）。

表 3-1 心力衰竭分期

ACCF/AHA 心衰分期		NYHA 心功能分级	
A（前心衰阶段）	有危险因素，无心脏结构或功能异常，无心衰的症状/体征		
B（前临床心衰阶段）	有器质性心脏病，但无心衰的症状/体征	I	体力活动不受限制，日常活动不引起心衰症状
C（临床心衰阶段）	有器质性心脏病，既往或目前有心衰的症状/体征	II	体力活动轻度受限，休息时无症状，但是日常活动引起心衰症状
		III	体力活动显著受限，休息时可无症状，但是轻微体力活动将引起显著的心衰症状
D（难治性终末期心衰阶段）	器质性心脏病不断进展，虽经积极的内科治疗，休息时仍有症状，且须特殊干预	IV	休息时也有症状，任何体力活动均会引起不适。如无需静脉给药，可在室内或床边活动者为IVa级；不能下床并需静脉给药支持者为IVb级

3. 鉴别诊断 ①急性冠脉综合征、高血压急症、心律失常、机械性原因等导致的心血管意外。②急性呼吸窘迫综合征（ARDS）：在患有急性呼吸道感染、休克及手术后的老年人发生呼吸困难时，除考虑左心衰外，还要考虑 ARDS 的可能。ARDS 患者常规吸氧、强心、利尿无效，肺水肿影位于肺野外带。③肺部感染与肺淤血：原有肺部感染的老年患者突然咳嗽加重和呼吸困难，要确定原因是肺部感染还是肺淤血或两者兼有。通常心衰患者呼吸困难加剧时肺部湿啰音明显增多（尤其是下肺），利尿和扩血管治疗后症状迅速改善。④肝硬化腹腔积液伴下肢水肿：除病史等有助于鉴别外，非心源性肝硬化不会出现颈静脉怒张等上腔静脉回流受阻的体征。

五、治 疗

心衰的治疗目标：初期要改善症状、稳定血流动力学状况，长期目标为提高生活质量及生存率。心衰分三个阶段治疗，目的有所不同：①急诊室阶段，应稳定血流动力学，保证器官灌注，缓解症状，预防栓塞，减少进一步的心肾损伤；②监护室阶段，应针对病因及合并症给予规范的药物治疗，缩短住院治疗时间；③出院前后阶段，出院前应尽早加用指南推荐的改善预后的药物，强调长期随访管理，提高生活质量。

（一）老年心衰基础治疗

老年心衰患者治疗具有特殊性：①循证医学证据较为缺乏。②合并症多，且易发生水、电解质、酸碱平衡紊乱及低血压等。③合并用药多，易发生药物相互作用和不良反应。老年心衰患者的最佳剂量多低于年轻人的最大耐受剂量，治疗既强调以指南为导向，也要注意个体化。④衰弱在老年心衰患者中很普遍，应寻找和处理其原因，相关的心衰指南推荐的药物对于衰弱老年人获益尚不确定。⑤老年患者认知能力下降，且自我管理和获取社会帮助的能力下降，治疗依从性差。⑥高龄老年人面临预期寿命缩短、手术风险增加等问题，选择非药物治疗需严格掌握适应证，仔细评估风险收益比。⑦老年患者面临更多的经济、社会问题，就医和随访难度大，医生需结合其生活状态选择恰当的方式，适当运用远程监护，鼓励患者家庭监测和社区随访。

1. 病因和诱因治疗 老年人心衰常多病因，治疗应全面考虑作相应治疗。老年人急性心肌梗死常以心衰为主要表现，治疗以病因治疗（抗心肌缺血）为主，辅以抗心衰治疗。高血压、重度贫血、感染、心律失常、肺梗死、心肌缺血、缺氧等常是老年人心衰发作的诱因，应尽快纠正。伴有心衰的瓣膜病患者应尽早行瓣膜修补、换瓣手术或经导管瓣膜置换术，但继发瓣膜关闭不全，内科治疗为主。对于生命体征不稳定，甚至心源性休克的急性心衰患者，可采用主动脉内球囊反搏、机械通气支持、血液净化、心室机械辅助装置以及外科手术等各种非药物治疗方法。

2. 谨慎限钠　限钠（<3g/d）有助于控制 NYHA 心功能Ⅲ～Ⅳ级心衰患者的瘀血症状和体征。心衰急性发作伴有容量负荷过重的患者，要限制钠摄入<2g/d。一般不主张严格限制钠摄入和将限钠扩大到轻度或稳定期心衰患者。老年患者肾脏保钠能力降低，加上心衰时进食少和利尿剂的应用，过度限钠可导致或加重低钠血症。限钠只对重度收缩性心衰（SHF）（LVEF<20%）和肾功能不全老年人有益，对轻、中度 SHF（LVEF≥35%），尤其伴低钠血症者可能无必要。

3. 预防致残　心衰是导致老年人残疾常见原因之一。老年心衰患者过度休息可引起血栓栓塞性疾病、关节肌肉挛缩及卧床不起等合并症，发生后治疗十分困难。心衰纠正后应及早在康复医生指导下进行症状限制性有氧运动，以防止致残。适当运动不仅增加老年人肌力和平衡能力，可防止老年人跌倒和损伤，降低心源性死亡率和心衰再住院率。

（二）慢性 HFrEF 的治疗

1. 病因治疗　去除或缓解基本病因，如控制血压、瓣膜手术、血管重建、纠正甲状腺功能亢进、室壁瘤切除等；消除诱因，如控制感染、纠正心律失常、纠正贫血、电解质紊乱等；改善生活方式，如休息、限制钠盐摄入、戒烟、控制体重等；避免应用钙通道阻滞剂等药物。

2. 利尿剂　恰当使用利尿剂是心衰治疗基础措施，有液体阻滞潴留证据的心衰患者均建议给予利尿剂（I，C），并尽早与血管紧张素转换酶抑制剂、β受体阻滞剂及醛固酮受体阻滞剂联合应用。有明显液体潴留的患者，首选袢利尿剂，最常用呋塞米，托拉塞米及布美他尼口服生物利用度更高。噻嗪类利尿剂仅适用于有轻度液体潴留、伴有高血压且肾功能正常的心衰患者。托伐普坦对于老年人群、顽固性水肿或低钠血症者疗效更显著，推荐用于常规利尿剂治疗效果不佳、有低钠血症或有肾功能损害倾向患者。

利尿剂禁忌证：①从无液体潴留的症状及体征。②痛风是噻嗪类利尿剂的禁忌证。③已知对某种利尿剂过敏或者存在不良反应。④托伐普坦的禁忌证：低容量性低钠血症；对口渴不敏感或对口渴不能正常反应；与 CYP3A4 强效抑制剂（伊曲康唑、克拉霉素等）合用；无尿。

利尿剂不良反应：导致电解质紊乱而诱发心律失常和洋地黄中毒，老年人尤其需防止利尿过度导致电解质紊乱、低血压、肾功能恶化、高尿酸血症等风险。

用药方法：老年人通常从小剂量开始（如氢氯噻嗪 12.5～25mg/d，呋塞米 20～40mg/d）逐渐加量，根据患者对利尿剂的反应调整剂量，以体重每天减轻 0.5～1.0kg 为宜。一旦病情控制，即可以最小有效量的利尿剂长期维持（表 3-2）。利尿剂开始应用或增加剂量 1～2 周后，应复查血钾和肝肾功能。在长期维持期间，仍应根据液体潴留情况随时调整剂量。

表 3-2　慢性 HFrEF 常用口服利尿剂及其剂量

药物	起始剂量	每日最大剂量	每日常用剂量
袢利尿剂			
呋塞米	20～40mg，1 次/d	120～160mg	20～80mg
布美他尼	0.5～1mg，1 次/d	6～8mg	1～4mg
托拉塞米	10～20mg，1 次/d	200mg	10～40mg
噻嗪类利尿剂			
氢氯噻嗪	12.5～25mg，1～2 次/d	100mg	25～50mg
美托拉宗	2.5mg，1 次/d	20mg	2.5～10mg
吲达帕胺	2.5mg，1 次/d	5mg	2.5～5mg

续表

药物	起始剂量	每日最大剂量	每日常用剂量
保钾利尿剂			
阿米洛利	2.5mg[a]/5mg[b]，1 次/d	20mg	5～10mg[a]/10～20mg[b]
氨苯蝶啶	25mg[a]/50mg[b]，1 次/d	200mg	100mg[a]/200mg[b]
抗利尿激素 V_2 受体阻滞剂			
托伐普坦	7.5～15mg，1 次/d	30mg	15mg

注：a 表示与 ACEI 或 ARB 联用时剂量；b 表示不与 ACEI 或 ARB 联用时剂量

慢性严重心衰患者长期使用利尿剂治疗后可能出现利尿剂反应不佳或利尿剂抵抗。此时可采取以下措施：①注意患者的依从性、液体及钠的摄入量，钠摄入过多导致利尿剂疗效差；②改变袢利尿剂的用量及用法：增加利尿剂用量和次数，空腹服用，将呋塞米改为布美他尼或托拉塞米；③加用醛固酮受体拮抗剂或增加其用量；④联合使用不同种类的利尿剂（如袢利尿剂和噻嗪类利尿剂），但增加风险，仅适合短期应用；⑤改为静脉用药；⑥加用托伐普坦；⑦应用增加肾血流的药物，提高肾灌注，如静脉使用小剂量多巴胺或重组人利尿钠肽；⑧考虑超滤治疗。

3. 肾素-血管紧张素系统抑制剂 推荐在 HFrEF 患者中应用血管紧张素转化酶抑制剂（angiotensin converting enzyme inhibitor，ACEI）或血管紧张素 Ⅱ 受体阻滞剂（angiotensin receptor blocker，ARB）或血管紧张素受体脑啡肽酶抑制剂（angiotensin receptor neprilysin inhibitor，ARNI）抑制肾素-血管紧张素系统，联合应用 β 受体阻滞剂及在特定患者中应用醛固酮受体拮抗剂的治疗策略，以降低心衰的发病率和死亡率。

（1）ACEI：可通过扩张血管，减轻心脏后负荷；减少醛固酮分泌，减少水钠潴留；逆转左心室肥厚，防止心室重构，从而阻止或延缓心衰的病理过程，降低 HFrEF 患者的住院风险和死亡率，改善症状和运动能力。对于所有 HFrEF 患者，除非有禁忌证或不能耐受，均需应用 ACEI，且需终身应用（Ⅰ类，A 级）。

禁忌证：

1）使用 ACEI 曾发生血管神经性水肿（导致喉头水肿）。

2）妊娠妇女。

3）双侧肾动脉狭窄。以下情况须慎用：①血肌酐＞221μmol/L（2.5mg/dl）或 eGFR＜30ml/（min·1.73m²）；血钾＞5.0mmol/L。②症状性低血压（收缩压＜90mmHg）。

4）左心室流出道梗阻（如主动脉瓣狭窄、梗阻性肥厚型心肌病）。

不良反应：①肾功能恶化：如果肌酐升高＞30%，应减量；若升高＞50%，应停用。②高钾血症：血钾＞5.5mmol/L，应停用 ACEI；血钾＞6.0mmol/L 时，应采取降低血钾的措施，如口服钾结合剂。③低血压：无症状性低血压通常不需要改变治疗。对于症状性低血压，可调整或停用其他有降压作用的药物。④干咳。⑤血管神经性水肿。

用药方法：①尽早使用。②用药前应注意利尿剂已维持在最适剂量，水钠潴留可减弱其疗效，容量不足可加剧其不良反应。③老年人重度心衰常伴有低血压和肾功能不全，应以短效制剂、并最小剂量开始。④一般隔 2 周剂量倍增 1 次，剂量调整快慢取决于患者临床状况。⑤应尽量将剂量逐步递增至最大耐受量或目标剂量，以耐受量为依据而不以治疗反应决定。⑥当剂量调整到目标剂量或最大耐受剂量，应终身使用，并避免突然停药，应告知患者，其良好治疗常在给药后 2～3 个月才出现；即使症状改善并不明显仍应长期维持治疗。

（2）ARB：ARB 可阻断 Ang Ⅱ 与 Ang Ⅱ 的 1 型受体（Ang Ⅱ type 1 receptor，AT1）结合，从而阻断或改善因 AT1 过度兴奋导致的诸多不良作用。通过：①扩张血管，减轻心脏后负荷；②抑制醛固酮，减少水钠潴留；③神经内分泌抑制作用，延缓心室重塑等机制发挥心脏保护和改善心功能的作用，长期使用可改善血流动力学，降低心衰的死亡率和因心衰再住院率，推荐用于不能耐受ACEI 的 HFrEF 患者（Ⅰ，A）；对因其他适应证已服用 ARB 的患者，如随后发生 HFrEF，可继续服用 ARB（Ⅱa 类，A 级）。

禁忌证：除血管神经性水肿外，其余同 ACEI。

不良反应：除咳嗽外与 ACEI 相似。

用药方法：从小剂量开始，逐渐增至推荐的目标剂量或可耐受的最大剂量，应监测血压、肾功能和血钾。

（3）ARNI：有 ARB 和脑啡肽酶抑制剂的作用，后者可升高利钠肽、缓激肽和肾上腺髓质素及其他内源性血管活性肽的水平。ARNI 的代表药物是沙库巴曲缬沙坦钠。已有证据表明，沙库巴曲缬沙坦钠可显著降低心血管死亡和心衰住院风险。对于 NYHA 心功能Ⅱ～Ⅲ级、有症状的 HFrEF患者，若能够耐受 ACEI/ARB，推荐以 ARNI 替代 ACEI/ARB，以进一步减少心衰的发病率及死亡率（Ⅰ类，B 级）。2021 年美国心脏病学会发布的专家共识认为：尚未使用 ACEI/ARB 的心衰患者，建议直接使用 ARNI，以此实现更大临床获益。在目前的临床实践中也已发现 ARNI 的治疗优于 ACEI/ARB。ACEI 禁止与 ARNI 及 ARB 合用。

禁忌证：①有血管神经性水肿病史；②双侧肾动脉严重狭窄；③妊娠期妇女、哺乳期妇女；④重度肝损害蔡尔德-皮尤（Child-Pugh）改良分级评级为 C 级，胆汁性肝硬化和胆汁淤积；⑤已知对 ARB 或 ARNI 过敏。

慎用：①血肌酐＞221μmol/L（2.5mg/dl）或 eGFR＜30ml/（min·1.73m^2）；②血钾＞5.4mmol/L；③症状性低血压（收缩压＜95mmHg）。

不良反应：主要是低血压、肾功能恶化、高钾血症和血管神经性水肿，相关处理同 ACEI。

用药方法：患者由服用 ACEI/ARB 转为 ARNI 前血压需稳定，并停用 ACEI 36h，因为脑啡肽酶抑制剂和 ACEI 联用会增加血管神经性水肿的风险。老年患者起始剂量要小，每 2～4 周剂量加倍，逐渐滴定至目标剂量（表 3-3）。若为从头开始使用 ARNI，应进行更加密切的随访和系列评估（血压、电解质和肾功能）。如果患者出现不耐受的情况（收缩压≤95mmHg、症状性低血压、高钾血症、肾功能损害），建议调整合并用药，暂时减量或停用。

表 3-3 慢性 HFrEF 患者常用肾素-血管紧张素系统抑制剂及其剂量药物

	药物	起始剂量	目标剂量
ACEI	卡托普利	6.25mg，3 次/d	50mg，3 次/d
	依那普利	2.5mg，2 次/d	10mg，2 次/d
	福辛普利	5mg，1 次/d；20～30mg，1 次/d	20～30mg，1 次/d
	赖诺普利	5mg，1 次/d	20～30mg，1 次/d
	培哚普利	2mg，1 次/d	4～8mg，1 次/d
	雷米普利	1.25mg，1 次/d	10mg，1 次/d
	贝那普利	2.5mg，1 次/d	10～20mg，1 次/d
ARB	坎地沙坦	4mg，1 次/d	32mg，1 次/d
	缬沙坦	40mg，1 次/d	160mg，2 次/d
	氯沙坦	25～50mg，1 次/d	150mg，1 次/d
ARNI	沙库巴曲缬沙坦	25～100mg[a]，2 次/d	200mg，2 次/d

注：a 表示能耐受中/高剂量 ACEI/ARB 的患者，沙库巴曲缬沙坦钠片规格：50mg（沙库巴曲 24mg/缬沙坦 26mg），100mg（沙库巴曲 49mg/缬沙坦 51mg）；严重肾损害者如 eGFR＜30ml/（min·1.73m^2），开始剂量的 ARNI 应减少到 24/26mg，2 次/d

4. β 受体阻滞剂 通过减慢心率,减少心肌耗氧量;上调心肌 β 受体水平;拮抗儿茶酚胺对心肌及外周血管的损害;抑制心脏和血管重构,在稳定期长期用药逆转左室重构,在利尿剂和 ARNI/ACEI/ARB 基础上加用,还可改善临床症状,降低死亡率和住院率。病情相对稳定的 HFrEF 患者均应使用 β 受体阻滞剂,除非有禁忌证或不能耐受(Ⅰ,A)。

禁忌证:①心源性休克;②病态窦房结综合征;③二度及以上房室传导阻滞(无心脏起搏器);④心率<50 次/min;⑤低血压(收缩压<90mmHg);⑥支气管哮喘急性发作期。

不良反应:①心衰恶化:水钠潴留加重,先增加利尿剂剂量,如无效或病情严重,β 受体阻滞剂应减量。出现明显乏力时,需排除睡眠呼吸暂停、过度利尿或抑郁等,若考虑与 β 受体阻滞剂应用或加量相关,则应减量。②心动过缓和房室传导阻滞:心率<50 次/min,或出现二度及以上房室传导阻滞时,应减量甚至停药。③低血压:一般出现于首剂或加量的 24~48h,处理同 ACEI,若伴有低灌注的症状,β 受体阻滞剂应减量或停用,并重新评估患者的临床情况。

用药方法:尽早使用,NYHA 心功能Ⅳ级患者应在血流动力学稳定后使用。老年心衰患者用 β 受体阻滞剂要十分谨慎,原则是低起点、慢增量:β 受体阻滞剂起始治疗前和治疗期间患者必须体重恒定,无明显水钠潴留,利尿剂已维持在最合适剂量。因 β 受体阻滞剂的负性肌力作用可能诱发和加重心衰,治疗心衰的生物学效应需持续用药 2~3 个月才逐渐产生,故必须从极低剂量开始,如患者能耐受前一剂量,可每隔 2~4 周将剂量加倍,逐渐增至最大耐受量或推荐剂量,静息心率降至 60 次/min 左右的剂量为 β 受体阻滞剂应用的目标剂量或最大耐受剂量,并长期维持治疗,尽量避免突然撤药(表 3-4)。

表 3-4 慢性 HFrEF 患者常用 β 受体阻滞剂及其剂量

β 受体阻滞剂	起始剂量	目标剂量
琥珀酸美托洛尔	11.875mg · 23.75mg[a]	190mg,1 次/d
比索洛尔	1.25mg,1 次/d	10mg,1 次/d
卡维地洛	3.125mg,2 次/d	25 mg · 50mg[b],1 次/d

注:a 表示纽约心脏协会(NYHA)心功能Ⅱ~Ⅲ级患者推荐起始剂量为 23.75mg,NYHA 心功能Ⅳ级患者推荐起始剂量为 11.875mg。b 表示体重≤85kg,推荐目标剂量为25mg,2 次/d;体重>85kg,推荐目标剂量为50mg,2 次/d

应尽早联合用药,采用交错逐步递增的方式,使 β 受体阻滞剂和 ACEI 逐渐达到各自最大剂量;为减少低血压的危险,ARNI/ACEI/ARB 一般采用小、中等剂量,或与 β 受体阻滞剂在每日不同的时间应用;如在 β 受体阻滞剂用药期间,心力衰竭有轻或中度加重或血压下降,一般情况下,首先应调整 ARNI/ACEI/ARB 用量;地高辛与 β 受体阻滞剂合用时,应注意两者对心率和传导的协同作用。心动过缓(50~60 次/min)和血压偏低(收缩压 85~90mmHg)的患者可减少剂量;严重心动过缓(<50 次/min)、严重低血压(收缩压<85mmHg)和休克患者应停用,但在出院前应再次启动 β 受体阻滞剂治疗。

5. 醛固酮受体拮抗剂(MRA) 在肾素-血管紧张素系统抑制剂、β 受体阻滞剂的基础上加用醛固酮受体拮抗剂,可使 NYHA 心功能Ⅱ~Ⅳ级的 HFrEF 患者获益,降低全因死亡、心血管死亡、猝死和心衰住院风险,适用于 LVEF≤35%、使用 ARNI/ACEI/ARB 和 β 受体阻滞剂治疗后仍有症状的 HFrEF 患者(Ⅰ,A)及急性心肌梗死后且 LVEF≤40%,有心衰症状或合并糖尿病者(Ⅰ,B)。

禁忌证:①肌酐>221μmol/L(2.5mg/dl)或 eGFR<30 ml/(min · 1.73m²);②血钾>5mmol/L;③妊娠妇女。

不良反应:肾功能恶化及高钾血症,如血钾>5.5mmol/L 或 eGFR<30ml/(min · 1.73m²)应减量并密切观察,血钾>6.0mmol/L 或 eGFR<20ml/(min · 1.73m²)应停用。螺内酯可引起男性乳房疼痛或乳房增生(为可逆性)。

用药方法：螺内酯初始剂量为 10~20mg，1 次/d，至少观察 2 周后再加量，目标剂量为 20~40mg，1 次/d。依普利酮，初始剂量为 25mg，1 次/d，目标剂量为 50mg，1 次/d。通常醛固酮受体拮抗剂应与袢利尿剂合用，除非有低钾血症，应避免同时补钾及食用高钾食物。

6. 特异性 If 通道抑制剂（伊伐布雷定） 伊伐布雷定可通过特异性抑制心脏窦房结起搏电流，减慢心率，从而降低心血管死亡和心衰恶化住院的相对风险、提高心衰患者左心室功能和生活质量。对于 NYHA 心功能 Ⅱ~Ⅳ级、LVEF≤35% 的窦性心律患者，合并以下情况之一可加用伊伐布雷定：①已使用 ARNI/ACEI/ARB、β 受体阻滞剂、醛固酮受体拮抗剂、β 受体阻滞剂已达到目标剂量或最大耐受剂量，心率仍≥70 次/min（Ⅱa，B）；②心率≥70 次/min，对 β 受体阻滞剂禁忌或不能耐受者（Ⅱa，C）。伊伐布雷定应避免与强效细胞色素 P4503A4 抑制剂（如唑类抗真菌药、大环内酯类抗生素）合用。

禁忌证：①病态窦房结综合征、窦房传导阻滞、二度及以上房室传导阻滞、治疗前静息心率<60 次/min；②血压<90/50mmHg；③急性失代偿性心衰；④重度肝功能不全；⑤心房颤动/心房扑动；⑥依赖心房起搏。

不良反应：最常见不良反应为光幻症和心动过缓。如发生视觉功能恶化，应考虑停药，心率<50 次/min 或出现相关症状时应减量或停用。

用药方法：伴有室内传导障碍的老年患者起始剂量要小。起始剂量为 2.5mg，2 次/d，治疗 2 周后，根据静息心率调整剂量，每次剂量增加 2.5mg，使患者的静息心率控制在 60 次/min 左右，最大剂量为 7.5mg，2 次/d。

7. 正性肌力药 地高辛是目前应用极广的洋地黄类药物，是目前证实唯一长期治疗不增加死亡率的正性肌力药，适用于应用利尿剂、ARNI/ACEI/ARB、β 受体阻滞剂和醛固酮受体拮抗剂，仍持续有症状的 HFrEF 患者（Ⅱa，B）。

禁忌证：①病态窦房结综合征、二度及以上房室传导阻滞患者；②心肌梗死急性期（<24h），尤其是有进行性心肌缺血者；③预激综合征伴心房颤动或心房扑动；④梗阻性肥厚型心肌病。

不良反应：①心律失常：最常见为室性早搏，快速性房性心律失常伴有传导阻滞是洋地黄中毒的特征性表现；②胃肠道症状；③神经精神症状（视觉异常、定向力障碍）。不良反应常出现于地高辛血药浓度>2.0μg/L 时，也见于地高辛血药浓度较低时，如合并低钾血症、低镁血症、心肌缺血、甲状腺功能减退。老年人洋地黄中毒可不以恶心、呕吐等胃肠症状开始，而先出现头痛、头晕、色视、肌无力、神志改变等神经症状，故应注意认真识别，及时处理；有心肌淀粉样变老年人对地高辛特别敏感极易发生中毒反应，应改用非洋地黄类强心药治疗。

用药方法：老年、肾功能受损者、低体重患者可 0.125mg，1 次/d 或隔天 1 次，应监测地高辛血药浓度，建议维持在 0.5~0.9μg/L。

非洋地黄类正性肌力药包括磷酸二酯酶抑制剂（米力农、氨力农）及肾上腺素能受体兴奋剂（多巴胺、多巴酚丁胺）。该类药物通过不同机制增加细胞内环磷酸腺苷（cAMP）浓度，增高 Ca^{2+} 内流，产生正性肌力作用。在慢性心衰加重及难治性心衰时短期使用可缓解症状，但长期应用可增加心衰患者的死亡。

8. 其他药物 对于无法使用 ARNI/ACEI/ARB 的有症状 HFrEF 患者，合用血管扩张剂（硝酸酯与肼屈嗪治疗）可能有助于改善症状。另有研究显示使用改善心肌能量代谢的药物，如曲美他嗪、辅酶 Q_{10}、辅酶 Ⅰ、左卡尼汀、磷酸肌酸等可以改善患者症状和心脏功能，提高生活质量，但对远期预后的影响尚需进一步研究。

除以上经典药物之外，被纳入欧美共识的可溶性鸟苷酸环化酶（sGC）刺激剂、钠-葡萄糖耦联转运体-2（SGLT-2）抑制剂等也被证明可使心衰患者获益。部分药物[如治疗高钾血症的钾结合剂，Patiromer 和锆环状硅酸钠（ZS-9），用于转甲状腺素蛋白淀粉样变性心肌病的氯苯唑酸]等可用于心衰的某些特定人群。干细胞及其外泌体的修复治疗也有着广泛的前景。

9. 非药物治疗

（1）心脏再同步化治疗（cadiac resynchronization）用于纠正心衰患者的心脏失同步以改善心衰，适用于：①窦性心律，QRS 时限≥150ms，左束支传导阻滞（left bundle-branch block，LBBB），LVEF≤35%的症状性心衰患者（Ⅰ，A）；②窦性心律，QRS 时限≥150ms，非 LBBB，LVEF≤35%的症状性心衰患者（Ⅱa，B）；③窦性心律，130ms＜QRS 时限≤149ms，LBBB，LVEF≤35%的症状性心衰患者（Ⅰ，B）；④窦性心律，130ms≤QRS 时限＜150ms，非 LBBB，LVEF≤35%的症状性心衰患者（Ⅱb，B）；⑤需要高比例（＞40%）心室起搏的 HFrEF 患者（Ⅰ，A）；⑥对于 QRS 时限≥130ms，LVEF≤35%的心房颤动患者，如果心室率难控制，为确保双心室起搏可行房室结消融（Ⅱa，B）；⑦已植入起搏器或植入型心律转复除颤器（ICD）的 HFrEF 患者，心功能恶化伴高比例右心室起搏，可考虑升级到 CRT（Ⅱb，B）。

（2）植入式心脏复律除颤器（ICD），用于心衰患者心脏性猝死的一级或二级预防。适应于：

1）一级预防：①缺血性心脏病患者，优化药物治疗至少 3 个月，心肌梗死后至少 40 天及血运重建至少 90 天，预期生存期＞1 年：LVEF≤35%，NYHA 心功能Ⅱ或Ⅲ级，推荐 ICD 植入，减少心脏性猝死和总死亡率（Ⅰ，A）；LVEF≤30%，NYHA 心功能Ⅰ级，推荐植入 ICD，减少心脏性猝死和总死亡率（Ⅰ，A）。②非缺血性心衰患者，优化药物治疗至少 3 个月，预期生存期＞1年：LVEF≤35%，NYHA 心功能Ⅱ或Ⅲ级，推荐植入 ICD，减少心脏性猝死和总死亡率（Ⅰ，A）；LVEF≤35%，NYHA 心功能Ⅰ级，可考虑植入 ICD（Ⅱb，B）。

2）二级预防：慢性心衰伴低 LVEF，曾有心脏停搏、心室颤动（室颤）或伴血流动力学不稳定的室性心动过速（室速）（Ⅰ，A）。

（三）慢性 HFpEF 及 HFmrEF 的治疗

HFpEF 患者有着不同的基础心脏病，如心房颤动、高血压、冠心病、肺动脉高压及非心血管病合并症，如糖尿病、慢性肾脏病（CKD）、贫血、铁缺乏、慢性阻塞性肺疾病（COPD）及肥胖。这些疾病往往是导致 HFpEF 患者住院和死亡的重要因素。故建议对 HFpEF 患者进行心血管病和非心血管病合并症的筛查，并行相应的治疗，以改善症状及预后（Ⅰ，C）。HFpEF 患者的治疗主要针对症状、基础疾病及合并症采取综合性治疗手段，从而减轻症状和改善患者生活状态。

与 HFrEF 的病理生理机制及药物治疗差异很大，如在无收缩功能障碍情况下，禁用正性肌力药等。研究提示，螺内酯可降低 HFpEF 患者因心衰住院风险。对 LVEF≥45%，BNP 升高或 1 年内因心衰住院的 HFpEF 患者，可考虑使用醛固酮受体拮抗剂（Ⅱb，B）；有水钠潴留的 HFpEF 患者可使用利尿剂（Ⅰ，B）及小剂量静脉扩张剂，但老年患者应谨慎使用，因过度利尿和扩血管可使心室充盈压降低、心排出量减少，导致老年人重要器官灌注不足，在缓解肺淤血症状前提下尽量用小剂量利尿剂和血管扩张剂。小剂量β受体阻滞剂可用于控制心率、改善舒张功能，对于 HFpEF 患者治疗目标为控制心率在 60～70 次/min。降压药优选 ACEI、ARB、β受体阻滞剂，心衰合并房颤患者，可使用β受体阻滞剂或非二氢吡啶类钙通道阻滞剂（CCB）（地尔硫䓬或维拉帕米）控制心室率，但心肌淀粉样变所致舒张性心力衰竭禁用钙通道阻滞剂。

HFmrEF 占心衰患者的 10%～20%，在病因学、临床特点、治疗及预后等方面介于 HFrEF 与 HFpEF 之间，部分 HFmrEF 可转变为 HFpEF 或 HFrEF。关于其病理生理、治疗及预后的临床证据有限。部分研究表明，ACEI/ARB、β受体阻滞剂、醛固酮受体拮抗剂可能改善 HFmrEF 患者的预后。

（四）急性心衰的治疗

急性心衰是年龄＞65 岁老年患者住院的主要原因，其中大部分则为原有慢性心衰的急性加重，即急性失代偿性心衰。急性心衰中急性左心衰极为常见，是指急性发作或加重的心肌收缩力明显降低、舒张受限或心脏负荷加重，造成急性心排血量骤降、肺循环压力突然升高、周围循环阻力增加，从而引起肺循环充血而出现急性肺淤血、肺水肿,严重者表现为组织器官灌注不足的心源性休克。

急性心衰治疗目标:稳定血流动力学状态,纠正低氧,维护脏器灌注和功能;纠正急性心衰的病因和诱因,预防血栓栓塞;改善急性心衰症状;避免急性心衰复发;改善生活质量和远期预后。急性心衰治疗原则:减轻心脏前后负荷,改善心脏收缩和舒张功能,积极治疗诱因和病因。

1. 一般处理　①体位:采用半卧位或端坐位,双腿下垂。②吸氧:通过吸氧改善患者的低氧血症,并对抗组织液向肺泡内渗透。③镇静:对急性肺水肿患者,老年人吗啡用量应比非老年成人少一半。通常将 10mg 吗啡溶于 10ml 生理盐水中,先静脉推注 2~3mg,必要时 20min 后重复一次。伴 COPD 老年患者用吗啡更应慎重,有呼吸抑制迹象应禁用。④肺淤血、体循环淤血及水肿明显者应严格限制饮水量和静脉输液速度。

2. 减轻心脏负荷

(1)利尿剂:有水钠潴留证据的急性心衰患者均应使用利尿剂。首选静脉袢利尿剂,减少水钠潴留及重要脏器淤血。

(2)血管扩张剂:收缩压>90mmHg 的患者可使用,有明显二尖瓣或主动脉瓣狭窄的患者应慎用。硝酸酯类药物(Ⅱa,B)适用于急性心衰合并高血压、冠心病心肌缺血、二尖瓣反流的患者;硝普钠(Ⅱb,B)适用于严重心衰、后负荷增加以及伴肺淤血或肺水肿的患者,特别是高血压危象、急性主动脉瓣反流、急性二尖瓣反流和急性室间隔穿孔合并急性心衰等需快速减轻后负荷的疾病;重组人利钠肽(Ⅱa,B)对于急性心衰患者安全,可明显改善患者血流动力学和呼吸困难的相关症状;乌拉地尔可用于高血压合并急性心衰、主动脉夹层合并急性心衰的患者。

3. 增加心肌收缩力　急性心衰患者在血压降低伴低心输出量或低灌注时应尽早使用正性肌力药,而当器官灌注恢复和(或)淤血减轻时则应尽快停用。血压正常、无器官和组织灌注不足的急性心衰患者不宜使用,因低血容量或其他可纠正因素导致的低血压患者,需先去除这些因素再权衡使用。

(1)儿茶酚胺类正性肌力药:主要为 β_1 受体激动剂,包括多巴酚丁胺、多巴胺,可增加心肌收缩力。多巴胺作为正性肌力药[>2μg/(kg·min)]用于急性心衰伴有低血压患者。当静脉滴注低剂量[≤2~3μg/(kg·min)]时,可增加肾血流量而增加尿量。但当剂量>5μg/(kg·min)时,它也作用于 α 受体,增加外周血管阻力,即增加左心室后负荷,增加肺动脉压和肺血管阻力,对急性心衰患者可能有害。正在应用 β 受体阻滞剂的患者不推荐应用多巴酚丁胺和多巴胺。

(2)磷酸二酯酶抑制剂:如米力农或氨力农,有正性肌力作用,可扩张外周血管而减轻外周循环阻力;须在血压许可范围内应用,避免发生低血压反应。

(3)钙增敏剂:左西孟旦与心肌肌钙蛋白 C 结合产生正性肌力作用,不影响心室舒张,还具有扩张血管的作用。

4. 对症及改善预后治疗　对于应用正性肌力药后仍出现心源性休克或合并明显低血压状态的患者,应用血管收缩药,如去甲肾上腺素、肾上腺素等;对于心房颤动伴快速心室率(>110 次/min)的急性心衰患者,可用洋地黄类药物,西地兰 0.2~0.4mg 缓慢静脉注射,2~4h 后可再用 0.2mg,但急性心肌梗死后 24h 内应尽量避免使用;对于慢性 HFrEF 患者出现失代偿和心衰恶化,如无血流动力学不稳定或禁忌证,可继续原有的优化药物治疗方案,包括 β 受体阻滞剂、ARNI/ACEI/ARB、醛固酮受体拮抗剂,可根据病情适当调整用量;对于新发心衰患者,在血流动力学稳定后,应给予改善心衰预后的药物。

主动脉内球囊反搏(intra-aortic balloon pump,IABP)、经皮心室辅助装置、体外生命支持装置(extracorporeal life support,ECLS)和体外膜氧合器(extracorporeal membrane oxygenerator,ECMO)可用于急重症心衰或心源性休克的治疗及过度治疗,心脏移植主要适用于严重心功能损害而无其他治疗方法的重度心衰患者,是终末期心衰的有效治疗方法。但对于老年患者应综合评估其风险收益比。

心力衰竭老年患者的治疗目的是减少症状，降低死亡率和住院率，同时提高生活质量。必须全面评估老年患者身体虚弱的情况，以管理老年性综合征，例如，认知障碍、营养不良、跌倒、抑郁、残疾和社会隔离；并通过医学评估、适度的运动训练、心理咨询、营养咨询、教育及危险因素控制等综合医疗手段进行心脏康复；对于老年患者更应加强心衰的综合管理，加强患者及家属的教育，建立长期的随访制度；应动态评估心力衰竭治疗的收益/风险比，并在需要时行姑息治疗和支持性护理。

（刘承云　陈　敏　肖昌亮）

第二节　高　血　压

一、定　义

高血压（hypertension）是指以体循环动脉血压[收缩压和（或）舒张压]增高为主要特征（收缩压≥140mmHg，舒张压≥90mmHg），可伴有心、脑、肾等器官的功能或器质性损害的临床综合征。

二、临　床　特　点

1. 老年人单纯收缩期高血压（ISH）较多见　ISH是指收缩压≥140mmHg，舒张压＜90mmHg，是大动脉粥样硬化的结果。由此导致脉压增大是ISH的一个重要特征，是反映动脉损害程度的重要标志。它比收缩压或舒张压更能预测心血管事件的发生。

2. 老年人高血压的波动性大　老年人存在不同程度的器官退行性病变，血压调节功能减退，致使老年高血压患者的血压波动范围明显增大，尤其是收缩压。老年高血压患者一天内收缩压和舒张压波动范围可在40mmHg和20mmHg以上。血压急剧波动时，可显著增加心血管事件的危险。

3. 老年人易发生体位性低血压　体位性低血压尤其常见于降压治疗过程中。发生机制可能与压力感受器调节血压的功能减退有关，故应避免短时间内大幅度降压，对老年人必须强调测量卧位、立位血压。

4. 餐后低血压多见　我国住院老年患者餐后低血压发生率达74.4%。其机制与老年患者压力感受器敏感性减低、交感神经代偿功能不全等有关。

5. 并发症多且多种疾病共存　冠心病、脑卒中为高血压常见且严重的并发症，它们的发生与血压密切相关。老年人高血压常与糖尿病、高脂血症、动脉粥样硬化、前列腺增生、肾功能不全等疾病共存。这些疾病相互影响，使老年高血压的治疗变得复杂。

三、诊断与鉴别诊断

（一）诊断

1. 我国高血压水平定义及分级　见表3-5。

表 3-5　我国高血压水平定义及分级

分类	收缩压（mmHg）		舒张压（mmHg）
正常血压	≤120	和	≤80
正常高值	121～139	和（或）	81～89
高血压	≥140	和（或）	≥90
1级（轻度）	140～159	和（或）	90～99
2级（中度）	160～179	和（或）	100～109
3级（重度）	≥180	和（或）	≥110
单纯收缩期高血压	≥140	和	＜90

注：收缩压与舒张压属不同级别时，以较高的为准。上述标准针对18岁以上成年人，在未服用降压药的情况下做的分类

2. 老年人高血压诊断标准 在排除假性高血压和继发性高血压前提下，老年人高血压诊断标准为：①年龄≥65 岁；②连续 3 次非同日血压坐位测量，收缩压≥140mmHg 和（或）舒张压≥90mmHg；ISH 诊断标准为收缩压≥140mmHg，舒张压＜90mmHg。

3. 高血压的危险程度分层 根据患者高血压的分级及患者的危险因素（表 3-6），是否有亚临床器官损害、糖尿病、心血管病和肾病等对患者进行危险分层（表 3-7）。

表 3-6 心血管危险因素的构成

心血管危险因素	靶器官损害	伴临床疾病
高血压 1～3 级	左心室肥厚（心电图或超声心动图）	脑血管病：脑出血、缺血性脑卒中、短暂性脑缺血发作
男性＞55 岁、女性＞65 岁		心脏病：心肌梗死、心绞痛、冠状动脉血运重建、充血性心力衰竭
吸烟	证实有动脉粥样斑块（颈动脉、髂动脉、股动脉或主动脉）	肾脏病：糖尿病肾病、肾功能受损[血肌酐（男性）＞133μmol/L、血肌酐（女性）＞124μmol/L、尿蛋白＞300mg/24h]
糖耐量异常	颈-股动脉脉搏波速度≥12m/s	外周血管疾病
血脂异常 血清总胆固醇（TC）≥5.7mmol/L 或低密度脂蛋白胆固醇（LDL-C）＞3.3mmol/L 或高密度脂蛋白胆固醇（HDL-C）＜1.0mmol/L	微量白蛋白尿或肾小球滤过率降低或血清肌酐轻度升高	视网膜病变：出血或渗出、视乳头水肿 糖尿病，糖化血红蛋白（HbA1c）≥6.5%
早发心血管病家族史（一级亲属发病年龄＜50 岁）		
腹型肥胖（腰围：男性≥90cm，女性≥85cm）或肥胖（BMI≥28kg/m^2）		
高同型半胱氨酸＞10μmol/L		

表 3-7 原发性高血压危险性分层

其他危险因素和病史	血压		
	Ⅰ 级高血压 （SBP 140～159mmHg 或 DBP 90～99mmHg）	Ⅱ 级高血压 （SBP 160～179mmHg 或 DBP 100～109mmHg）	Ⅲ 级高血压 （SBP≥180mmHg 或 DBP≥110mmHg）
Ⅰ 无其他危险因素	低危	中危	高危
Ⅱ 1～2 个危险因素	中危	中危	很高危
Ⅲ ≥3 个危险因素或靶器官损害	高危	高危	很高危
Ⅳ 临床并发症或糖尿病	很高危	很高危	很高危

注：SBP. 收缩压；DBP. 舒张压

（二）鉴别诊断

高血压需要鉴别原发性高血压与继发性高血压。原发性高血压是指没有明确原因的高血压，而继发性高血压往往有明确的病因，而纠正这些病因之后，血压有可能会恢复正常。

常见引发继发性高血压的原因包括：

第一类为肾实质性的疾病：也就是各种急慢性肾病导致肾脏实质的损害。反复水肿史、明显贫血、血浆蛋白低、蛋白尿出现早而血压升高相对轻、眼底病变不明显等有利于慢性肾小球肾炎的诊断。无论是 1 型还是 2 型糖尿病肾病，均可发生肾损害而造成高血压，肾小球硬化、肾小球毛细血管基膜增厚为主要的病理改变，早期肾功能正常，仅有微量白蛋白尿，血压也可能正常。随着病情发展，出现明显蛋白尿及肾功能不全时血压升高。对于这一部分患者，通过病史、尿常规、肾功能的检查结果可以进行鉴别。

第二类为肾血管性的疾病：指单侧或双侧肾动脉出现狭窄，病变性质可为先天性、炎症性或动脉粥样硬化性，后者见于老年人，前两者主要见于青少年。表现为进展迅速的高血压或高血压突然加重，呈恶性高血压表现，药物治疗无效。通过血管B超或通过体格检查可以进行肾血管疾病的排查。

第三类为嗜铬细胞瘤：嗜铬细胞瘤往往位于肾上腺的髓质。肾上腺髓质或交感神经节等嗜铬细胞肿瘤可间歇或持续分泌过多的肾上腺素和去甲肾上腺素，出现阵发性或持续性血压升高。患者在继发高血压的时候可能会出现头痛、出汗、恶心、呕吐等伴随症状，一般通过血和尿的儿茶酚胺以及肾上腺的检查，包括CT、MRI等，可进行诊断。

第四类为原发性醛固酮增多症：原发性醛固酮增多症的患者是由于肾上腺肿瘤或者增生导致醛固酮分泌增加造成的，往往表现为血压升高，同时伴有多尿或者是尿比重下降，发作时可能有肌无力、手足搐搦、低血钾等表现。实验室检查可以发现血和尿醛固酮增高。

四、治　疗

（一）降压目标

目前认为老年人高血压的降压目标如下：

（1）年龄≥65岁，应降至150/90mmHg以下，如能耐受可进一步降至140/90mmHg以下。

（2）年龄≥80岁，血压一般不宜低于130/60mmHg。

（3）如果合并冠心病、心力衰竭、肾功能不全和糖尿病，应将血压降至140/90mmHg以下。

（二）治疗原则

1. 非药物治疗 首先应从改变生活方式入手，包括减重、采用合理膳食、限制钠盐、适当增加体力活动和运动、保持心理平衡及戒烟。

2. 药物治疗及其注意事项

（1）治疗前应分别测量卧位血压、立位血压以排除体位性低血压，治疗依据立位血压。治疗过程中也应监测卧位血压、立位血压，注意是否有体位性低血压的发生。

（2）用药应从小剂量开始，降压速度不宜过快，应逐步降压，多观察药物反应。

（3）最好选用长效降压药，保持24h平稳降压，并应防止从夜间较低血压到清晨血压骤升而导致的猝死、脑卒中和心脏事件。

（4）为使降压效果增大而不增加不良反应，多采用小剂量两种或两种以上药物联合治疗。观察药物治疗效果的周期应稍长，一般1～2周再调整药物剂量，而随诊周期应缩短，以随时观察药物的治疗效果。常用的5类降压药（利尿剂、钙通道阻滞剂、ACEI、ARB及β受体阻滞剂）均可选用。

（5）α受体阻滞剂由于会出现体位性低血压，不适合作为治疗老年高血压的一线药物，仅适用于高血压伴前列腺增生排尿障碍的患者，睡前服用，最好使用控释制剂。

（6）收缩压高而舒张压不高，甚至低的ISH患者治疗有一定难度。如何处理目前没有明确的证据。

（7）老年冠心病患者舒张压不宜小于60mmHg。

（8）避免药物间的相互作用，尤其是非处方药物（如NSAID），观察不明显的药物不良反应（如虚弱、眩晕、抑郁），在家监测血压，以免血压过低。

（三）降压药选择

一线降压药主要有六大类：利尿剂、钙通道阻滞剂、ACEI、ARB、β受体阻滞剂和α受体阻滞剂。

（1）利尿剂：以低剂量利尿剂，特别是噻嗪类利尿剂为基础治疗老年高血压，能显著减低各种心脑血管事件发病率和总病死率。其作用温和且持续时间长，降低 SBP 比 DBP 更显著，为治疗老年高血压的首选药物。利尿剂适用于 ISH 患者，尤其是合并心力衰竭、水肿的患者。小剂量利尿剂能避免低血钾、糖耐量降低和心律失常等不良反应，且利尿剂价格低廉，有利于长期服用。可选择应用氢氯噻嗪 12.5mg，1 次/天；吲达帕胺（纳催离）1.5mg，1 次/天；并发肾衰竭时可应用呋塞米，在服用利尿剂的同时限制盐的摄入可更有效地降压，且能减少钾的丢失。

（2）钙通道阻滞剂：通过阻断血管平滑肌细胞钙通道来降低周围血管阻力起到降压作用，无明显血糖、血脂代谢紊乱，对老年高血压患者特别有效，可作为一线降压药。长效制剂如非洛地平，5～10mg，1 次/天；硝苯地平控释片 30mg，1 次/天；氨氯地平 5～10mg，1 次/天；缓释维拉帕米 240mg，1 次/天。钙通道阻滞剂主要的不良反应有下肢水肿、头晕、心动过速、头痛等。心脏传导阻滞和心衰者禁用非二氢吡啶类钙通道阻滞剂。

（3）ACEI：降压疗效明确，可扩张血管、降低周围血管阻力，已证实 ACEI 能显著降低心衰患者的总病死率，对心肌梗死后心功能的改善、2 型糖尿病、糖尿病肾病具有良好的效果，用于老年高血压治疗更有降低心脏前后负荷、不增加心率、不降低心脑肾血流、对心肾有保护作用、不引起体位性低血压、无停药及反跳等特点。常用药物：卡托普利 12.5～50mg，2～3 次/天；培哚普利 4～8mg，1 次/天；西拉普利 2.5～5mg，1 次/天；福辛普利 10～40mg，1 次/天。ACEI 不良反应主要有皮疹、咳嗽、血管性水肿、味觉异常等。肾动脉狭窄者禁用 ACEI。因 ACEI 可增加血钾浓度，故尽量避免同时使用保钾利尿剂。

（4）ARB：作用效果与 ACEI 相近，不良反应少，很少发生咳嗽，此类药物显示出独特的强效降压作用和可靠的耐受性，具有高效、长效、平稳降压等特点，降压的谷峰比值较高，ISH 患者可从 ARB 治疗中获益。常用药物：氯沙坦 50mg，1 次/天；缬沙坦 80mg，1 次/天。

（5）β受体阻滞剂：对老年患者高血压疗效较年轻患者差，其降压疗效和减少并发症发生程度的作用较差，且减少心排血量，增加外周血管阻力，故不适于作为治疗 ISH 患者的一线用药。但由于可减少心肌梗死的复发，且可有效治疗心绞痛、心律失常，故适用于老年高血压并有心绞痛，且心率偏快者，尤其是可作为心肌梗死患者的二级预防用药，防止猝死与再梗死。β受体阻滞剂的主要不良反应有疲乏、耐力降低等。有心脏传导阻滞、周围血管病、呼吸道阻塞性疾病者应慎用或禁用。常用药物：倍他乐克缓释片 23.75～95mg，1 次/天；美托洛尔 25～100mg，1～2 次/天；比索洛尔 2.5～10mg，1 次/天；卡维地洛 12.5～25mg，1 次/天。

（6）α受体阻滞剂：通过降低血管周围阻力，显著降低收缩压与舒张压，适用于老年高血压合并前列腺肥大、排尿障碍的患者。但由于会出现严重的体位性低血压、眩晕、晕厥、心悸等（即"首剂效应"），因此应从小剂量开始，睡前服用，不适合作为治疗老年人高血压的一线药物。

（7）联合用药：可利用多种不同机制共同降压，联合用药降压效果好、不良反应少，更有利于靶器官的保护。临床有效的两药联合应用：①利尿剂＋ARB；②钙通道阻滞剂（二氢吡啶类）＋β受体阻滞剂；③钙通道阻滞剂＋ACEI（或 ARB）；④钙通道阻滞剂＋利尿剂；⑤α受体阻滞剂＋β受体阻滞剂。

联合用药剂量可取单一药物常规用量 1/2，必要时少量增加剂量，许多病例必要时可能需要三种或四种药物联合应用，将血压降至理想水平。

（王秋芬）

第三节　冠状动脉粥样硬化性心脏病

冠状动脉粥样硬化性心脏病（coronary atherosclerotic heart disease，CHD）是一种极为常见的心脏病，是影响老年人健康的主要原因之一。冠状动脉粥样硬化的发生和发展是多种因素作用的结果，随增龄逐渐加重,由于老年患者常合并高血压、高脂血症、糖尿病等基础疾病,冠状动脉病变常呈多支、弥漫、钙化、慢性完全性闭塞病变等,造成心肌缺血、缺氧或坏死,易于发生心肌梗死。此外。老年CHD患者临床表现常不典型,且体弱、脏器功能减退等影响定期检查,临床漏诊率和误诊率高。

老年CHD患者由于其老龄而具有特殊的临床特点。

(1)老年CHD患者常合并多种疾病,单纯CHD患者少见,如合并糖尿病、脑血管疾病等。有些老年患者由于老化,伴有听力下降,反应迟钝,理解力、表达力下降,甚至老年痴呆等症状,常常主诉多种临床症状,似是而非,如全身不舒服、腹痛、疲劳、惶恐或者忧郁,难以辨别,沟通困难,容易误诊。尤其是合并其他系统肿瘤及需要手术的外科病,在老年人手术风险评估中,CHD及病变程度、稳定度成为评估的重要内容及要点。

(2)老年患者痛阈增高,对于心肌缺血的反应迟钝,较少表现为"典型的胸痛"。此外还有研究发现:年龄>70岁的CHD患者,在心电图出现心肌缺血改变后,出现心绞痛症状的时间是普通患者的2倍,因而推迟了他们的就诊时间。

(3)老年人由于其年龄因素,即便没有任何疾患其预期寿命也有限,患者年龄越大越是如此。因此,家庭成员对于老年患者的治疗相对保守,期望值低,对介入治疗或冠状动脉旁路移植等有创治疗手段普遍接受程度较低。

老年CHD患者常常出现诊治延迟的情况,有研究显示年龄>65岁的急性心肌梗死患者中,超过2/3的患者不能在发病6h内到达急诊室。因此,由于患者年龄大、基础病变多等特点,应遵照循证医学的证据,采取谨慎合理选择,酌情减少剂量的方法来实现个体化治疗。

一、急性冠脉综合征

(一)定义

急性冠脉综合征(acute coronary syndromes,ACS)是指冠状动脉内不稳定的粥样硬化斑块破裂或糜烂继发新鲜血栓形成所导致的心脏急性缺血综合征,涵盖了ST段抬高心肌梗死(ST segment elevation myocardial infarction,STEMI)、非ST段抬高心肌梗死(non-ST segment elevation myocardial infarction,NSTEMI)和不稳定型心绞痛(unstable angina pectoris,UAP),其中NSTEMI与UAP合称非ST段抬高急性冠脉综合征(NSTE-ACS)。

(二)临床特点

(1)老年人心肌缺血时常有不典型症状。表现为疼痛部位不典型,可发生在颈部到上腹部任何部位,如牙痛、咽喉部疼痛、上肢疼痛及上腹部疼痛,其特点是通常由运动、情绪或其他负荷状态诱发,可重复出现,但也可呈自发性发作,每次发作多在同一部位,同样原因诱发;疼痛性质不典型,可表现为胸部不适、乏力、颈部紧缩感、上肢酸胀、胃部不适等。故非典型心绞痛的诊断更多依赖于实验室检查。

(2)老年人无痛性心肌梗死发生率高。由于患者本身的疼痛阈值变化、合并糖尿病等影响内脏感觉神经、骨关节肌肉合并症而服用非甾体抗炎药的原因,以及其他消化系统、呼吸系统、神经系统的慢性病的干扰,使多数高龄患者不能明确是否发生心绞痛,甚至呈现无症状的ACS。

(3)老年人急性心肌梗死(AMI)可以其他症状为首发症状,如心力衰竭、休克、意识障碍、全身倦怠、表情淡漠等,故当临床上出现无法解释的病情变化时,应跟踪观察心电图及心肌酶检查,以免延误诊断。

(4)老年患者非ST段抬高心肌梗死发生率高,其病死率也高。

(三)诊断与鉴别诊断

1. 诊断 老年人特别是高龄老年人心肌梗死的临床诊断有一定的困难,同成年人一样凭借典型的临床表现、心电图的变化、心肌酶谱的动态变化，可做出正确诊断。但高龄老年人其临床症状极不典型，且有时患者本人和家属均不能描述确切的发病时间，心肌酶谱难以提供符合心肌梗死诊断的变化。老年人心肌梗死范围小，更易发生急性 NSTEMI，这使其心电图变化亦不典型（也因老年人和家属不能及时发现和就诊所致）。通常将三者综合分析后做出诊断，症状不典型者密切观察早期心电图和心肌酶的动态变化，心电图不典型者应重视心肌酶变化和临床表现，老年人 AMI 的肌酸激酶（CK）峰值低，更应强调肌酸激酶同工酶（CK-MB）在 CK 中所占的比例，若 CK 正常时，CK-MB＞8%时，应结合临床和心电图考虑诊断为 AMI。如测定肌钙蛋白 I（cTnI）和（或）hs-cTnI 连续动态监测将更为准确，易于做出诊断。

2. 鉴别诊断 因老年人多病共存的特点，在做出 ACS 的诊断时，还应与急性肺动脉栓塞、主动脉夹层分离、急腹症、食管裂孔疝等老年人常见疾病相鉴别。

（四）治疗

1. 一般治疗 老年患者 ACS 一旦诊断明确，在早期均应吸氧，使氧饱和度＞90%，加速氧气向缺氧心肌的弥散。确诊或高度疑诊 AMI 时，立即送入监护室，并予以镇痛、镇静治疗，老年患者可选用哌替啶 25～50mg 静脉注射，必要时 1～2h 后重复使用，也可应用苯二氮䓬类药物镇静治疗。发病第 1 周须绝对卧床休息，定时翻身，注意按摩肢体，预防静脉血栓形成，进食要清淡，保持大便通畅。第 2 周可在床上做四肢活动，自己翻身；第 3～4 周可下床进食，床旁大小便。

2. 再灌注疗法 是一种积极的治疗措施，可直接改善冠状动脉供血、挽救濒死心肌、缩小梗死范围，有利于梗死后心肌重构。

（1）溶栓治疗：大规模的临床试验已证实溶栓治疗是行之有效的再灌注方法，≥80 岁的老年患者不建议溶栓治疗。高龄患者隐匿性出血风险较多，尤其是致命性出血性风险高于其他年龄组。

（2）血运重建：直接对于年龄＞75 岁且无禁忌证的 STEMI 患者首选经皮冠状动脉介入治疗（percutaneous coronary intervention，PCI）（是目前最有效的治疗手段）。对于 STEMI 合并心源性休克患者（即使发病超过 12h）直接 PCI 治疗，对于未接受早再灌注治疗（发病超过 24h）、病变适宜 PCI 且有心源性休克或血流动力学不稳定的患者行 PCI 治疗。如果病变不适宜 PCI，建议有条件的医疗单位考虑急诊冠状动脉旁路移植术（coronary artery bypass grafting，CABG）治疗。研究结果显示，年龄≥75 岁的老年患者再血管化病死率低于常规药物治疗，NSTEMI 患者也应积极进行血运重建治疗。

3. 药物治疗

（1）抗血小板药：包括环氧化酶抑制剂（阿司匹林）、P2Y12 受体拮抗剂（替格瑞洛、氯吡格雷等）、血小板膜糖蛋白（GP）Ⅱb/Ⅲa 受体拮抗剂（阿昔单抗、替罗非班等）。老年 ACS 患者，急诊 PCI 术前至少顿服氯吡格雷 300mg 和阿司匹林 100～300mg，在这样的治疗下需预防消化道出血。老年 ACS 患者 PCI 围术期可根据患者的血栓负荷、出血风险酌情选 GP Ⅱb/Ⅲa 受体拮抗剂。老年 ACS 患者是否应维持 1 年的双联抗血小板治疗尚存在争议，应根据临床出血风险酌情考虑，并规划个体化的随访和给药方案。

（2）抗凝药物：低分子肝素在患者无禁忌证的情况下，可应用于任何类型的 ACS 患者中，包括≥80 岁的高龄患者。但应充分评估年龄、体重、肾功能及病变特点等因素。研究显示，相较于肝素，磺达肝癸钠（Ⅹa 因子抑制剂）出血风险更低，且无肾功能受损的老年患者（≥75 岁）无须调整剂量。

（3）调脂药物：通常情况下他汀在高龄患者中应用是安全的，但应考虑到高龄患者合并多种疾病，常服用多种药物，须注意药物间相互作用。因此建议：①已经接受他汀治疗的高龄 CHD 患者，不必因为年龄的增长而停止治疗；②除非患有影响其预期寿命的其他疾患，应该使用中等强度他汀治疗；③对于单用他汀低密度脂蛋白胆固醇不能得到适当控制的患者可联合依折麦布治疗；④血脂康也可用于高龄 CHD 患者的降胆固醇治疗；⑤从常规或较低剂量开始，并缓慢滴注至适宜的靶目标剂量。

（4）β受体阻滞剂：适用于各种类型的 ACS 患者，要特别关注如下特点：①高龄患者对于药物敏感性增强，须从极小剂量起始，并应用短效药物以防止不良反应的发生；②发生低血压、低心排状态及心源性休克风险增加；③严重的缓慢性心律失常；④合并支气管哮喘或慢性阻塞性肺疾病的患者，应当反复评估患者的临床状态，在症状缓解期应用β受体阻滞剂。建议以心率 55 次/min 为靶目标指导治疗。

总之，虽然溶栓、介入、抗栓疗法极大地改善和促进了患者再灌注、血运重建、心室重构等，但硝酸酯类、β受体阻滞剂、ACEI、ARB 等药物仍是老年 ACS 患者治疗的基石。

4. 常见并发症的治疗

（1）急性肾损伤：临床实践中，可以观察到 ACS 患者因为多种原因出现肾功能在短期内不同程度的下降。推荐在心功能允许下个体化水化治疗预防造影剂肾病。对高危患者或慢性肾脏病 3 期以上的高龄患者视病情可考虑在 PCI 术后 24h 内进行血液滤过。

（2）心力衰竭和心源性休克：如果 ACS 病程中出现心衰和心源性休克，通常提示缺血范围大，病情严重，急诊再灌注治疗是最有效的治疗措施。对于严重肺水肿或心源性休克的患者，除药物治疗外，需及时采用机械通气、主动脉内球囊反搏、左心室辅助装置或体外膜氧合等治疗。

（3）心律失常：一旦发生恶性室性心律失常，建议首选电复律。药物治疗可联合使用β受体阻滞剂和胺碘酮，同时积极纠正电解质紊乱，排除临床易于引起室性心律失常的医源性因素。对于 ACS 发生 4 周后仍有恶性室性心动过速、心室颤动及猝死高风险的患者，建议植入型心律转复除颤器治疗。一过性的高度房室传导阻滞通常提示冠状动脉多支病变，可通过采用临时起搏器治疗，并尽早血运重建。符合永久性起搏器指征患者可择期安装。

二、稳定性冠心病

（一）定义

稳定性冠心病（stable coronary artery disease，SCAD）一般包括 3 种情况，即慢性稳定性劳力型心绞痛、缺血性心肌病和 ACS 之后稳定的病程阶段。

慢性稳定性劳力型心绞痛是在冠状动脉固定性严重狭窄基础上，由于心肌负荷的增加引起的心肌急剧、短暂的缺血缺氧临床综合征，通常为一过性的胸部不适，其特点为短暂的胸骨后压榨性疼痛或憋闷感（心绞痛），可由运动、情绪波动或其他应激诱发。缺血性心肌病是指由于长期心肌缺血导致心肌局限性或弥漫性纤维化，从而产生心脏收缩和（或）舒张功能受损，引起心脏扩大或僵硬、慢性心力衰竭、心律失常等一系列临床表现的临床综合征。ACS 之后稳定的病程阶段通常无症状，表现为长期、静止、无典型缺血症状的状态。

2019 年欧洲心脏病学学会（ESC）在修订发布的《2019 年 ESC 慢性冠状动脉综合征诊断和管理指南》中将 SCAD 改称为慢性冠状动脉综合征（CCS），包括常见的 6 种临床情况，其中之一为筛查检出的 CHD 无症状受试者。

对诊断为 SCAD 的患者，可参照加拿大心血管学会（CCS）心绞痛严重度分级并判断预后，具体如下：

Ⅰ级：一般体力活动不引起心绞痛，例如，行走和上楼，但紧张、快速或持续用力可引起心绞痛的发作。

Ⅱ级：日常体力活动稍受限制，快步行走或上楼、登高、饭后行走或上楼、寒冷或风中行走、情绪激动可发作心绞痛，或仅在睡醒后数小时内发作。在正常情况下以一般速度平地步行 200m 以上或登一层以上的楼梯受限。

Ⅲ级：日常体力活动明显受限，在正常情况下以一般速度平地步行 100～200m 或登一层楼梯即可发作心绞痛。

Ⅳ级：轻微活动或休息时即可以出现心绞痛症状。

（二）临床特点

SCAD 与老年 AMI 临床特点相同，其症状常不典型，老年患者疼痛部位可以在牙部与上腹部之间的任何部位，尤其是老年患者更易合并其他症状而误诊为其他疾病，如食欲缺乏、疲倦、胃部灼热感、出汗等。但是老年患者一般病史较长，详细询问病史有助于诊断。

（三）诊断

SCAD 主要依据临床症状、CHD 危险因素和辅助检查做出诊断。

1. 临床症状

（1）稳定性劳力型心绞痛的症状特征

1）部位：心肌缺血引起的胸部不适通常位于胸骨后，也可在心前区、咽部、下颌等部位，范围有手掌或拳头大小，甚至横贯前胸，界限不很清楚。常放射至左肩、左臂内侧达无名指和小指，或至颈、咽或下颌部。不同患者症状发生的部位可有不同，但同一患者症状的部位常固定不变。胸部症状的部位游走多变往往不是心绞痛。

2）性质：胸痛常为压迫、发闷、紧缩或胸口沉重感，有时被描述为颈部扼制或胸骨后灼烧感，但不是针刺或刀扎样锐利性痛。可伴有呼吸困难，也可伴有乏力或虚弱感等。呼吸困难可能为 SCAD 的唯一临床表现，有时与肺部疾病引起的气短难以鉴别。胸痛发作时，患者往往被迫停止正在进行的活动，直至症状缓解。

3）持续时间：通常持续数分钟至十余分钟，大多数情况下持续 3～5min，很少超过 15min，若症状仅持续数秒或以小时计算，则很可能不是心绞痛。

4）诱因：与劳累或情绪激动相关是心绞痛的重要特征。当负荷增加如走上坡路、逆风行走、饱餐后或天气变冷时，心绞痛常被诱发。疼痛多发生于劳累或情绪激动的当时，而非之后。含服硝酸酯类药物常可 1～3min 缓解。

（2）劳力型心绞痛两种特殊类型的症状特征

1）晨间第一次劳力型心绞痛：患者可在晨起从事较轻的体力活动如洗漱时出现心绞痛，而此后从事更大强度体力活动时无心绞痛发生。

2）走过性心绞痛（walking through angina）：患者在开始走路时发生典型心绞痛症状，在继续行走时心绞痛症状可消失。

2. 体格检查　SCAD 心绞痛发作时通常无特异性体征。胸痛发作时常见心率增快、血压升高、表情焦虑、皮肤冷或出汗，有可能出现一过性第三、第四心音和二尖瓣关闭不全。

3. 辅助检查

（1）实验室检查：是评估心血管危险因素及判断预后的重要方法。可查血糖和血脂，了解 CHD 危险因素；查血常规注意有无贫血；必要时查甲状腺功能；胸痛较明显的患者需查血肌钙蛋白 C（TnC）或肌钙蛋白 I（TnI）、CK 及 CK-MB，与 ACS 相鉴别。

（2）心电图检查：SCAD 心绞痛发作时特征性心电图异常表现为 ST—T 发生明显改变，发作后恢复至发作前水平。对于疑诊 SCAD 的患者，就诊时均建议行静息心电图检查，可作为患者病情发生变化时的参照。老年人因高龄多合并其他器官功能不全、运动不便，不适合进行运动负荷试验，24h 动态心电图有助于提高心肌缺血的检出率，有利于老年患者心绞痛的诊断。

（3）负荷试验：包括平板运动心电图和药物负荷超声心动图、心肌核素等。在稳定型心绞痛中，高龄人群行运动负荷心电图及负荷影像等检查困难较大，因为肌肉力量不足等问题，常会造成试验结果假阴性；而因为合并存在既往心肌梗死或左心室肥厚等问题，假阳性也比较常见。虽然年龄不是运动负荷试验的绝对禁忌证，但 80 岁及以上患者原则上不建议做运动负荷试验。如果确有必要，建议行药物负荷试验，如腺苷负荷心肌核素，但检查过程中应密切监测患者的症状、体征及心电图变化。

（4）胸部 X 线检查：胸痛患者应常规行胸部 X 线检查。对于 SCAD 患者，胸部 X 线不能为诊断或危险分层提供特征性信息，但对某些可疑心衰患者的评估有意义。另外，胸部 X 线有助于鉴别诊断肺部疾病。

（5）超声心动图检查：静息经胸超声心动图可帮助了解心脏结构和功能。SCAD 患者静息超声心动图大部分无异常表现，但在心绞痛发作时，超声心动图检查可发现缺血区心室壁运动异常，并可出现一过性心室收缩与舒张功能障碍的表现，有助于老年患者心绞痛的诊断。

（6）核素心肌灌注扫描：为协助诊断 SCAD 的检查之一，其优势包括可以评估心肌缺血风险及陈旧梗死面积、评估左心室射血分数、准确定位心肌缺血区域，缺点为费时费力且价格较高。

（7）冠状动脉 CT 血管成像（CTA）：是显示冠状动脉病变及形态的无创检查方法，有较高阴性预测价值。但是因为老年 CHD 患者中普遍存在不同程度血管钙化，冠状动脉 CTA 对存在钙化的动脉狭窄程度的判断存在显著影响，因此具有一定局限性。

（8）冠状动脉造影：虽然是有创检查，但仍是 SCAD 诊断的"金标准"。高龄会增加冠状动脉造影风险，80 岁以上患者冠状动脉造影适应证的掌握应更为严格。高龄患者肾功能减退，合并用药如二甲双胍等药物的比例高，故在冠状动脉造影围术期的处理应注意。总之，老年患者若无禁忌，应重视冠状动脉造影的应用。

（四）鉴别诊断

SCAD 需和急性冠状动脉综合征、非 CHD 的心脏性疾病及消化系统疾病、胸壁疾病、肺部疾病及精神疾病导致的躯体化症状等进行鉴别。

（五）治疗

1. 一般治疗　对于 SCAD 患者，应避免各种诱发因素，如避免进食过饱（尤其是饱餐后运动）、戒烟、限酒、避免过度劳累、减轻精神负担、保持充足睡眠；避免感染；避免输液量过多或输液速度过快；积极控制 CHD 危险因素。

2. 药物治疗　是慢性稳定型心绞痛治疗的主要措施，缓解症状和改善预后是主要原则。

（1）缓解症状的药物：主要包括硝酸酯类药物、β 受体阻滞剂和 CCB，另外还包含曲美他嗪、尼可地尔及伊伐布雷定等药物。其中 β 受体阻滞剂兼有减轻症状及改善预后两方面的作用。

1）硝酸酯类：硝酸酯类药为内皮依赖性血管扩张剂，能减少心肌缺氧和改善心肌灌注，从而改善心绞痛症状。舌下含服或喷雾用硝酸甘油作为心绞痛发作时缓解症状用药，也可在运动前数分钟使用，以减少或避免心绞痛发作。由于老年人唾液减少，喷雾剂型经口腔黏膜吸收快，几秒钟即可起效，可持续 1.5h，特别适合老年人心绞痛发作时应用。长效硝酸酯制剂用于降低心绞痛发作的频率和程度，能增加运动耐量。长效硝酸酯类不适宜用于心绞痛急性发作的治疗，而适宜用于慢性长期治疗。对由老年严重主动脉瓣狭窄或梗阻性肥厚型心肌病引起的心绞痛，不宜用硝酸酯制剂。

2）β 受体阻滞剂：推荐使用无内在拟交感活性的 β 受体阻滞剂，如美托洛尔、比索洛尔等。应用 β 受体阻滞剂应严密监测心律、心率、血压、心电图变化，根据监测情况及时滴定剂量，心率控制目标为清醒静息时心率<50 次/min。

3）CCB：通过改善冠状动脉血流和减少心肌耗氧起缓解心绞痛作用，对变异型心绞痛或以冠状动脉痉挛为主的心绞痛，CCB 是一线药物。地尔硫草和维拉帕米能减慢房室传导，常用于伴有心房颤动或心房扑动的心绞痛患者，这两种药不应用于已有严重心动过缓、高度房室传导阻滞和病态窦房结综合征的患者。心衰患者应避免使用非二氢吡啶类以及短效二氢吡啶类 CCB，其可使心功能恶化，增加死亡风险。若必须使用，老年稳定型心绞痛合并心衰可选择安全性较好的氨氯地平或非洛地平。

4）曲美他嗪：通过调节心肌能源底物，抑制脂肪酸氧化，优化心肌能量代谢，能改善心肌缺血及左心功能，缓解心绞痛。

5）尼可地尔：为烟酰胺的硝酸盐衍生物，可扩张冠状动脉血管，刺激血管平滑肌上 ATP 敏感性钾离子通道。长期使用可稳定冠状动脉斑块，可用于治疗微血管性心绞痛。与硝酸酯类制剂具有相似药理特性，对稳定型心绞痛治疗可能有效。

6）伊伐布雷定：通过选择性抑制窦房结起搏电流达到减慢心率的作用，从而延长心脏舒张期，改善冠状动脉灌注，降低心肌氧耗，对心肌收缩力和血压无影响。在慢性稳定型心绞痛患者中，如不能耐受 β 受体阻滞剂或 β 受体阻滞剂效果不佳时，窦性心律且心率＞60 次/min 的患者可选用此药物。

（2）改善预后的药物：主要包括抗血小板药、β 受体阻滞剂、调脂药物、ACEI 或 ARB。

1）抗血小板药

A. 阿司匹林：所有患者如无禁忌都应该服用。慢性稳定型心绞痛者服用阿司匹林可降低心肌梗死、脑卒中或心血管死亡的风险。阿司匹林的最佳剂量范围为 75～150mg/d。其主要不良反应为胃肠道出血或阿司匹林过敏反应。不能耐受阿司匹林的患者可改用氯吡格雷作为替代治疗。

B. 氯吡格雷：主要用于支架置入以后及对阿司匹林有禁忌证的患者。

2）β 受体阻滞剂：同前。

3）调脂药物：目前降低 LDL-C 的主要药物，包括他汀类药物、依折麦布、前蛋白转化酶枯草杆菌素蛋白酶/kexin 9 型（PCSK9）抑制剂等。只要无禁忌证，无论血脂水平如何，SCAD 的患者均应给予他汀治疗。若经过他汀治疗后 LDL-C 水平不达标，在他汀基础上加用依折麦布能够进一步降低 LDL-C 水平及心血管事件发生风险。对于老年患者，在应用他汀类药物时，应严格监测谷丙转氨酶及 CK 等生化指标，及时发现药物可能引起的肝脏损害和肌病。PCSK9 抑制剂可明显降低 LDL-C 的水平，减少斑块体积，改善动脉粥样硬化，并且减少 ASCVD 事件的发生。

4）ACEI 或 ARB：ACEI 类药物能使无心衰的稳定型心绞痛患者或高危 CHD 患者的主要终点事件（心血管死亡、心肌梗死、卒中等）风险降低。对 SCAD 患者，尤其是合并高血压、LVEF≤40%、糖尿病或慢性肾病的高危患者，只要无禁忌，均可考虑使用 ACEI 或 ARB。大多数慢性 SCAD 患者能得益于 ACEI 的长期治疗。若无禁忌证，CHD 患者应长期服用 ACEI 作为二级预防。具有适应证但不能耐受 ACEI 治疗的患者，可用 ARB 类药物替代。

3. 血运重建治疗　有关 SCAD 患者的血运重建治疗包括经皮冠脉介入术（PCI）及冠状动脉搭桥术（CABG），对于血运重建治疗应重视个体化评估并严格掌握适应证。

血运重建的一般原则：对于慢性稳定型心绞痛患者血运重建应根据患者冠状动脉的解剖情况、缺血程度、症状、获益以及预后进行评价，优先考虑血运重建的临床情况包括：①合理药物治疗难以控制的心绞痛；②心肌梗死后心绞痛；③左心功能不全；④多支血管病和大范围心肌缺血（10%）；⑤左主干狭窄＞50%。由于 CABG 术中及术后并发症发生率高，且该类患者常多病共存，手术耐受性差，故老年慢性稳定型心绞痛患者在临床中更易优选 PCI 治疗。

4. 心脏康复治疗

（朱蒙恩）

第四节　心房颤动

心房颤动（atrial fibrillation）简称房颤，是临床常见的一种心律失常。随着年龄增长，房颤发病率增加，据统计 69 岁以上人群房颤发病率高达 5%，80 岁以上达 8%，临床心血管病患者房颤发病率为 9.1%。

一、病　因

老年房颤常发生于原有心血管病患者，常见于冠心病，高血压心脏病、风湿性心脏病、甲状腺功能亢进、缩窄性心包炎、感染性心内膜炎、肺源性心脏病和心力衰竭。老年房颤患者中部分是心动过缓-心动过速综合征的心动过速期表现。

二、临床表现

老年房颤症状的轻重受心室率快慢影响，心室率过快，患者可以发生心悸，胸闷与充血性心力衰竭。

房颤极易并发体循环栓塞，非瓣膜性心脏病合并房颤，发生脑卒中的机会较无房颤者高 5～7 倍。二尖瓣狭窄或二尖瓣脱垂合并房颤时，脑卒中发生率更高。

房颤心脏听诊第一心音强度变化不定，心室律极不规则。一旦心室律变规则，应该考虑以下可能：①恢复窦性心律；②转变为房性心动过速；③转变为房扑及固定的房室传导比率；④发生房室交界区心动过速或室性心动过速；⑤当房颤并发完全性房室传导阻滞时，心室律变为慢而规则（30～60 次/min）。房颤患者并发房室交界区心动过速或室性心动过速，或完全性房室传导阻滞，最常见原因为洋地黄中毒。

三、心电图检查

房颤心电图表现是：①P 波消失，代之以小而不规则的基线波动，形态、振幅均变化不定的颤动波，称为 f 波，频率为 350～600 次/min；②心室率不规则，QRS 波的间距绝对不等；③QRS 波群形态常正常，当心室率过快发生室内差异性传导时，QRS 波群增宽变形。

四、房颤分类

2010 年 ESC 指南提出新分类：①首诊心房颤动：第一次被确诊的房颤，与房颤持续时间及相关症状无关；②阵发性房颤：能在 7 天内自行转复为窦性心律者，一般持续时间≤48h；③持续性房颤：房颤持续时间 7 天以上，需要药物或电复律才能转复为窦性心律者；④长期持续性房颤：房颤持续时间≥1 年并决定进行转复治疗的房颤；⑤永久性房颤：不再考虑节律控制策略的患者。一旦再决定进行节律转复治疗时，则永久性房颤患者将被重新诊断为长期持续性房颤。

五、治　疗

老年房颤发病率高，危害性大，应积极寻找原因给予治疗。房颤对患者的主要危害是增加血栓栓塞的危险，同时房颤使心排血量下降，加重心力衰竭。另外，长期快心室率房颤可致心动过速性心肌病。

1. 病因治疗　对伴有甲状腺功能亢进、感染、电解质紊乱等，应针对病因治疗。房颤的治疗主要包括药物治疗和非药物治疗两方面。药物治疗主要目的是恢复窦性心律，控制快速心室率，防止血栓形成，预防脑卒中。手术治疗可以根治房颤，包括射频消融和外科迷宫手术，但是有一定复发率。

2. 房颤心室率控制　对于房颤急性发作期或者慢性房颤心室率快者，伴有心绞痛或心功能不全，出现低血压等，应迅速给予治疗。最主要治疗目的是减慢快速的心室率，使安静时心室率控制在 60～80 次/min，一般活动后不超过 100 次/min。常用药物包括：①洋地黄：西地兰用于急性房颤的治疗，0.2～0.4mg 稀释后缓慢静脉推注。地高辛适用于慢性房颤心力衰竭合并快心室率的控制。②β 受体阻滞剂：能有效地控制房颤心室率，常用药有阿替洛尔、美托洛尔、比索洛尔等。③钙通道阻滞剂：维拉帕米。④胺碘酮：个别难治性房颤可以用胺碘酮。必要时，洋地黄与 β 受体阻滞剂或钙通道阻滞剂合用。注意事项：低血压与心力衰竭者忌用 β 受体阻滞剂与钙通道阻滞剂；预激综合征合并房颤禁用洋地黄、β 受体阻滞剂与钙通道阻滞剂。

3. 房颤抗凝治疗　房颤是卒中的独立危险因素，对于初发卒中或再次卒中的患者进行抗凝治疗比任何其他药物干预更重要。房颤患者卒中的危险因素包括新近发生的脑血管意外、高血压病史、糖尿病病史、心力衰竭和高龄。

国际权威指南推荐使用 $CHA_2DS_2\text{-}VASc$ 评分（表 3-8）对非瓣膜房颤进行初始卒中风险评估：主要危险因素（年龄≥75 岁、脑卒中/TIA/血栓栓塞病史，积分 2 分）和临床相关的非主要卒中危险因素（女性、年龄 65～74 岁、高血压病、充血性心力衰竭、糖尿病、血管病变，积分 1 分）。

表 3-8　$CHA_2DS_2\text{-}VASc$ 评分

	危险因素	评分		危险因素	评分
C	充血性心力衰竭	1	S_2	脑卒中/TIA/血栓栓塞	2
H	高血压病	1	V	血管病变	1
A_2	年龄≥75 岁	2	A	年龄 65～74 岁	1
D	糖尿病	1	Sc	女性	1

$CHA_2DS_2\text{-}VASc$ 评分≥2 分者需服用口服抗凝药物，可以选择华法林、达比加群、利伐沙班、阿哌沙班、艾多沙班，无法维持治疗时，推荐凝血酶抑制剂或 X a 因子抑制剂；$CHA_2DS_2\text{-}VASc$ 评分为 1 分者，服用抗凝药物（阿司匹林）均可，但优先推荐口服抗凝药物；无危险因素，即孤立性心颤、年龄＜65 岁，可服用阿司匹林或不进行抗栓治疗。但对于老年心房颤动患者来说，抗栓同时也增加出血风险。

指南同时还推荐了 HAS-BLED 评分（最高积分为 9 分）（表 3-9），当积分≥3 分时提示"高危"，出血高危患者无论接受华法林还是阿司匹林治疗，均应谨慎，并在开始抗栓治疗之后定期复查国际标准化比值（INR）。

表 3-9　HAS-BLED 评分

	危险因素	评分		危险因素	评分
H	高血压病	1	L	LNR 值波动	1
A	肝肾功能异常（各 1 分）	1 或 2	E	老年（如年龄＞65 岁）	1
S	卒中史	1	D	药物或嗜酒（各 1 分）	1 或 2
B	出血史	1			

虽然房颤抗凝治疗 INR 目标值为 2～3，靶目标为 2.5，2011 年 ACCF/AHA/HRS 心房颤动指南中规定＞75 岁老年人 INR 目标值为 1.6～2.5，2011 年老年心房颤动诊治中国专家建议＞75 岁老年人 INR 目标值为 1.6～2.5。

4. 房颤的复律　维持窦性心律能够改善和消除症状，延缓病程进展，但是维持窦性心律不是要完全消除房颤，有效药物治疗时可能引起严重副作用。因此，一定要注意药物治疗的安全性。房颤持续 7 天以内，尤其是持续时间≤48h 的患者，药物复律非常有效，房颤持续时间＞7 天患者电复律治疗优于药物复律。房颤持续时间越长，复律成功率越低。老年人往往合并有许多基础疾病，药物复律需要充分评估病情，了解患者的窦房结、房室结功能，心功能及电解质情况。

无禁忌证条件下，氟卡尼、多非利特、普罗帕酮和静脉用伊布利特可用于房颤或房扑复律，胺碘酮也可用于房颤药物复律。心功能不全患者禁用 I 类抗心律失常药物，在低钾低镁时使用Ⅲ类抗心律失常药物容易引发尖端扭转型室性心动过速（简称尖端扭转型室速）。对于药物复律无反应的房颤或房扑合并快速心室反应患者，推荐直流电复律。房颤或房扑合并预激综合征且血流动力学不稳定情况下推荐直流电复律。直流电复律前需要使用镇静剂或麻醉剂。房颤或房扑＞48h 或持续时间不明确，复律前 3 周和复律后必须要继续抗凝治疗 4 周，抗凝药物可以用华法林，或新型口服抗凝药物（达比加群、利伐沙班或阿哌沙班）抗凝治疗。在复律前需行经食管超声心动图检查（TEE），左心房无血栓时可行复律治疗。另外，抗凝治疗宜在 TEE 前开始，并且持续至复律后 4 周。对于房颤或房扑≤48h 且高危卒中患者，复律前或复律后立即静脉用肝素或低分子肝素或新型口服抗凝药物，随后长期抗凝治疗。

下列情况不适宜恢复窦性心律：①窦房结功能不良；②房颤持续时间＞1 年；③左心房内径＞50mm；④近期有栓塞史或存在心房附壁血栓；⑤不能耐受预防复发的抗心律失常药物者。由于老年人常存在窦房结、房室结功能低下，对于老年房颤患者心室率不快者一般不进行复律治疗。

无论以何种方式转复为窦性心律，大多数患者都可能复发，因此需要服用抗心律失常药物来维持窦性心律。胺碘酮是最有效的药物，但是要监测心电图 Q—T 间期，防止发生尖端扭转型室速；定期检查甲状腺功能、肝肾功能及肺部情况。决奈达隆是不含碘的胺碘酮样药物，在降低房颤复发方面耐受性更好，但不宜用于左室功能受损或者心功能Ⅳ级的患者。

（卢伟琳　陈学林）

第五节　下肢动脉粥样硬化性闭塞症

一、定义和病因

下肢动脉粥样硬化性闭塞症（arteriosclerotic occlusive disease of the lower extremities，ASO-LE）是由下肢动脉粥样硬化斑块形成所引起的下肢动脉血管管腔狭窄、闭塞，从而导致肢体慢性缺血的外周动脉疾病（peripheral arterial disease，PAD）。下肢动脉粥样硬化性闭塞症是仅次于冠心病和脑卒中的第三大动脉粥样硬化性疾病，并消耗越来越多的卫生资源。本病多发于 40 岁以上人群，明显病变多见于壮年以后，男女均可发病，其中以男性多见，病变特点是主要累及大、中动脉，呈节段性分布。根据病变范围可分为：主-髂动脉型、主-髂-股动脉型以及累及主-髂动脉及其远端动脉的多节段型，部分病例可伴有腹主动脉瘤。本病进展缓慢，疾病初期可能无明显临床症状，或表现为间歇性跛行，以后逐渐出现下肢破溃、坏疽，病肢缺血性改变严重时可引起肢端坏死，存在截肢、死亡的风险。现已有不少资料证明，动脉粥样硬化病变的进展并非不可逆。在人体经血管造影或腔内超声检查证实，积极控制和治疗危险因素一段时间后，较早期的动脉粥样硬化可部分消退。

流行病学研究显示，全球下肢动脉疾病患者超过 2 亿，且随着人口老龄化的进程，发病率和患病率仍呈逐年上升趋势。2000～2020 年，中国下肢动脉疾病患病人数从 2944 万增加至 4113 万。因此，面对庞大的患病人群，其诊治也将成为一项复杂而繁重的工程。

下肢动脉粥样硬化性闭塞症的病因尚不完全清楚，研究表明本病是多因素作用于不同环节所致，主要危险因素有：年龄、性别、血脂异常、高血压、吸烟、糖尿病和糖耐量异常、肥胖和家族史等；其他的危险因素包括：A 型性格者、口服避孕药、不良饮食习惯等。正常动脉壁由内膜、中膜和外膜三层结构构成，动脉粥样硬化时相继出现脂质点和条纹、粥样和纤维粥样斑块、复合病变三类变化。根据其病变发展过程又将其细分为 6 型：

Ⅰ型：脂质点。动脉内膜出现小黄点，为小范围的巨噬细胞含脂滴形成泡沫细胞积聚而成。

Ⅱ型：脂质条纹。动脉内膜见黄色条纹，为巨噬细胞成层并含脂滴，内膜有平滑肌细胞也含脂滴，伴有 T 淋巴细胞浸润。

Ⅲ型：斑块前期。细胞外出现较多脂滴，在内膜和中膜平滑肌层之间形成脂核，但尚未形成脂质池。

Ⅳ型：粥样斑块。脂质积聚增多，形成脂质池，内膜结构破坏，动脉壁变形。

Ⅴ型：纤维粥样斑块。其为动脉粥样硬化最具特征性的病变，呈白色斑块突向动脉腔内引起管腔狭窄。斑块表面内膜被破坏而由增生的纤维膜（纤维帽）覆盖于脂质池之上。病变可向中膜扩展，破坏管壁，并同时可有纤维结缔组织增生、变性坏死等继发病变。

Ⅵ型：复合病变。其为严重病变，由纤维斑块发生出血、坏死、溃疡、钙化和附壁血栓所形成。粥样斑块可因内膜表面破溃而形成所谓粥样溃疡，破溃后粥样物质进入血流成为栓子。

本病先起于动脉内膜，再延伸至中层，一般不累及外膜，主要病理表现为内膜出现粥样硬化斑块，中膜变性或钙化，腔内有继发血栓形成，最终使管腔狭窄，甚至完全闭塞。若血栓或斑块脱落，可造成远侧动脉栓塞。通常，粥样硬化斑块位于大动脉分叉处，在管壁后方和分叉锐角处最多见，腹主动脉分叉、髂动脉分叉、股动脉分叉及腘动脉分叉是病变集中的部位，位于收肌管内的股浅动脉也是病变多见的部位。对本病发病机制，曾有多种学说从不同角度阐述：①内膜损伤及平滑肌细胞增殖，内膜损伤后暴露深层胶原组织，细胞生长因子释放，形成由血小板和纤维蛋白组成的血栓，导致内膜增厚及细胞外基质和脂质积聚。②动脉壁脂代谢紊乱，低密度脂蛋白和胆固醇积聚在内膜下，进而局部形成血栓并纤维化、钙化成硬化斑块。③血流冲击在动脉分叉部位造成的剪力，或某些特殊的解剖部位（如股动脉的内收肌管裂口处），可对动脉壁造成持久的慢性机械性损伤。

二、临床特点

该病症状的轻重与病程进展、动脉狭窄及侧支代偿的程度密切相关。其临床特点可大致分为以下四个方面：

1. 好发于中老年人　应警惕早期不典型表现，如下肢轻度麻木，检测踝肱指数（ABI）可出现运动后降低等。

2. 典型表现

（1）间歇性跛行：是最常见的症状，主要由运动诱发，即运动一定距离后，下肢产生疲乏、疼痛或痉挛，多在小腿后方，迫使患者停止行走。休息片刻（10min 内）症状可缓解，再次运动后症状再次出现。跛行距离可提示缺血程度，疼痛的部位与病变位置相关，如有臀部、大腿症状往往提示主、髂动脉闭塞。

（2）缺血性静息痛：若患肢在静息下即出现持续疼痛则是下肢严重缺血的临床表现，疼痛往往需要强迫性体位缓解，如端坐或下垂肢体，预示近期缺血性坏死风险，已有坏疽者多伴严重静息痛。

（3）严重肢体缺血：发生于 1%～2% 患者中，典型表现为静息痛（持续≥2 周）、溃疡、坏疽，踝收缩压<50mmHg 或趾收缩压<30mmHg 等，糖尿病患者病变可更重。此时患者面临截肢的直接风险，长期生存率较低，接近 25% 严重肢体缺血患者在初诊 1 年内因心血管并发症而死亡。

3. 体征　轻度 ASO 常不引起体征，慢性 ASO 早期可表现为患肢皮温降低或出现营养不良的症状，如皮肤变薄、苍白、趾甲增厚、毛细血管充盈时间延长、汗毛稀疏、肌肉萎缩等；晚期可出现趾或足跟部溃疡（偶见于腿或足上），溃疡常被黑色的坏死组织（干性坏疽）所围绕。中-重度 ASO 浅表脉搏触诊检查可发现病变肢体远端的动脉搏动（腘动脉、胫后动脉、足背动脉）减弱或消失，以致两侧肢体脉搏显著不一，听诊若闻及血管杂音则提示临近或上游血管狭窄，患侧肢体血压降低或测不出，两侧肢体血压相差>20mmHg。患肢抬高及下垂试验：患者取平卧位，抬高患肢

45° 1～2min，如足部皮肤颜色消失和缺血性疼痛恶化提示供血不足；如在踝关节背屈运动后才出现皮肤苍白，提示缺血程度较轻；让患者迅速坐起将患肢下垂，正常足部呈现暗红色（下垂性发红，静脉充盈在 10s 内），当静脉充盈时间＞15s，提示缺血；静脉充盈时间＞20s 和静脉充盈时间＞30s 提示严重缺血和侧支循环不足。

4. 急性下肢栓塞 可能由来自动脉粥样硬化斑块破裂和血栓形成，或心脏、胸腹主动脉栓子栓塞所致。急性肢体缺血的诊断标准：肢体突发 5P 表现，即严重疼痛（pain）、极性感觉（polar）、感觉异常（paraesthesia）、肢体苍白（pallor）和无脉（pulse less）。血管远端可扪及的脉搏可粗略定位阻塞动脉分叉部（如股动脉脉搏可扪及时，阻塞在股总动脉分叉部；腘动脉搏动可扪及时，阻塞在腘动脉分叉部）。严重病例者可引起肢体运动功能丧失，6～8h 后触摸肌肉可有压痛。

因本病目前尚缺乏敏感而特异的早期实验室诊断方法，当临床考虑或疑诊本病时，还需完善以下相关辅助检查：

（1）血液生化检查：包括空腹血糖、糖化血红蛋白（HbA1c）、血脂、纤维蛋白原、血沉（ESR）、C 反应蛋白（CRP）、同型半胱氨酸（HCY）等。

（2）踝肱指数（ABI）：是最常用的筛查指数，也是指南推荐的一线检测方法，ABI 正常值是 1.0～1.4，ABI＜0.9 可诊断下肢缺血，ABI＜0.4 则提示存在严重缺血，ABI 的敏感度及准确性均在 95%以上，通常用于疾病的初筛，粗略评估肢体缺血程度。

（3）平板运动负荷试验：以缺血肢体出现的负荷量和时间来客观评价肢体的血供状态，有利于定量评价病情程度，并可评价治疗的效果。

（4）彩色多普勒超声：是常用的筛查手段，在避免使用造影剂的情况下可以显示血管狭窄程度，测量动脉内、中膜厚度，斑块大小，明确斑块性质，显示血流速度、方向和阻力等，具有无创伤、可重复检查等优点。动脉狭窄超过 50%，彩色多普勒超声的灵敏度为 99%、特异度为 87%；阻塞性病变，彩色多普勒超声的灵敏度和特异度分别为 99%和 81%。

（5）磁共振血管成像（MRA）：是一种无创性的血管成像技术，在不应用离子对比剂的情况下能清晰地显示动脉及其分支的三维形态和结构，尤其对大血管病变有较高应用价值，狭窄远侧动脉分支因湍流和流速降低可致磁共振（MR）信号缺失，需配合其他检查方法来确定。

（6）计算机体层血管成像（CTA）：通过静脉注射对比剂后再行后台处理，获得直观的三维和断层剖面影像，是术前常用的无创诊断方式，在一定程度上可替代数字减影血管造影（DSA），目前已广泛应用于临床诊断，并可明确有无合并主动脉瘤。CTA 检查时间短，最大程度提高患者的依从性，但常受限于患者肾功能。

（7）数字减影血管造影（DSA）：可以直接显示动脉粥样硬化狭窄和闭塞性病变的部位、范围和程度，侧支循环的建立，动脉流入道和流出道情况等，有助于手术适应证的确立和手术方式的选择。但因存在对比剂和手术双重风险，临床应用受限，一般用于介入治疗时。

三、诊断与鉴别诊断

（一）诊断

当 ASO-LE 发展到一定程度时，尤其是器官发生明显病变时诊断并不困难，但 ASO-LE 的早期诊断存在困难。ASO-LE 诊断可参考以下标准：①年龄＞40 岁；②有吸烟、糖尿病、高血压、高血脂等危险因素；③具有下肢缺血临床表现（间歇性跛行、下肢静息痛、足温低、毛发少或足部皮肤发绀等）；④缺血肢体远端动脉搏动减弱或消失；⑤ABI≤0.9；⑥彩色多普勒超声、CTA、MRA、DSA 等影像显示下肢动脉狭窄或闭塞性病变。符合前四条即可临床诊断。ABI 和彩色多普勒超声可协助判断下肢缺血程度。若需腔内治疗或手术，应根据患者情况行 MRA、CTA、DSA 检查。

ASO-LE 诊断流程见图 3-1：

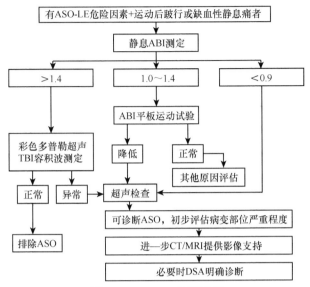

图 3-1　ASO-LE 诊断流程

TBI 为趾肱指数，即足趾动脉收缩压与肱动脉收缩压的比值。长期糖尿病患者、老年患者和长期透析患者由于血管中膜钙化，利用 ABI 常不能有效评估血管病变程度，可通过测量 TBI 评估血管供血状态，因为这些患者趾端动脉通常钙化不严重

当高度怀疑下肢缺血，但静息 ABI 正常时，测量运动后 ABI（平板运动试验）对确定诊断有帮助。方法是先测定患者静息状态下的 ABI，然后患者以 3.5 km/h 的速度在坡度为 12% 的平板检查仪上行走，出现间歇性跛行症状时测量运动后的 ABI，ABI 明显降低提示下肢缺血

在丰泰内（Fontaine）分期中，Ⅰ期患者往往无明显临床症状，或仅有肢体麻木、发凉等自觉症状，但此时病肢已有局限性动脉狭窄病变。Ⅱ期以间歇性跛行为主要症状，根据最大间跛距离分为：Ⅱa，跛行距离 ≥200m；Ⅱb，跛行距离 <200m，此时下肢动脉狭窄的程度与范围较Ⅰ期严重，肢体依靠侧支代偿而保持存活。Ⅲ期以静息痛为主要症状，疼痛剧烈且持续，夜间尤甚，迫使患者辗转或屈膝护足而坐，或借助肢体下垂以求减轻疼痛，该期动脉狭窄广泛、严重，侧支循环已不能代偿静息时的血供，组织濒临坏死。Ⅳ期：症状继续加重，患肢除静息痛外，出现趾（指）端发黑、干瘪、坏疽或缺血性溃疡。如果继发感染，干性坏疽转为湿性坏疽，出现发热、烦躁等全身毒血症状。此时病变动脉完全闭塞，侧支循环所提供的血流，已不能维持组织存活（表 3-10）。

表 3-10　ASO-LE 分级分类

Fontaine 分期		Rutherford 分级	
分期	临床表现	分期	临床表现
Ⅰ	无明显临床症状	0	无症状
Ⅱa	轻度间歇性跛行（跛行距离 ≥200m）	1	轻度间歇性跛行
Ⅱb	中重度间歇性跛行（跛行距离 <200m）	2	中度间歇性跛行
Ⅲ	静息痛	3	重度间歇性跛行
Ⅳ	组织溃疡、坏疽	4	缺血性静息痛
		5	轻微组织缺损
		6	组织溃疡、坏疽

临床上卢瑟福（Rutherford）分级更常用于 ASO-LE 的诊断中。其中 0 期无临床症状，平板运

动试验或反应性充血试验均为正常，无动脉阻塞的血液动力表现；1 期表现为轻度间歇性跛行，能完成平板运动试验，但是运动后踝动脉压＞50mmHg，比静息时减低至少 20mmHg；2 期为中度间歇性跛行，界于 1 期和 3 期之间；3 期为重度间歇性跛行，不能完成标准的平板运动试验，且运动后踝动脉压＜50mmHg；4 期主要表现为缺血性静息痛，休息时踝动脉压＜40mmHg，足背和胫后动脉几乎不能触及，足趾动脉压＜30mmHg；5 期即出现轻微组织缺损、非愈合性溃疡，局灶性坏疽伴足底弥漫性缺血改变，休息时踝动脉压＜60mmHg，足背和胫后动脉几乎不能触及，足趾动脉压＜40mmHg；6 期则为大块组织缺损、组织溃疡、坏疽，超过跖骨平面，足部功能无法保留，其余标准与 Fontaine 分期的 5 期相同（表 3-10）。

2017 年欧洲心脏病学学会（ESC）在其年会上公布了《ESC 外周动脉疾病诊断与管理指南》，该指南强调了伤口（W），缺血（I）和足部感染（fI）分级（WIfI 分级，见表 3-11）。2014 年血管外科学会首次提出该分级系统，为既往多种系统的整合与简化，主要是通过多次评估对下肢动脉病变的患者进行准确分层。WIfI 分级作为新分级系统，可作为缺血性静息痛和缺血性伤口患者的初步评估方式，但仍需从多中心大样本的数据来进一步证实其准确性和实用性。

表 3-11　WIfI 分级

分类	评分	描述		
伤口（W）	0	无溃疡（缺血性静息痛）		
	1	肢体或足部面积小的浅表溃疡，无坏疽		
	2	肢体或足部面积小的溃疡深到骨、关节或肌腱±仅足趾坏疽		
	3	深大溃疡，厚重的足跟溃疡±跟骨受累±广泛坏疽		
缺血（I）		ABI	踝部收缩压（mmHg）	足趾压力或经皮氧分压（mmHg）
	0	≥0.80	＞100	≥60
	1	0.60～0.79	70～100	40～59
	2	0.40～0.59	50～70	30～39
	3	＜0.40	＜50	＜30
足部感染（fI）	0	无感染症状或体征		
	1	局部浅表的皮肤或皮下感染		
	2	局部深层的感染		
	3	全身性感染症状		

（二）鉴别诊断

本病除了需排除非血管疾病如腰椎管狭窄、椎间盘脱出、坐骨神经痛、多发性神经炎及下肢骨关节疾病等引起的下肢疼痛或跛行外，尚应与下列动脉疾病作鉴别。

1. 血栓闭塞性脉管炎　多见于青壮年，90%以上患者有吸烟史，主要为肢体中、小动脉的节段性闭塞，往往有游走性浅静脉炎病史，不常伴有冠心病、高血压、高脂血症与糖尿病。

2. 多发性大动脉炎　多见于青年女性，主要累及主动脉及其分支起始部位，活动期常见 ESR 加快及免疫检测异常，虽然下肢缺血，但很少发生静息痛、溃疡和坏疽。

3. 糖尿病足　以糖尿病及其多脏器血管并发症同时存在为特点，除了因糖尿病动脉硬化引起肢体缺血临床表现外，感觉神经病变可引起肢体疼痛、冷热及振动感觉异常或丧失，运动神经病变则引起足部肌无力、萎缩及足畸形，交感神经病变常引起足部皮肤潮红、皮温升高与灼热痛。

4. 栓塞　一般有房颤病史，突发下肢剧烈疼痛、皮肤苍白、动脉搏动消失，迅速出现肢体运动神经麻痹、感觉迟钝和坏疽。根据动脉栓塞发病前无间歇性跛行史，发病急骤，较易与本病相鉴别。

四、治　疗

ASO-LE 首先应积极预防动脉粥样硬化的发生。如已发生动脉粥样硬化应积极治疗，防止病变发展并争取逆转；已发生并发症者应及时治疗，防止其恶化，尽量延长患者生命。

ASO-LE 的治疗目的为减少心血管事件，减少肢体不适，提高患者生活质量。

■ （一）内科治疗

1. 一般治疗　避免寒冷和避免使用收缩血管药物（如伪麻黄碱，在许多头痛和感冒治疗药物中常含有此成分）。

为减轻夜间患肢痛，应保持患肢低于心脏水平，即将床头抬高 10～15cm 以改善下肢的血流供应，高压氧舱治疗可提高血氧量和肢体的血氧弥散，从而改善组织的缺氧状况。

对于糖尿病患者，预防性足部护理极其重要，包括每天对足部损伤和病变情况的检查，保持患肢清洁，避免外伤和穿过紧裤袜等生活方式的干预。若出现干性坏疽创面，应予以消毒包扎，预防继发感染；若为感染创面可作湿敷处理，同时合理选用抗生素，必要时积极清创。

合理膳食、合理安排工作和生活、适当体育锻炼，保持 BMI 在 20～24kg/m^2，男性腰围<85cm，女性腰围<80cm，保持乐观、愉快的情绪，做到生活有规律，避免过度劳累和情绪激动，参加一定的体力劳动和体育活动也是预防本病的一项积极措施，但体力活动量应根据身体情况、体力活动习惯和心脏功能状态而定，循序渐进。

2. 积极纠正危险因素　戒烟是 ASO-LE 的主要治疗措施，也是预防心血管并发事件发生的重要方法，不仅可降低死亡率并减少心肌梗死发生率，而且可改善运动耐量和缺血症状。

ASO 被视为冠心病等危症，LDL-C 应降至 2.59mmol/L（100mg/dl）以内。首选降低 TC 和 LDL-C 为主的他汀类药物，其他还包括贝特类、依折麦布和 PCSK9 抑制剂等，除改善患者心血管预后外，还可增加患者最大步行距离。

糖尿病患者严格控制血糖不仅可降低 ASO-LE 发病率，还能防止其进一步恶化，延长患者寿命，空腹血糖应保持在 7.0mmol/L 以下，同时 HbA1c 每降低 1%，ASO-LE 发病率就降低 22%。

高血压者血压应控制在 140/90mmHg 以下，若患者合并糖尿病或者肾脏病，血压标准应更低，维持在 130/80mmHg 以下，虽五类抗高血压药在影响间歇性跛行方面无明显差异，但均可改善心血管病预后，降低卒中、心肌梗死死亡率。

3. 抗血小板和抗凝治疗　预防剂量阿司匹林 75～325mg/d 或氯吡格雷 75mg/d，可使 ASO-LE 患者主要血管事件、死亡率明显降低。对伴有冠心病、缺血性脑血管病或经皮球囊血管成形术后，或支架植入术后、外科血管术后患者，还需要阿司匹林和氯吡格雷双重抗血小板治疗；抗凝药物包括普通肝素、低分子量肝素、华法林及新型口服抗凝药物。

4. 改善患肢血液循环　己酮可可碱，每次 200～400mg，每天 3 次；西洛他唑，每次 50～100mg，每天 2 次，有助于改善患者跛行症状和增加运动耐量。

其他可能减轻跛行症状药物正在研究之中，包括 1-精氨酸（内皮依赖性血管扩张剂的前体）、一氧化氮、扩血管的前列腺素和血管生成因子，如血管内皮生长因子（VEGF），碱性成纤维细胞生长因子（bFGF）；在严重肢体缺血患者长期胃肠外用扩血管的前列腺素可能减少疼痛和促进溃疡愈合。基因治疗为目前研究热点之一，通过介入手段，在缺血部位动脉注射已进行基因编码的生长因子如 VEGF、bFGF、血管生成素 1、bFGF 联合 VEGF、血管生成素 1 联合 VEGF 等，可促进缺血组织的血管生成，增加血流灌注，从而改善患者的临床症状。

（二）血运重建治疗

血运重建是挽救濒危肢体的有效手段，对于重度间歇性跛行且内科治疗无效、静息痛、肢体溃疡或坏疽、生活质量严重下降者需考虑血运重建，包括介入和外科手术治疗，前者包括局部动脉内药物灌注溶栓、经皮腔内血管成形术及支架植入术、经皮血管腔内斑块旋磨及旋切术、血管腔内斑块超声消融等；后者有内膜剥脱术、动脉旁路转流术、腰交感神经节切除术等。血运重建治疗虽然可在短期内有效缓解缺血症状、改善患者生活质量，但目前尚缺乏其改善远期预后的证据。

1. 经皮腔内血管成形术（PTA）＋支架植入术　可经皮穿刺插入球囊导管至动脉狭窄段，加压气囊压迫粥样硬化斑块，使斑块破裂，动脉内膜、中膜撕裂，中层弹力纤维、胶原纤维和平滑肌细胞过度伸展，从而使管腔扩大。为了对抗 PTA 术后血管弹性回缩，可在扩张后立即置入支架，提高远期通畅率。应用腔内治疗处理动脉狭窄、闭塞性病变，疗效肯定，但主要并发症有出血、假性动脉瘤、血栓形成、穿孔等，远期也可能再狭窄，其适应证是短段动脉狭窄，对于长段动脉狭窄效果相对较差。

2. 内膜剥脱术　剥除病变段动脉增厚的内膜、粥样硬化斑块及继发性血栓，主要适用于病变范围局限的主、髂、股动脉闭塞病变者。

3. 动脉旁路转流术　采用自体静脉或人工血管，于闭塞段近、远端之间作搭桥转流，自体大隐静脉多用于重建中、小动脉血流，人造血管多用于重建大、中动脉。主-髂动脉闭塞，可采用主-髂或股动脉旁路转流术。对全身情况不佳者，则可采用较为安全的解剖外旁路转流术，如腋-股动脉旁路转流术。如果病侧髂动脉闭塞，对侧髂动脉通畅时，可作双侧股动脉旁路转流术。股-腘动脉闭塞者，可用自体大隐静脉或人工血管作股-腘（胫）动脉旁路转流术，远端吻合口可以做在膝上腘动脉、膝下腘动脉或胫、腓动脉，或在踝部胫前、后动脉，应根据动脉造影提供的依据作选择。施行动脉旁路转流术时，应具备通畅的动脉流入道和流出道，吻合口应足够大，尽可能远离动脉粥样硬化病灶。局限的动脉粥样硬化斑块，也可先行内膜剥脱术，为完成吻合创造条件。

4. 腰交感神经节切除术　先施行腰交感神经阻滞试验，如阻滞后皮肤温度升高超过 1～2℃者，提示痉挛因素超过闭塞因素，可考虑施行同侧 L_2、L_3、L_4 腰交感神经节和神经链切除术，解除血管痉挛和促进侧支循环形成。近期效果满意，适用于该病早期，或作为旁路转流术的辅助手术。

5. 大网膜移植术　若患者动脉广泛性闭塞，不适宜作动脉旁路转流术时，可试用带血管蒂大网膜，或整片取下大网膜后裁剪延长，将胃网膜右动、静脉分别与股动脉和大隐静脉作吻合，经皮下隧道拉至小腿与深筋膜固定，借建立侧支循环为缺血组织提供血运。

（三）截肢术

对于重症下肢缺血患者已大片坏疽、无法从血运重建中获益，或合并严重感染、静息痛的患者，可考虑姑息性截肢术，以改善生活质量，提高生存期。小腿段动脉闭塞，一般行膝下截肢；股-腘段动脉、主-髂段动脉闭塞，行膝上截肢，后者截肢平面较前者更高，若手术中发现创面血供较差，则应考虑提高截肢平面。

本病预后随病变部位、程度、血管狭窄的发展速度、受累器官受损情况和有无并发症而不同。若病变涉及心、脑、肾等重要脏器动脉，往往预后不良。研究显示 ASO-LE 患者 5 年病死率约为 30%，其中 75% 死于心血管病。ASO 患者心肌梗死危险增加 20%～60%，冠心病事件导致死亡危险增加 2～6 倍。因此，及时纠正动脉粥样硬化易患因素和伴发疾病对改善本病预后十分重要。

（黄　芸）

第六节 肺 炎

一、定 义

社区获得性肺炎（community acquired pneumonia，CAP）是指在医院外罹患的感染性肺实质（含肺泡壁，即广义上的肺间质）炎症，包括具有明确潜伏期的病原体感染在入院后于潜伏期内发病的肺炎。老年 CAP 定义为≥65 岁人群发生的肺炎。

医院获得性肺炎（hospital-acquired pneumonia，HAP）是指患者入院时不存在，也不处于感染潜伏期，而于入院 48h 后在医院（包括老年护理院、康复院）内发生的肺炎。广义的 HAP 还包括：①呼吸机相关性肺炎（VAP），气管插管或气管切开行机械通气 48h 后，直至撤机拔管后 48h 内所发生的肺炎。②护理院获得性肺炎（nursing home-acquired pneumonia）：此类患者包括最近 90 天内曾因急性病入住医院 2 天以上者；在护理院或长期护理机构中生活者；最近 30 天内接受过静脉抗菌药治疗、化学治疗或伤口处理者；在医院或门诊接受血液透析治疗者。

肺炎是老年人的常见病，近年来其发病率明显呈上升趋势，因肺炎造成的住院率和病死率也逐年上升。CAP 在门诊的病死率约为 2%，住院治疗的病死率高达 20%，ICU 中 CAP 的病死率甚至超过 50%。我国 HAP 发病率为 1.3%～3.4%，是国内最常见的医院感染类型，其死亡率随年龄增长而增加，是我国住院患者，尤其是老年患者主要死因之一。

CAP 病原体的组成和耐药特性在不同国家、地区之间存在着明显差异，且随时间的推移而发生变迁。目前国内多项成人 CAP 流行病学调查结果显示：肺炎支原体和肺炎链球菌是我国成人 CAP 的重要病原体。其他常见病原体包括流感嗜血杆菌、肺炎衣原体、卡他莫拉菌、肺炎克雷伯菌及金黄色葡萄球菌；但铜绿假单胞菌、鲍曼不动杆菌少见。肺炎链球菌是老年 CAP 的主要病原体，对于高龄或存在基础疾病（如充血性心力衰竭、脑血管疾病、慢性呼吸系统疾病、肾衰竭、糖尿病等）的患者，肺炎克雷伯菌及大肠埃希菌等革兰氏阴性菌则更加常见。病毒也是 CAP 的主要病原体，我国成人 CAP 患者中病毒检出率为 15.0%～34.9%，流感病毒占首位，其他病毒包括副流感病毒、鼻病毒、腺病毒、人偏肺病毒及呼吸道合胞病毒等。病毒检测阳性患者中 5.8%～65.7%可合并细菌或非典型病原体感染。

HAP 可由各种菌谱的细菌所致，也可由病毒或真菌所引起。革兰氏阴性杆菌是老年 HAP 患者最主要的致病菌，占 60%～80%，其中以铜绿假单胞菌和肺炎克雷伯菌最常见，金黄色葡萄球菌、肺炎链球菌和厌氧菌也较多见，口咽部革兰氏阴性菌的寄植是 HAP 重要的危险因素。

二、临床表现特点

1. 老年细菌性肺炎 急性起病，高热，可伴有寒战，脓痰、褐色痰或血痰，胸痛，外周血白细胞明显升高，C 反应蛋白（CRP）升高，肺部实变体征或湿啰音，影像学可表现为肺泡浸润或实变呈叶段分布。

2. 老年支原体、衣原体肺炎 持续咳嗽，无痰或痰涂片检查未发现细菌，肺部体征少，外周血白细胞<$10×10^9$/L，影像学可表现为上肺野和双肺病灶、小叶中心性结节、树芽征、磨玻璃影及支气管壁增厚，病情进展可呈实变。

3. 老年病毒性肺炎 多数具有季节性，可有流行病学接触史或群聚性发病，急性上呼吸道症状，肌痛，外周血白细胞正常或减低，降钙素原（PCT）<0.1g/L，抗菌药治疗无效，影像学表现为双侧、多叶间质性渗出，磨玻璃影，可伴有实变。

老年肺炎的临床表现可不典型。有时仅表现为食欲减退、尿失禁、恶心、腹痛、腹泻、体力下降、意识状态下降、精神状态异常等，而发热、咳嗽、白细胞或中性粒细胞增高等典型肺炎表现不明显，容易漏诊和误诊。呼吸急促是老年肺炎的一个敏感指标。当老年人出现发热或上述不典型症状时，应尽早行胸部影像学检查以明确诊断。

三、诊　断

（一）诊断标准

1. 肺炎相关临床表现 ①新出现的咳嗽、咳痰或原有呼吸道疾病症状加重，伴或不伴脓痰、胸痛、呼吸困难及咯血；②发热；③肺实变体征和（或）闻及湿啰音；④外周血白细胞$>10\times10^9$/L 或$<4\times10^9$/L，伴或不伴细胞核左移。

2. 胸部影像学检查 显示新出现的斑片状浸润影、叶或段实变影、磨玻璃影或间质性改变，伴或不伴胸腔积液。

符合肺炎相关临床表现中任何一项加上胸部影像学检查，并除外肺结核、肺部肿瘤、非感染性肺间质性疾病、肺水肿、肺不张、肺栓塞、肺嗜酸性粒细胞浸润症及肺血管炎等后，可建立临床诊断。

（二）诊治思路

第 1 步：判断肺炎诊断是否成立。对于临床疑似肺炎患者，要注意与肺结核等特殊感染及非感染病因进行鉴别。

第 2 步：评估病情的严重程度，选择治疗场所。

第 3 步：推测可能的病原体及耐药风险：参考年龄、发病季节、基础病和危险因素、症状或体征、胸部影像学（X 线或 CT）特点、实验室检查、病情严重程度、既往抗菌药应用史等。

第 4 步：合理安排病原学检查，及时启动经验性抗感染治疗。

第 5 步：动态评估经验性抗感染效果，初始治疗失败时查找原因并及时调整治疗方案。

第 6 步：治疗后随访，并进行健康宣教。

（三）病情严重程度评价、住院标准及重症肺炎诊断标准

1. 病情严重程度的评分系统 见表 3-12 及表 3-13。

表 3-12　CURB-65 评分

危险因素	评分/（分）
意识障碍	1
血尿素氮>7mmol/L	1
呼吸频率>20 次/min	1
收缩压<90mmHg 或舒张压<60mmHg	1
年龄>65 岁	1

注：CURB-65（C：意识障碍，U：血尿素氮，R：呼吸，B：血压，65：年龄）是评估 CAP 严重程度的经典工具，将最后的得分相加进行评价。①0～1 分：低危，门诊治疗；②2 分：中危，建议住院或严格随访下院外治疗；③≥3 分：高危，应住院治疗。1mmHg＝0.133kPa

表 3-13　肺炎严重指数（PSI）评分

危险因素		评分（分）	危险因素		评分（分）
居住在养老院		10	实验室检查	动脉血 pH<7.35	30
基础疾病	肿瘤	30		血尿素氮≥11mmol/L	20
	肝病	20		血钠<130mmol/L	20
	充血性心力衰竭	10		血糖≥14mmol/L	10
	脑血管疾病	10		血细胞比容（HCT）<30%	10
	肾病	10		$PaCO_2<60$mmHg 或血氧饱和度 $SO_2<90$%	10

续表

危险因素		评分（分）	危险因素	评分（分）
体征	意识状态改变	20	胸部影像提示胸腔积液	10
	呼吸频率≥30 次/min	20		
	收缩压＜90mmHg	20		
	体温＜35℃或＞40℃	15		
	脉搏≥125 次/min	10		

注：男性患者 PSI 总分＝年龄＋所有危险因素得分；女性患者 PSI 总分＝年龄－10＋所有危险因素得分，将最后的得分相加进行评价。Ⅰ级：患者＜50 岁，无基础性疾病；Ⅱ级：PSI≤70 分；Ⅲ级：71 分≤PSI≤90 分；Ⅳ级：91 分≤PSI≤130 分；Ⅴ级：PSI＞130 分。Ⅳ级和Ⅴ级需要住院治疗

2. 住院标准 建议使用 CURB-65 评分作为判断患者是否需要住院治疗的标准。CURB-65 评分 0～1 分：原则上门诊治疗即可；评分 2 分：建议住院或在严格随访下的院外治疗；评分 3～5 分：应住院治疗。

3. 重症肺炎诊断标准

（1）主要标准：①需要气管插管行机械通气治疗；②脓毒症休克经积极液体复苏后仍需要血管活性药物。

（2）次要标准：①呼吸频率≥30 次/min；②氧合≤250mmHg；③多肺叶浸润；④意识障碍和（或）定向障碍；⑤血尿素氮≥7.14mmol/L；⑥收缩压＜90mmHg，需要积极的液体复苏。

符合 1 项主要标准或≥3 项次要标准者可诊断为重症肺炎，需密切观察，积极救治，有条件时收住 ICU 治疗。

4. 病原学诊断

（1）除群聚性发病或初始经验性治疗无效外，在门诊接受治疗的轻症 CAP 患者不必常规进行病原学检查。

（2）住院肺炎患者（包括需要急诊留观的患者）通常需要进行病原学检查，病原学检查项目的选择应综合考虑患者的年龄、基础疾病、免疫状态、临床特点、病情严重程度及前期的抗感染治疗情况等。当经验性抗感染疗效不佳需要进行调整时，合理的病原学检查尤为重要。

（3）侵入性病原学标本采集技术仅选择性适用于以下患者：肺炎合并胸腔积液，尤其是与肺部感染病灶同侧的胸腔积液，可通过胸腔穿刺抽液行胸腔积液病原学检查；接受机械通气治疗的患者，可经支气管镜留取下呼吸道标本[包括气管内吸出物（ETA）、支气管肺泡灌洗液（BALF）、防污染毛刷（PSB）等]进行病原学检查；经验性治疗无效、怀疑特殊病原体感染的肺炎患者，采用常规方法获得的呼吸道标本无法明确致病原时，可经支气管镜留取下呼吸道标本或通过经皮肺穿刺活检留取肺组织标本进行病原学检查，包括涂片、培养及 NGS 检测。积极抗感染治疗后病情无好转，需要与非感染性肺部病变（如肿瘤、血管炎、间质病等）鉴别诊断者。

四、治 疗

（一）抗感染治疗

1. CAP 经验性抗感染 在确立 CAP 临床诊断并安排合理病原学检查及标本采样后，需要根据患者年龄、基础疾病、临床特点、实验室及影像学检查、疾病严重程度、肝肾功能、既往用药和药物敏感性情况分析最有可能的病原并评估耐药风险，选择恰当的抗感染药物和给药方案，及时实施初始经验性抗感染治疗。值得注意的是：我国不同地区病原流行病学分布和抗菌药耐药率可能不一致，表 3-14 中所列的序号为可供选择的初始经验性抗感染药物选择方案，治疗建议仅是原则性的，

需结合患者所在地区具体情况进行选择。主要病原体耐药方面，我国成人 CAP 患者中肺炎链球菌对大环内酯类药物的耐药率高，但对注射用青霉素和三代头孢菌素的耐药率较低。我国肺炎支原体对大环内酯类药物耐药率高，但仍对多西环素或米诺环素、喹诺酮类抗菌药敏感。

表 3-14　初始经验性抗菌药的选择

不同人群		常见病原体	抗感染药物选择方案
门诊患者		肺炎链球菌、流感嗜血杆菌、肺炎克雷伯菌、肺炎衣原体、流感病毒、RSV、卡他莫拉菌	①青霉素类/酶抑制剂复合物 ②二代/三代头孢菌素 ③呼吸喹诺酮类 ④青霉素类/酶抑制剂复合物、二代、三代头孢菌素联合多西环素、米诺环素或大环内酯类
住院患者	收住 ICU	肺炎链球菌、军团菌、肺炎克雷伯菌等肠杆菌科，金黄色葡萄球菌、厌氧菌、流感病毒、RSV	①青霉素类/酶抑制剂复合物三代头孢菌素或其酶抑制剂复合物，厄他培南等碳青霉烯类联合大环内酯类 ②青霉素类/酶抑制剂复合物三代头孢菌素或其酶抑制剂复合物，厄他培南等碳青霉烯联合呼吸喹诺酮
	普通病房	肺炎链球菌、流感嗜血杆菌、肺炎克雷伯菌等肠杆菌科，流感病毒、RSV、卡他莫拉菌、厌氧菌、军团菌	①青霉素类/酶抑制剂复合物 ②三代头孢菌素或其酶抑制剂复合物、头孢菌素类、氧头孢类、厄他培南等碳青霉烯类 ③上述药物单用或联合大环内酯类 ④呼吸喹诺酮类

另外，选择抗菌药要参考其药代/药效学特点，对于时间依赖性抗菌药（如青霉素类、头孢菌素类、单环β内酰胺类、碳青霉烯类），其杀菌能力在4～5倍最小抑菌浓度（MIC）时基本达到饱和，血清药物浓度超过 MIC 时间（T＞MIC）是决定疗效的重要因素，根据半衰期1天多次给药可获得更好临床疗效。而浓度依赖性抗菌药（如氨基糖苷类、喹诺酮类）的杀菌效果随药物浓度升高而增加，药物峰浓度越高效果越好，因此通常每天1次用药，可增加药物活性，减少耐药的发生，并能降低氨基糖苷类药物肾损害的风险。

有基础疾病（如充血性心力衰竭、心脑血管疾病、慢性呼吸系统疾病、肾衰竭、糖尿病等）的老年 CAP 住院患者，要考虑肠杆菌科细菌感染的可能。此类患者应进一步评估产超广谱β-内酰胺酶（ESBL）菌感染风险（有产 ESBL 菌定植或感染史、曾使用三代头孢菌素、有反复或长期住院史、留置植入物及肾脏替代治疗等），高风险患者经验性治疗可选择头霉素类、哌拉西他唑巴坦、头孢哌酮/舒巴坦或厄他培南等。

在流感流行季节，对怀疑流感病毒感染的 CAP 患者，推荐常规进行流感病毒抗原或核酸检测，并应积极应用神经氨酸酶抑制剂抗病毒治疗，不必等待流感病原检查结果，即使发病时间超过 48h 也推荐应用。流感流行季节需注意流感继发细菌感染的可能，其中肺炎链球菌、金黄色葡萄球菌及流感嗜血杆菌较为常见。

抗感染治疗一般可于热退2～3天且主要呼吸道症状明显改善后停药，但疗程应视病情严重程度、缓解速度、并发症及不同病原体而异，不必以肺部阴影吸收程度作为停用抗菌药的指征。通常轻、中度 CAP 患者疗程5～7天，重症及伴有肺外并发症患者可适当延长抗感染疗程。非典型病原体治疗反应较慢者疗程延长至 10～14 天。金黄色葡萄球菌、铜绿假单胞菌、克雷伯菌属或厌氧菌等容易导致肺组织坏死，抗菌药疗程可延长至 14～21 天。

2. HAP 经验性抗感染治疗　HAP 治疗选用抗假单胞头孢菌素（头孢吡肟、头孢他啶）或抗假单胞菌碳青霉烯类（亚胺培南、美罗培南）、或β内酰胺/β内酰胺酶抑制剂（哌拉西林/他唑巴坦）联合抗假单胞菌氟喹诺酮类（环丙沙星或左旋氧氟沙星）或氨基糖苷类（阿米卡星、庆大霉素或妥布霉素）联合利奈唑胺或万古霉素。治疗时应注意：①铜绿假单胞菌感染推荐联合用药，因为单药治疗易发生耐药。莫西沙星对铜绿假单胞菌感染不敏感。②对不动杆菌最具抗菌活性的是碳青霉烯类、舒巴坦、多黏菌素。③如果分离出产 ESBL 的肠杆菌科细菌，应避免使用第三代头孢菌素，最有效的药物是碳青霉烯类，嗜麦芽窄食单胞菌对碳青霉烯类药物先天不敏感。④利奈唑胺是除万古霉素之外治疗抗甲氧西林金黄色葡萄球菌（MRSA）的一种新选择，对于肾功能不全或正接受其他肾毒性药物者可以优先选择。

3. 目标性抗感染治疗　一旦获得病原学结果，就可以参考体外药敏试验结果进行目标性治疗。

■（二）老年肺炎抗菌药的治疗原则

（1）要及时治疗，任何延误都可能是致命的。重症感染的起始治疗原则是：及时、足量、广谱、联合；最初经验治疗选用的抗菌药应尽量覆盖可能的病原体；如果延迟使用足量、广谱抗菌药治疗，容易诱导细菌耐药，增加治疗难度及病死率。

（2）细菌培养的目的是对临床诊断进行确诊，为其后改用窄谱抗菌药提供依据，3 天后尽量转为目标治疗。

（3）用药应足量、足疗程，治疗剂量不足不但不能杀灭细菌，而且还会诱导耐药菌的产生；尤其应注意老年患者治疗过程中厌氧菌的感染（这在老年人中是常见和独特的）。

（4）对于高龄患者要根据患者的病理生理状态调整用药：①肝功能严重受损者需将经肝代谢的抗菌药减量 50%，或换用经肾脏排泄为主的药物。②肾功能受损时，根据内生肌酐清除率（Ccr）来调整肾排泄药物剂量，当 Ccr 为 40～69ml/min 时，药物减量 50%，用药时间间隔不变；当 Ccr 为 10～40ml/min 时，药物减量 50%，双倍间隔或换用经肝代谢为主的药物；肝、肾功能同时受损，则应权衡两者病变的程度决定药物剂量。③浓度依赖性抗生素如喹诺酮类和氨基糖苷类，其血药浓度峰值超过 MIC 越多，杀菌效果越好；时间依赖性抗生素如 β 内酰胺酶类，其血药浓度超过 MIC 的时间越长，杀菌效果越好，且无抗生素的后效应。④对中重症患者应采用静脉给药，症状好转后改口服。⑤用药时间应长，防止反复，一般体温下降，症状消退后 7～14 天停用，特殊情况如军团菌肺炎用药时间可达 3～4 周，急性期用药 48～72h 无效者应考虑换药。⑥治疗中应严密观察不良反应，老年人易发生肠道菌群失调及双重感染，应及时防治。

（5）抗生素合理应用的建议：如初始治疗有效，应考虑降阶梯换用窄谱抗生素；如初始抗生素治疗无效，应考虑诊断是否正确、宿主原因（如高龄、机械通气时间长、呼吸衰竭、潜在致死性疾病、抗生素治疗史等）、细菌因素（初始治疗未覆盖某些耐药菌如铜绿假单胞菌、不动杆菌属或其他少见病原如结核分枝杆菌、真菌、呼吸道病毒等）、有无多重耐药菌感染的危险、剂量及给药方式是否合适。因此，建议如下：①对近期接受抗菌药治疗的患者，经验治疗应尽量选择与先前抗生素类型不同的药物；②应立即开始抗菌药治疗，延迟治疗可能增加病死率；③抗菌药的选择应与本单位的抗生素耐药情况相适应；④严重肺炎的经验治疗，应在最佳剂量下应用抗生素，以保证最大效力。

■（三）辅助治疗

除了针对病原体的抗感染治疗外，中、重症患者补液、保持水电解质平衡、营养支持及物理治疗等辅助治疗对患者也是必要的。合并低血压的患者早期液体复苏是降低病死率的重要措施。低氧血症患者的氧疗和辅助通气也是改善患者预后的重要治疗手段，此外，雾化、体位引流、胸部物理治疗等也被用于肺炎的治疗。重症肺炎的辅助药物还包括糖皮质激素、静脉注射丙种球蛋白（IVIG）、他汀类药物，但到目前为止无确切证据证明其有效性。将对氧疗和辅助通气进行详细论述。

住院患者应及时评估血氧水平，存在低氧血症的患者推荐鼻导管或面罩氧疗，维持血氧饱和度在 90% 以上。但对于有高碳酸血症风险的患者，在获得血气结果前，血氧饱和度宜维持在 88%～92%。最近研究结果表明：经鼻导管加温湿化的高流量吸氧（40～60L/min）也可用于临床。

与高浓度氧疗相比，无创机械通气（NIV，包括无创正压通气或无创负压通气）能降低急性呼吸衰竭肺炎患者的气管插管率和病死率，使氧合指数得到更快、更明显的改善，降低多器官衰竭和感染性休克的发生率，合并慢性阻塞性肺疾病的肺炎患者获益更明显。但对于并发成人急性呼吸窘迫综合征（ARDS）的肺炎患者，使用 NIV 的失败率高，且不能改善预后，重度低氧肺炎患者（氧合指数＜150mmHg）也不适宜采用 NIV。另外，需要及时识别 NIV 失败。在使用 NIV 的最初 1～2h 不能改善患者的呼吸频率和氧合状态，或不能降低初始高碳酸血症患者的血二氧化碳水平，均提示 NIV 失败，应立即改为气管插管，通过呼吸机辅助呼吸。

存在 ARDS 的肺炎患者气管插管后宜采用小潮气量＋PEEP（呼气末正压通气）机械通气（6ml/kg 理想体重）。重症肺炎患者如果合并 ARDS 且常规机械通气不能改善，可以使用 ECMO。ECMO 的适应证包括：①可逆性的呼吸衰竭伴有严重低氧[氧合指数＜80mmHg 或即使用高水平的呼气末正压通气（PEEP）辅助通气 6h 也不能纠正低氧]；②酸中毒严重失代偿（pH＜7.15）；③过高的气道平台压（如＞45cm H_2O）。

五、治疗后的评价、处理和出院标准

大多数肺炎患者在初始治疗后 72h 临床症状改善，但影像学改善滞后于临床症状。应在初始治疗后 72h 对病情进行评价，部分患者对治疗的反应相对较慢，只要临床表现无恶化，可以继续观察，不必急于更换抗感染药物。

（一）初始治疗后评价的内容

根据患者对初始治疗的反应可分为治疗有效或治疗失败，并进行相应处理。初始治疗后评价应包括以下 5 个方面。

1. 临床表现 包括呼吸道及全身症状、体征。

2. 生命体征 一般情况、意识、体温、呼吸频率、心率和血压等。

3. 一般实验室检查 包括血常规、血生化、血气分析、C 反应蛋白、降钙素原等指标。建议住院患者 72h 后再次进行 C 反应蛋白、降钙素原和血常规检查，有助于区分患者是治疗失败还是治疗反应慢，重症患者应严密监测。

4. 微生物学指标 可重复进行常规微生物学检查，必要时采用分子生物学和血清学等方法，积极获取病原学证据。

5. 胸部影像学 临床症状明显改善的患者不推荐常规复查胸部影像；症状或体征持续存在或恶化时，应复查 X 线片或胸部 CT 确定肺部病灶变化。

（二）初始治疗有效的定义及处理

1. 定义 经治疗后达到临床稳定，可以认定为初始治疗有效。临床稳定标准需符合下列所有 5 项指标：①体温≤37.8℃；②心率≤100 次/min；③呼吸频率≤24 次/min；④收缩压≥90mmHg；⑤氧饱和度≥90%（或动脉氧分压≥60mmHg，吸气条件下）。

2 处理 ①经初始治疗后症状明显改善者可继续原有抗感染药物治疗；②对达到临床稳定且能接受口服药物治疗的患者，改用同类或抗菌谱相近、对致病菌敏感的口服制剂进行序贯治疗。

（三）初始治疗失败的定义及处理

1. 定义 初始治疗后患者症状无改善，需要更换抗感染药物，或初始治疗一度改善又恶化，病情进展，认为初始治疗失败。临床上主要包括两种形式：①进展性肺炎：在入院 72h 内进展为急性呼吸衰竭需要机械通气支持或脓毒性休克需要血管活性药物治疗；②对治疗无反应：初始治疗 72h，患者不能达到临床稳定标准。

2. 处理 出现局部或全身并发症，如肺炎旁积液、脓胸、肺脓肿、ARDS、静脉炎、败血症及转移性脓肿是初始治疗失败的危险因素。其他要考虑初始治疗未覆盖的非细菌性微生物或耐药菌感染及非感染性疾病的可能。

（四）出院标准

患者诊断明确，经有效治疗后病情明显好转，体温正常超过 24h 且满足临床稳定的其他 4 项指标，可以转为口服药物治疗，不需要进一步处理的并发症及精神障碍等情况时，可以考虑出院。

（陈　露）

第七节　慢性阻塞性肺疾病

一、定　义

慢性阻塞性肺疾病（chronic obstructive pulmonary disease，COPD）是一种常见的、可预防和治疗的慢性气道疾病，其特征是持续存在不完全可逆的气流受限和相应的呼吸系统症状；其病理学改变主要是气道和（或）肺泡异常，通常与显著暴露于有害颗粒或气体相关，遗传易感性、异常的炎症反应及与肺异常发育等众多的宿主因素参与发病过程；严重的合并症可能影响疾病的表现和病死率。上述因素决定了 COPD 存在明显的异质性。

COPD 是一种严重危害人类健康的常见病，严重影响患者的生命质量，COPD 是导致死亡的重要病因，并给患者及其家庭及社会带来沉重的经济负担。根据全球疾病负担调查，COPD 是我国 2016 年第 5 大死亡原因，2017 年第 3 大伤残调整寿命年的主要原因。WHO 关于病死率和死因的最新预测数字显示，随着发展中国家吸烟率的升高和高收入国家人口老龄化加剧，COPD 的患病率在未来 40 年将继续上升，预测至 2060 年死于 COPD 及其相关疾患者数超过每年 540 万。

二、病因及危险因素

引起 COPD 的危险因素具有多样性的特点，可宏观概括为个体因素和环境因素共同作用。

（一）个体因素

1. 遗传因素　COPD 有遗传易感性。α_1-抗胰蛋白酶重度缺乏与非吸烟者的肺气肿形成有关，迄今为止我国尚未见 α_1-抗胰蛋白酶缺乏引起肺气肿的正式报道。某些基因（如编码 MMP12、GST 的基因）的多态性可能与肺功能的下降有关，全基因扫描显示 α 尼古丁乙酰胆碱受体、刺猬因子相互作用蛋白（HHIP）等与 COPD 或者肺功能相关。国际 COPD 遗传学联盟最新的研究发现 82 个与 COPD 有关的基因位点，不同的基因与 COPD 的不同病理或临床特征关联，从遗传基因的角度支持 COPD 存在异质性。

2. 年龄和性别　年龄是 COPD 的危险因素，年龄越大，COPD 患病率越高。COPD 患病率在男女性别之间的差异报道不一致，但是有文献报道女性对烟草烟雾的危害更敏感。

3. 肺生长发育　妊娠、出生和青少年时期直接和间接暴露于有害因素时可以影响肺的生长，肺的生长发育不良是 COPD 的危险因素。

4. 支气管哮喘（简称哮喘）和气道高反应性　哮喘不仅可以和 COPD 同时存在，也是 COPD 的危险因素，气道高反应性也参与 COPD 的发病过程。

5. 低体重指数　也与 COPD 的发病有关，体重指数越低，COPD 的患病率越高。吸烟和体重指数对 COPD 存在交互作用。

（二）环境因素

1. 烟草　吸烟是 COPD 最重要的环境致病因素。与非吸烟者比较，吸烟者的肺功能异常率较高，FEV$_1$下降率较快，死亡风险增加。被动吸烟也可能导致呼吸道症状及 COPD 的发生。

2. 燃料烟雾 柴草、煤炭和动物粪便等燃料产生的烟雾中含有大量有害成分，例如，碳氧化物、氮氧化物、硫氧化物和未燃烧完全的碳氢化合物颗粒与多环有机化合物等。燃烧时产生的大量烟雾可能是不吸烟女性发生 COPD 的重要原因。燃料所产生的室内空气污染与吸烟具有协同作用。

3. 空气污染 空气污染物中的颗粒物（PM）和有害气体物质（二氧化硫、二氧化氮、臭氧和一氧化碳等）对支气管黏膜有刺激和细胞毒性作用，空气中 PM2.5 的浓度超过 35μg/m^3 时，COPD 的患病危险度明显增加。空气中二氧化硫的浓度可随着 PM 的升高而升高，且与 COPD 急性加重次数呈正相关。

4. 职业性粉尘 当职业性粉尘（二氧化硅、煤尘、棉尘等）的浓度过大或接触时间过久，可导致 COPD 的发生。职业环境接触的刺激性物质、有机粉尘及过敏原等可导致气道反应性增高，通过这一途径参与 COPD 的发病。

5. 感染和慢性支气管炎 呼吸道感染是 COPD 发病和加剧的重要因素，病毒和（或）细菌感染是 COPD 急性加重的常见原因。儿童期反复下呼吸道感染与成年时肺功能降低及呼吸系统症状的发生有关。有学者观察到，慢性支气管炎增加发生 COPD 的可能性，并可能与急性加重的次数和严重程度有关。

6. 社会经济地位 COPD 的发病与患者的社会经济地位相关。室内外空气污染程度不同、营养状况等与社会经济地位的差异可能存在一定内在联系。

三、发病机制、病理学表现及病理生理改变

（一）发病机制

COPD 的发病机制复杂，尚未完全阐明。吸入烟草烟雾等有害颗粒或气体可引起气道氧化应激、炎症反应，以及蛋白酶/抗蛋白酶失衡等途径参与 COPD 发病。多种炎症细胞参与 COPD 的气道炎症，包括巨噬细胞、中性粒细胞，以及 Tc1、Th1、Th17 和 ILC3 细胞等。激活的炎症细胞释放多种炎性介质作用于气道上皮细胞，诱导上皮细胞杯状化生和气道黏液高分泌；慢性炎症刺激气道上皮细胞释放生长因子，促进气道周围平滑肌和成纤维细胞增生，导致小气道重塑；巨噬细胞基质金属蛋白酶和中性粒细胞弹性蛋白酶等引起肺结缔组织中的弹性蛋白破坏，Tc1 细胞释放颗粒酶穿孔素损伤肺泡上皮，导致不可逆性肺损伤，引发肺气肿。此外，自身免疫调控机制、遗传危险因素及肺发育相关因素也可能在 COPD 的发生发展中起到重要作用。上述机制的共同作用导致 COPD。

（二）病理学表现

COPD 特征性的病理学改变存在于气道、肺实质和肺血管。在中央气道表现为炎症细胞浸润，上皮损伤，黏液分泌腺增大和杯状细胞增多使黏液分泌增加。外周小气道病理改变包括：外周小气道（内径≤2mm）的阻塞和结构改变，小气道的狭窄与管周纤维化导致的气道重塑，终末细支气管和过渡性细支气管的丢失。这些改变在 COPD 早期患者就已经存在。气道壁多种炎症细胞浸润（巨噬细胞、中性粒细胞、B 淋巴细胞和 T 淋巴细胞等），增多的黏液分泌物阻塞气道管腔，引起固定性气道阻塞及气道壁结构重塑。肺气肿导致附着在小气道周围的肺泡间隔破坏，使维持小气道开放的力量减弱。上述病理改变共同构成 COPD 气流受限的病理学基础。

（三）病理生理改变

COPD 主要病理生理学改变包括气流受限、气体陷闭和气体交换异常，可伴有黏液高分泌、气道上皮纤毛功能障碍、全身的不良效应等。严重者可合并肺动脉高压、慢性肺源性心脏病和呼吸衰竭。COPD 患者往往同时存在多种全身合并症，并与疾病严重程度相关。

四、临床表现、诊断及评估

（一）临床表现

1. 病史 诊断 COPD 时，为减少漏诊，应全面采集病史，包括症状、危险因素暴露史、既往史、系统回顾和合并症等。

（1）危险因素：见"二、病因及危险因素"部分。

（2）既往史：包括慢性呼吸衰竭和肺源性心脏病病史[COPD 后期出现低氧血症和（或）高碳酸血症，可合并慢性肺源性心脏病和右心衰竭]、哮喘史、过敏史、结核病史、儿童时期呼吸道感染及呼吸道传染病病史（如麻疹、百日咳）等。

（3）家族史：家庭中是否有 COPD 患者。

（4）发病规律：起病隐匿，缓慢渐进性进展，常有反复呼吸道感染及急性加重史，随着病情进展，急性加重越来越频繁。

（5）发病年龄、与季节的关系：多于中年以后发病，秋、冬寒冷季节症状明显。

（6）合并症：心脏病、骨质疏松、骨骼肌肉疾病、肺癌、抑郁和焦虑等。

2. 症状

（1）主要临床表现：COPD 的主要症状是慢性咳嗽、咳痰和呼吸困难。早期 COPD 患者可以没有明显的症状，随病情进展日益显著；咳嗽、咳痰症状通常在疾病早期出现，而后期则以呼吸困难为主要表现。

（2）症状特征及演变：①慢性咳嗽：是 COPD 常见的症状。咳嗽症状出现缓慢，迁延多年，以晨起和夜间阵咳为主。②咳痰：多为咳嗽伴随症状，痰液常为白色浆液性黏液，常于早晨起床时剧烈阵咳，咳出较多黏液、浆液样痰后症状缓解；急性加重时痰液可变为黏液脓性而不易咳出。③气短或呼吸困难：早期仅在劳力时出现，之后逐渐加重，以致日常活动甚至休息时也感到呼吸困难；活动后呼吸困难加重是 COPD 的"标志性症状"。④胸闷和喘息：部分患者有明显的胸闷和喘息，此非 COPD 特异性症状，常见于重症或急性加重患者。

3. 并发症的表现

（1）右心功能不全：当 COPD 并发慢性肺源性心脏病失代偿时，可出现食欲不振、腹胀、下肢（或全身）浮肿等体循环淤血相关的症状。

（2）呼吸衰竭（respiratory failure）：多见于重症 COPD 或急性加重的患者，由于通气功能严重受损而出现显著的低氧血症和二氧化碳潴留（Ⅱ型呼吸衰竭），此时患者可有明显发绀和严重呼吸困难；当二氧化碳严重潴留，呼吸性酸中毒失代偿时，患者可出现行为怪异、谵妄、嗜睡，甚至昏迷等肺性脑病的症状。

（3）自发性气胸：多表现为突然加重的呼吸困难、胸闷和（或）胸痛，可伴有发绀等症状。

4. 体征 COPD 的早期体征可不明显，随着疾病进展，胸部体检可见以下体征。

（1）视诊及触诊：胸廓前后径增大、剑突下胸骨下角（腹上角）增宽；呼吸变浅、呼吸频率增快、呼气时相延长、辅助呼吸肌（如斜角肌和胸锁乳突肌）参加呼吸运动，重症患者可见胸腹呼吸矛盾运动，部分患者在呼吸困难加重时采用缩唇呼吸方式和（或）前倾体位；合并低氧血症时可见患者黏膜和皮肤发绀；触诊可有剑突下心脏抬举感等。

（2）叩诊：胸部叩诊可呈过清音或鼓音，心浊音界缩小，肺肝界降低，均系肺过度充气所致。

（3）听诊：双肺呼吸音减低，呼气延长，可闻及干啰音/哮鸣音和（或）湿啰音；心音遥远，剑突下心音较清晰，响亮。此外，合并肺源性心脏病时患者可见下肢水肿、腹水和肝脏肿大并压痛等体征；合并肺性脑病时偶可引出神经系统病理体征。

5. 实验室检查指标 肺功能检查是目前检测气流受限公认的客观指标，是 COPD 诊断的"金标准"，也是 COPD 的严重程度评价、疾病进展监测、预后及治疗反应评估中最常用的指标。COPD

的肺功能检查除了常规的肺通气功能检测如 FEV_1、FEV_1 与用力肺活量（FVC）的比值（FEV_1/FVC）以外，还包括峰值流速 PEF、中段流速 FEF 50%、残容量 RV 和弥散功能测定等，有助于疾病评估和鉴别诊断。吸入支气管舒张剂后 FEV_1/FVC<70%是判断存在持续气流受限，诊断 COPD 的肺功能标准。

（二）诊断与鉴别诊断

1. 诊断　对有慢性咳嗽或咳痰、呼吸困难、反复下呼吸道感染史和（或）有 COPD 危险因素暴露史的患者，临床上应该考虑 COPD 诊断的可能性。诊断标准：COPD 的诊断主要依据危险因素暴露史、症状、体征及肺功能检查等临床资料，并排除可引起类似症状和持续气流受限的其他疾病，综合分析确定。肺功能检查表现为持续气流受限是确诊 COPD 的必备条件，吸入支气管舒张剂后 FEV_1/FVC<70%即明确存在持续的气流受限。

2. 鉴别诊断　COPD 应与哮喘、支气管扩张症、充血性心力衰竭、肺结核和弥漫性泛细支气管炎等疾病进行鉴别。应注意当哮喘发生气道重塑时，可导致气流受限的可逆性减少，需全面分析患者的临床资料才能做出正确的判断。此外还需明确，COPD 和哮喘这两种疾病亦可同时存在于同一患者。

（三）COPD 的综合评估

COPD 病情评估应根据患者的临床症状、肺功能受损程度、急性加重风险及合并症/并发症等情况进行综合分析，其目的在于确定疾病的严重程度，包括气流受限的严重程度、患者健康状况及未来不良事件的发生风险（如急性加重、住院或者死亡等），以最终指导治疗。

五、稳定期管理

（一）管理目标

管理目标主要基于症状和未来急性加重风险：①减轻当前症状：包括缓解呼吸系统症状、改善运动耐量和健康状况；②降低未来风险：包括防止疾病进展、防治急性加重及降低病死率。

（二）教育与危险因素管理

1. 教育　通过医务人员的教育和患者的自我教育，可以提高患者和有关人员对 COPD 的认识及自身处理疾病的能力，更好地配合管理，加强疾病预防，减少急性加重，提高生活质量，维持病情稳定。

2. 危险因素管理

（1）戒烟及烟草依赖的治疗：戒烟是所有吸烟 COPD 患者的关键干预措施，应该强烈鼓励和支持所有吸烟者戒烟。医务人员应掌握控烟知识、方法和技巧，将戒烟与日常临床工作结合，首诊询问吸烟史，及时进行戒烟劝诫，合理使用戒烟药物，推广戒烟热线，积极推动戒烟门诊建设及临床戒烟工作的开展。对所有就医的吸烟者应进行简短戒烟干预，对烟草依赖患者进行诊治。对于愿意戒烟的吸烟者采取"5A"戒烟干预方案，"5A"包括：①询问（ask）并记录所有就医者的吸烟情况。②建议（advise）所有吸烟者必须戒烟。③评估（assess）吸烟者的戒烟意愿。④提供戒烟帮助（assist），向吸烟者提供实用的戒烟咨询，向吸烟者提供戒烟资料，介绍戒烟热线（全国戒烟热线 400-808-5531，公共卫生服务热线 12320），推荐有戒烟意愿的吸烟者使用戒烟药物。⑤安排（arrange）随访：吸烟者开始戒烟后，应安排随访至少 6 个月，6 个月内随访次数不宜少于 6 次。随访的形式可以是要求戒烟者到戒烟门诊复诊或通过电话了解其戒烟情况。对于暂时没有戒烟意愿的吸烟者采取"5R"干预措施增强其戒烟动机，"5R"包括：①相关（relevance）：使吸烟者认识到戒烟与其自身和家人的健康密切相关。②危害（risk）：使吸烟者认识到吸烟的严重健康危害。③益处（reward）：使吸烟者充分认识到戒烟的健康益处。④障碍（roadblock）：使吸烟者知晓和预估戒烟过程中可能会遇到的问题和障碍，并让他们了解现有的戒烟干预方法（如咨询和药物）可以帮助他们克服这些障碍。⑤反复（repetition）：反复对吸烟者进行上述戒烟动机干预。目前我国临床戒烟指南推荐的疗法及一线戒烟药物包括烟碱替代疗法（NRT）、盐酸安非他酮缓释片及酒石酸伐尼克兰。NRT 类药物可以非处方购买（包括贴片和咀嚼胶），盐酸安非他酮缓释片及酒石酸伐尼克兰为处方药，应该在戒烟医生的指导下使用。药物治疗和行为支持相结合可以提高戒烟成功率。

（2）控制职业性或环境污染：针对职业暴露，建议患者在条件许可时避免持续暴露于潜在的刺激物中。有效的通风、无污染炉灶和类似的干预措施有助于减少燃料烟雾暴露。减少室内外空气污染的暴露需要公共政策支持、地方和国家资源投入、生活习惯改变和患者个人保护等。

（三）药物治疗

1. 支气管舒张剂 是 COPD 的基础一线治疗药物，通过松弛气道平滑肌扩张支气管，改善气流受限，从而减轻 COPD 的症状，包括缓解气促、增加运动耐力、改善肺功能和降低急性加重风险。与口服药物相比，吸入制剂的疗效和安全性更优，因此多首选吸入治疗。主要的支气管舒张剂有 β_2 受体激动剂、抗胆碱能药及甲基黄嘌呤类药物，可根据药物作用及患者的治疗反应选用。联合应用不同作用机制及作用时间的药物可以增强支气管舒张作用，更好改善患者的肺功能与健康状况，通常不增加不良反应。

（1）β_2 受体激动剂：分为短效和长效两种类型。短效 β_2 受体激动剂（SABA）主要有特布他林、沙丁胺醇及左旋沙丁胺醇等，常见剂型为加压定量吸入剂，主要用于按需缓解症状，长期规律应用维持治疗的效果不如长效支气管舒张剂。长效 β_2 受体激动剂（LABA）作用时间持续 12h 以上，较 SABA 可更好地持续扩张小气道，改善肺功能和呼吸困难症状，可作为有明显气流受限患者的长期维持治疗药物。早期应用于临床的药物包括沙美特罗（salmeterol）和福莫特罗（formoterol），其中福莫特罗属于速效和 LABA。近年来新型 LABA 起效更快、作用时间更长，包括茚达特罗（indacaterol）、奥达特罗（olodaterol）和维兰特罗（vilanterol）等。不良反应和注意事项：总体来说，吸入 β_2 受体激动剂的不良反应远低于口服剂型。相对常见的不良反应有窦性心动过速、肌肉震颤（通常表现为手颤）、头晕和头痛。不常见的有口咽部刺激。罕见的不良反应有心律失常、异常支气管痉挛及心力衰竭人群的氧耗增加，与噻嗪类利尿剂联用可能出现低钾血症。文献报道 LABA 在合并心血管疾患的 COPD 患者中仍有较好的安全性，合并心血管疾患的稳定期 COPD 患者无须更改吸入剂类型。

（2）抗胆碱能药：通过阻断 M_1 和 M_3 胆碱受体，扩张气道平滑肌，改善气流受限和 COPD 的症状，可分为短效和长效两种类型。短效抗胆碱能药（SAMA）主要品种有异丙托溴铵（ipratropium）。长效抗胆碱能药（LAMA）能够持久地结合 M_3 受体，快速与 M_2 受体分离，从而延长支气管扩张作用时间超过 12h，新型 LAMA 作用时间超过 24h，常用 LAMA 包括噻托溴铵（tiotropium）、格隆溴铵（glycopyrronium）、乌美溴铵（umeclidinium）和阿地溴铵（aclidinium bromide）等。LAMA 在减少 COPD 急性加重及降低住院频率方面优于 LABA，长期使用可以改善患者症状及健康状态，也可减少急性加重及住院频率。一项在我国开展的临床研究结果显示，对于没有症状或仅有轻微症状的早期 COPD 患者，使用噻托溴铵可显著改善肺功能及提高生活质量。不良反应和注意事项：总体来说，吸入抗胆碱能药的不良反应比较少见，报道的不良反应中常见的有口干、咳嗽、局部刺激、吸入相关的支气管痉挛、头痛、头晕。少见的不良反应有荨麻疹、闭角型青光眼、心率加快。罕见的不良反应有过敏性反应（舌、唇和面部的血管性水肿）、眼痛、瞳孔散大、心悸、心动过速、喉痉挛、恶心及尿潴留。

（3）茶碱类药物：茶碱类药物可解除气道平滑肌痉挛，在我国 COPD 治疗中使用较为广泛。

缓释型或控释型茶碱口服 1～2 次/日可以达到稳定的血药浓度，对治疗稳定期 COPD 有一定效果。低剂量茶碱在减少症状急性加重方面尚存在争议。茶碱联合 LABA 对肺功能及呼吸困难症状的改善效果优于单独使用 LABA。但对于接受吸入性糖皮质激素（ICS）治疗的 COPD 急性加重高危患者，与安慰剂相比，加用低剂量茶碱不能减少患者 1 年内急性加重次数。不良反应和注意事项：不良反应与个体差异和剂量相关，常见的有恶心、呕吐、腹痛、头痛、胸痛、失眠、兴奋、心动过速、呼吸急促。过量使用可出现心律失常，严重者可引起呼吸、心搏骤停。由于茶碱的有效治疗窗小，必要时需要监测茶碱的血药浓度，当血液中茶碱浓度＞5mg/L 即有治疗作用；＞15mg/L 时不良反应明显增加。茶碱与多种药物联用时要警惕药物相互作用。

2. 吸入性糖皮质激素（ICS）　COPD 稳定期长期单一应用 ICS 治疗并不能阻止 FEV_1 的降低趋势，对病死率亦无明显改善，因此不推荐对稳定期 COPD 患者使用单一 ICS 治疗。在使用 1 种或 2 种长效支气管舒张剂的基础上可以考虑联合 ICS 治疗。COPD 对 ICS 复合制剂长期吸入治疗的反应存在异质性，外周血嗜酸性粒细胞计数可用于指导 ICS 的选择，但目前尚缺乏外周血嗜酸性粒细胞计数指导中国 COPD 患者 ICS 治疗的研究。对于稳定期患者在使用支气管舒张剂基础上是否加用 ICS，要根据症状和临床特征、急性加重风险、外周血嗜酸性粒细胞值和合并症及并发症等综合考虑。

3. 联合治疗　不同作用机制的支气管舒张剂联合治疗优于单一支气管舒张剂治疗。SABA 联合 SAMA 对肺功能和症状的改善优于单药治疗。LABA 和 LAMA 联合治疗也可更好改善肺功能和症状，降低疾病进展风险等。目前已有多种 LABA 和 LAMA 联合制剂，如福莫特罗/格隆溴铵、奥达特罗/噻托溴铵、维兰特罗/乌镁溴铵、茚达特罗/格隆溴铵。研究结果显示，与单药治疗比较，联合治疗能显著改善患者肺功能，减少急性加重，也能改善呼吸困难症状及健康状态，提高生活质量。此外，与 LAMA 单药治疗或 LABA＋LAMA、ICS＋LABA 联合治疗比较，三联治疗能显著降低患者病死率。

4. 初始治疗方案推荐　A 组：1 种支气管舒张剂（短效或长效）；B 组：1 种长效支气管舒张剂；若患者 COPD 患者自我评估测试（COPD assessment test，CAT）＞20 分，可考虑使用 LAMA＋LABA 联合治疗；C 组：LAMA 或 ICS＋LABA；D 组：根据患者的情况选择 LAMA 或 LAMA＋LABA 或 ICS＋LABA 或 ICS＋LAMA＋LABA。若 CAT＞20 分，推荐首选双支气管舒张剂联合治疗。对于血嗜酸性粒细胞计数≥300 个/μL 或合并哮喘的患者首先推荐含 ICS 的联合治疗。

5. COPD 稳定期药物治疗的随访及流程　对所有 COPD 患者，都应建立"评估-回顾-调整"长期随访的管理流程。给予初始治疗后，应注意观察患者对治疗的反应，重点评估呼吸困难和急性加重发生情况是否改善，然后根据情况调整治疗方案。在调整药物治疗前，需要评估患者的吸入技术、用药依从性和其他非药物治疗方法（包括肺康复和自我管理教育），识别任何可能影响治疗效果的因素并加以调整，考虑或升级、或降级、或更换吸入装置及药物，然后重复以上"评估-回顾-调整"管理流程。如果起始治疗的效果较好，则维持原治疗方案。如果起始治疗的疗效不佳，则先考虑其疗效不佳是呼吸困难没有改善还是急性加重发生率仍较高，然后针对性调整治疗方案。

（黄诗媛）

第八节　肺　栓　塞

一、定　义

肺栓塞（pulmonary embolism，PE）是内源性或外源性栓子阻塞肺动脉引起肺循环障碍的临床和病理生理综合征，包括肺血栓栓塞症、脂肪栓塞综合征、羊水栓塞、空气栓塞、肿瘤栓塞等。其中肺血栓栓塞症（pulmonary thromboembolism，PTE）是最常见的 PE 类型，指来自静脉系统或右心的血栓阻塞肺动脉或其分支所致疾病，以肺循环和呼吸功能障碍为主要临床表现和病理生理特征，占 PE 的绝大多数，通常所称的 PE 即指 PTE。

在老年人中，肺栓塞常常被漏诊，只有对此病高度警觉，才能提高诊断率，缩短诊断所需时间，改善预后。

二、临床表现特点

在老年患者中，PE 缺乏特异性的临床症状和体征，呼吸急促、胸膜炎性胸痛、心动过速是最常见的症状和体征，给诊断带来一定困难，易被漏诊。

■（一）症状

患者症状表现取决于栓子的大小、数量、栓塞的部位及患者是否存在心、肺等器官的基础疾病。多数患者因呼吸困难、胸痛、先兆晕厥、晕厥和（或）咯血而被疑诊 PE。胸痛是 PE 常见症状，多因远端 PE 引起的胸膜刺激所致。中央型 PE 胸痛可表现为典型的心绞痛性质，多因右心室缺血所致，需与急性冠脉综合征（acute coronary syndrome，ACS）或主动脉夹层相鉴别。PE 也可以完全没有症状，只是在诊断其他疾病或者尸检时意外发现。

■（二）体征

患者主要是呼吸系统和循环系统体征，特别是呼吸频率增加（超过 20 次/min）、心率加快（超过 90 次/min）、血压下降及发绀。低血压和休克罕见，但却非常重要，往往提示中央型 PE 和（或）血流动力学储备严重降低。下肢静脉检查发现一侧大腿或小腿周径较对侧增加超过 1cm，或下肢静脉曲张，应高度怀疑下肢静脉血栓形成。其他呼吸系统体征有肺部听诊湿啰音及哮鸣音、胸腔积液等。

三、诊断和鉴别诊断

■（一）易患因素

PE 的易患因素包括患者自身因素（多为永久性因素）与环境因素（多为暂时性因素）。PE 常见易患因素见表 3-15。

表 3-15　PE 的易患因素

易患因素强度	表现
强易患因素（OR≥10）	①下肢骨折；②3 个月内因心力衰竭、心房颤动或心房扑动入院；③髋关节或膝关节置换术；④严重创伤；⑤3 个月内发生过心肌梗死；⑥既往静脉血栓栓塞症；⑦脊髓损伤
中等易患因素（2≤OR≤9）	①膝关节镜手术；②自身免疫病；③输血；④中心静脉置管；⑤化疗；⑥慢性心力衰竭或呼吸衰竭；⑦应用促红细胞生成因子；⑧激素替代治疗；⑨体外受精；⑩感染（尤其呼吸系统、泌尿系统感染或 HIV 感染）；⑪炎症性肠道疾病；⑫肿瘤；⑬口服避孕药；⑭卒中瘫痪；⑮产后；⑯浅静脉血栓；⑰遗传性血栓形成倾向
弱易患因素（OR<2）	①卧床>3 天；②糖尿病；③高血压；④久坐不动（如长时间乘车或飞机旅行）；⑤年龄增长；⑥腹腔镜手术（如腹腔镜下胆囊切除术）；⑦肥胖；⑧妊娠；⑨静脉曲张

注：OR，odds ratio，相对危险度

■（二）实验室检查

1. 动脉血气分析　血气分析的检测指标不具有特异性，可表现为低氧血症、低碳酸血症及呼吸性碱中毒，但多达 40% 的患者动脉血氧饱和度正常，检测时应以患者就诊时卧位、未吸氧、首次动脉血气分析的测量值为准。

2. 血浆 D-二聚体 D-二聚体检测的阴性预测价值很高,正常 D-二聚体水平往往可以排除急性 PE。许多其他情况下也会产生纤维蛋白,如肿瘤、炎症、出血、创伤、外科手术等,所以 D-二聚体水平升高的阳性预测价值很低。因此血浆 D-二聚体测定的主要价值在于能排除急性 PE,尤其是低度可疑患者,而对确诊 PE 无益。D-二聚体的特异性随年龄增长而降低,80 岁以上患者降至约 10%。建议使用年龄校正的临界值以提高老年患者 D-二聚体的评估价值(年龄×10μg/L)。

3. 心电图 急性 PE 的心电图表现无特异性。可表现为胸前导联 $V_1 \sim V_4$ 及肢体导联 Ⅱ、Ⅲ、aVF 的 ST 段压低和 T 波倒置,V_1 呈 QR 型,S Ⅰ Q Ⅲ T Ⅲ(即 Ⅰ 导联 S 波加深,Ⅲ 导联出现 Q/q 波及 T 波倒置),不完全性或完全性右束支传导阻滞。轻症可以仅表现为窦性心动过速,见于约 40% 的患者,也可表现为房性心律失常,尤其心房颤动也比较多见。

4. 超声心动图 在提示诊断、预后评估及除外其他心血管疾患方面有重要价值。超声心动图可提供急性 PE 的直接征象和间接征象。直接征象为发现肺动脉近端或右心腔血栓,如同时患者临床表现疑似 PE,可明确诊断,但阳性率低。间接征象多是右心负荷过重的表现,如右心室壁局部运动幅度下降,右心室和(或)右心房扩大,三尖瓣反流速度增快及室间隔左移运动异常,肺动脉干增宽等。

5. 胸部 X 线片 PE 如果引起肺动脉高压或肺梗死,X 线片可出现肺缺血征象如肺纹理稀疏、纤细,肺动脉段突出或瘤样扩张,右下肺动脉干增宽或伴截断征,右心室扩大征。胸片虽缺乏特异性,但有助于排除其他原因导致的呼吸困难和胸痛。

6. 肺动脉 CTA 具有无创、扫描速度快、图像清晰、较经济的特点,可直观判断肺动脉栓塞的程度和形态,以及累及的部位及范围。PE 的直接征象为肺动脉内低密度充盈缺损,部分或完全包围在不透光的血流之内的"轨道征",或者呈完全充盈缺损,远端血管不显影。肺动脉 CTA 是诊断 PE 的重要无创检查技术,敏感性为 83%,特异性为 78%~100%。其主要局限性是对亚段及以远肺动脉内血栓的敏感性较差。

在临床应用中,肺动脉 CTA 应结合患者临床可能性评分进行判断。低危患者如果结果正常,即可排除 PE;对临床评分为高危的患者,肺动脉 CTA 结果阴性并不能除外单发的亚段 PE。如显示段或段以上血栓,能确诊 PE,但对可疑亚段或以远血栓,则需进一步结合下肢静脉超声、肺通气灌注扫描或肺动脉造影等检查明确诊断。

7. 放射性核素肺通气灌注扫描 典型征象是与通气显像不匹配的肺段分布灌注缺损。其诊断 PE 的敏感性为 92%,特异性为 87%,且不受肺动脉直径的影响,尤其在诊断亚段以远 PE 中具有特殊意义。但任何引起肺血流或通气受损的因素如肺部炎症、肺部肿瘤、慢性阻塞性肺疾病等均可造成局部通气血流失调,因此单凭此项检查可能造成误诊,部分有基础心肺疾病的患者和老年患者由于不耐受等因素也使其临床应用受限。此检查可同时行双下肢静脉显像,与胸部 X 线片、CT 肺动脉造影相结合,可显著提高诊断的特异度和敏感度。

8. 磁共振肺动脉造影(MRPA) 在单次屏气 20s 内完成 MRPA 扫描,可确保肺动脉内较高信号强度,直接显示肺动脉内栓子及 PE 所致的低灌注区。既往认为该法对肺段以上肺动脉内血栓诊断的敏感度和特异度均较高,适用于碘造影剂过敏者。但近期两项大规模临床研究结果(IRM-EP、PIOPED Ⅲ)表明,MRPA 敏感度较低,尚不能作为单独的检查用于排除 PE。

9. 肺动脉造影 是诊断 PE 的"金标准",敏感性为 98%,特异性为 95%~98%。PE 的直接征象有肺动脉内造影剂充盈缺损,伴或不伴"轨道征"的血流阻断;间接征象有肺动脉造影剂流动缓慢,局部低灌注,静脉回流延迟,在其他检查难以肯定诊断时,如无禁忌证,可进行造影检查。对于疑诊 ACS 直接送往导管室的血流动力学不稳定患者,在排除 ACS 后,可以考虑肺动脉造影,且可同时行经皮导管介入治疗。

10. 下肢静脉超声检查 PE 和深静脉血栓(DVT)为 VTE 的不同临床表现形式,90% PE 患者栓子来源于下肢 DVT,70% PE 患者合并 DVT。由于 PE 和 DVT 关系密切,且下肢静脉超声操作简便易行，因此下肢静脉超声在 PE 诊断中有一定价值，对怀疑 PE 患者应检测有无下肢 DVT 形成。

（三）诊断

PE 不仅临床表现不特异，常规检查如胸部 X 线片、心电图、血气分析、超声心动图等也缺乏特异性。多排螺旋 CT、放射性核素肺通气灌注扫描、肺动脉造影常能明确诊断，但费用高，尤其肺动脉造影具有侵入性，许多基层医院尚不具备检查条件。结合我国实际情况，参照欧洲心脏病学学会（ESC）2014 年 PE 诊疗指南，我们推荐对怀疑急性 PE 的患者采取"三步走"策略，首先进行临床可能性评估，再进行初始危险分层，然后逐级选择检查手段以明确诊断。

1. 临床可能性评估 常用的临床评估标准有加拿大韦尔斯（Wells）评分和修正的热纳瓦（Geneva）评分。这两种评分标准简单易懂，所需的临床资料易于获得，适合在基层医院普及。最近，Wells 和 Geneva 评分都进行了简化，更增加了临床实用性，其有效性也得到了证实（表 3-16、表 3-17）。

表 3-16　Wells 评分

Wells 评分项目	原始版评分（分）	简化版评分（分）
既往 PE 或 DVT 病史	1.5	1
心率≥100 次/min	1.5	1
过去 4 周内有手术或制动史	1.5	1
咯血	1	1
肿瘤活动期	1	1
有 DVT 临床表现	3	1
其他鉴别诊断的可能性低于 PE	3	1

注：根据 Wells 评分评估临床概率，可分为三分类法（简化版不推荐三分类法）和两分类法。临床概率三分类法为低（原始版评分 0~1 分）、中（原始版评分 2~6 分）、高（原始版评分≥7 分），临床概率两分类法为 PE 可能性小（原始版评分 0~4 分或简化版评分 0~1 分）和 PE 可能性大（原始版评分≥5 分或简化版评分≥2 分）

表 3-17　Geneva 评分

Geneva 评分项目	原始版评分（分）	简化版评分（分）
既往 PE 或 DVT 病史	3	1
心率 75~94 次/min	3	1
	5	2
过去 1 个月内手术史或骨折史	2	1
咯血	2	1
肿瘤活动期	2	1
单侧下肢痛	3	1
下肢深静脉触痛和单侧肿胀	4	1
年龄>65 岁	1	1

注：根据 Geneva 评分评估临床概率，可分为三分类法和两分类法。临床概率三分类法为低（原始版评分 0~3 分或简化版评分 0~1 分）、中（原始版评分 4~10 分或简化版评分 2~4 分）、高（原始版评分≥11 分或简化版评分≥5 分），临床概率两分类法为 PE 可能性小（原始版评分 0~5 分或简化版评分 0~2 分）和 PE 可能性大（原始版评分≥6 分或简化版评分≥3 分）

2. 初始危险分层 对急性 PE 的严重程度进行初始危险分层以评估 PE 的早期死亡风险（包括住院死亡率或 30 天死亡率）。初始危险分层主要根据患者当前的临床状态，只要存在休克或者持续低血压即为高危 PE，休克或者持续低血压是指收缩压<90mmHg，或收缩压下降≥40mmHg，并持续 15min 以上，排除新发心律失常、血容量下降、脓毒血症。如无则为非高危 PE。此分层方法对诊断和治疗策略都具有非常重要意义，由此决定下一步诊疗策略。

（1）伴休克或低血压的可疑 PE：临床可能性评估分值通常很高，属可疑高危 PE，随时危及生命，首选 CT 肺动脉造影明确诊断，鉴别诊断包括急性血管功能障碍、心包填塞、ACS 和主动脉夹层。如患者和医院条件所限无法行 CT 肺动脉造影，首选床旁超声心动图检查，以发现急性肺高压和右心室功能障碍的证据。对于病情不稳定不能行 CT 肺动脉造影者，超声心动图证实右心室功能障碍足以立即启动再灌注治疗，无须进一步检查，如果发现右心血栓则更强化 PE 诊断。还可选择 TEE，以查找静脉或肺动脉血栓，进一步支持 PE 诊断。患者病情一旦得到稳定，应考虑 CT 肺动脉造影最终确定诊断。对于疑诊 ACS 直接送往导管室的不稳定患者，在排除 ACS 后，如考虑 PE 可能，可行肺动脉造影。可疑高危 PE 患者诊断流程见图 3-2。

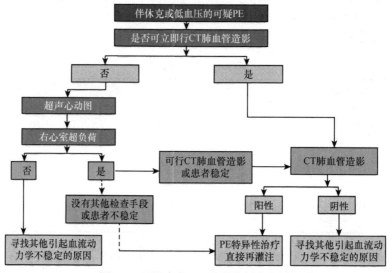

图 3-2　可疑高危 PE 患者诊断流程图

（2）不伴休克或低血压的可疑 PE：首先进行临床可能性评估，在此基础上决定下一步诊断策略。对于临床概率为低、中或 PE 可能性小的患者，进行血浆 D-二聚体检测，以减少不必要的影像学检查和辐射。临床概率为低或 PE 可能性小的患者，D-二聚体水平正常，可排除 PE；临床概率为中的患者，D-二聚体结果提示阴性，需进一步检查；临床概率为高的患者，需行 CT 肺动脉造影明确诊断。可疑非高危 PE 患者诊断流程见图 3-3。

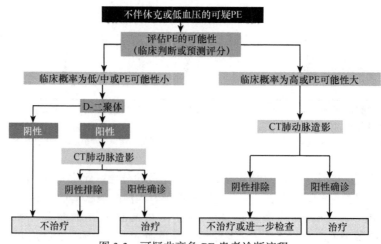

图 3-3　可疑非高危 PE 患者诊断流程

（四）鉴别诊断

由于肺栓塞的临床表现缺乏特异性，易与其他疾病相混淆，以致临床上漏诊与误诊率极高。做好肺栓塞的鉴别诊断，对及时检出、诊断肺栓塞有重要意义。

1. 冠心病 一部分肺栓塞患者因血流动力学变化，可出现冠状动脉供血不足，心肌缺氧，表现为胸闷、心绞痛样胸痛，心电图有心肌缺血样改变，易误诊为冠心病所致心绞痛或心肌梗死。冠心病有其自身发病特点，冠脉造影可见冠状动脉粥样硬化、管腔阻塞证据，心肌梗死时心电图和心肌酶水平有相应的特征性动态变化。需注意，肺栓塞与冠心病有时可合并存在。部分病例容易误诊。尤其是怀疑急性心肌梗死的患者，必须反复做心电图、心肌酶测定，必要时可以做冠脉造影，以便明确诊断。

2. 肺炎 当肺栓塞有咳嗽、咯血、呼吸困难、胸膜炎样胸痛，出现肺不张、肺部阴影，尤其同时合并发热时，易被误诊为肺炎。但肺炎一般会有明确的感染病史，发病也没有肺栓塞那么急速，肺炎有相应肺部和全身感染的表现，如咯脓性痰、寒战、高热、外周血白细胞显著增高、中性粒细胞比例增加等，抗菌治疗可获疗效。如果临床怀疑肺栓塞，必须做 D-二聚体测试，D-二聚体阴性基本可以排除肺栓塞，因为肺栓塞，尤其是大面积栓塞，可即刻致命，必要时可做胸部 CT。

3. 主动脉夹层 肺栓塞可表现胸痛，部分患者可出现休克，需与主动脉夹层相鉴别，后者多有高血压，疼痛较剧烈，胸片常显示纵隔增宽，心血管超声和胸部 CT 造影检查可见主动脉夹层征象。有时并不容易鉴别，必须充分收集病史，比如胸痛的发生情况、持续时间、有无放射痛等，主动脉夹层的患者治疗在于保护动脉防止破裂，以防出血。而肺栓塞的患者则可能需要溶栓治疗。二者治疗刚好相反，一旦误诊，后果不堪设想。拿捏不准的病例，必须靠辅助检查明确诊断。

4. 其他原因所致的晕厥 肺栓塞有晕厥时，需与迷走反射性、脑血管性晕厥及心律失常等其他原因所致的晕厥相鉴别。

5. 其他原因所致的休克 肺栓塞所致的休克属心外梗阻性休克，表现为动脉血压低而静脉压升高，需与心源性、低血容量性、血容量重新分布性休克等相鉴别。

四、治 疗

（一）危险度分层

PE 的治疗方案需根据病情严重程度而定，因此必须迅速准确地对患者进行危险度分层以制定相应的治疗策略。

首先根据是否出现休克或者持续性低血压对疑诊或确诊 PE 进行初始危险度分层，以识别早期死亡高危患者。如患者血流动力学不稳定，出现休克或低血压，应视为高危患者，立即进入紧急诊断流程。对确诊 PE 患者，迅速启动再灌注治疗。既往危险分层为低危的 PE 患者，若年龄＞80 岁，应归入中危，住院治疗。

不伴休克或低血压为非高危患者，需应用有效的临床预后风险评分，推荐肺栓塞严重指数（pulmonary embolism severity index，PESI）或简化肺栓塞严重指数（sPESI），以区分中危和低危患者（表 3-18）。

表 3-18 PESI 及 sPESI 评分标准

指标	PESI（分）	sPESI（分）
年龄	以年龄为分数	1（年龄＞80 岁）
男性	+10	—
肿瘤	+30	1

续表

指标	PESI（分）	sPESI（分）
慢性心力衰竭	+10	1
慢性肺部疾病	+10	
脉搏≥110 次/min	+20	1
收缩压<100mmHg	+30	1
呼吸频率>30 次/min	+20	—
体温<36℃	+20	—
精神状态改变	+60	—
SaO$_2$<90%	+20	1

注：PESI 分级方法：≤65 分为Ⅰ级，66～85 分为Ⅱ级，86～105 分为Ⅲ级，106～125 分为Ⅳ级，>125 分为Ⅴ级。sPESI 分级方法：sPESI≥1 分，30 日内全因死亡率明显增高，且归为中危；sPESI=0 分，归为低危；若 sPESI=0 分，但伴有右心功能不全和（或）心脏生物学标志物升高，归为中危；"—"示此评分方法不计此项

（二）治疗

1. 血流动力学和呼吸支持 急性右心衰及其导致的心排血量不足是 PE 患者死亡的首要原因。因此，PE 合并右心衰患者的支持治疗极其重要。增加心排血量：①低血压 PE 患者可使用去甲肾上腺素改善右心室功能，同时通过刺激外周血管 α 受体升高体循环血压，改善右心室冠状动脉灌注。②心脏指数低、血压正常的 PE 患者可使用多巴酚丁胺和（或）多巴胺。③PE 伴休克患者或可使用肾上腺素（因肾上腺素具有去甲肾上腺素和多巴酚丁胺的优点，而无体循环扩血管作用）。④吸氧：伴中等程度的低氧血症和低碳酸血症的 PE 患者可吸氧，低氧血症通常在吸氧后逆转。

2. 抗凝 PE 患者推荐尽早抗凝治疗，目的在于预防早期死亡和 VTE 复发。

（1）肠外抗凝剂：对于高或中等临床可能性 PE 患者，在等待诊断结果的同时应给予肠外抗凝剂。普通肝素、低分子量肝素或磺达肝癸钠均有即刻抗凝作用。

1）普通肝素：首先给予负荷剂量 2000～5000U 或按 80U/kg 静脉注射，继之以 18U/（kg·h）持续静脉滴注。抗凝必须充分，否则将严重影响疗效，导致血栓复发率明显增高。在初始 24h 内需每 4～6h 测定活化部分凝血活酶时间（APTT）1 次，并根据 APTT 调整普通肝素的剂量（表 3-19）。使 APTT 尽快达到并维持于正常值的 1.5～2.5 倍。

表 3-19 根据 APTT 调整普通肝素剂量的方法

APTT	普通肝素调整剂量
<35s（<1.2 倍正常对照值）	静脉注射 80U/kg，然后静脉滴注剂量增加 4U/（kg·h）
35～45s（1.2～1.5 倍正常对照值）	静脉注射 40U/kg，然后静脉滴注剂量增加 2U/（kg·h）
46～70s（1.5～2.3 倍正常对照值）	无须调整剂量
71～90s（2.3～3.0 倍正常对照值）	静脉滴注剂量减少 2U/（kg·h）
>90s（>3.0 倍正常对照值）	停药 1h，然后静脉滴注剂量减少 3U/（kg·h）

2）低分子量肝素：均应按照体重给药。

3）磺达肝癸钠：是选择性Ⅹa 因子抑制剂，2.5mg 皮下注射，每天 1 次，无须监测，但由于其消除作用随体重减轻而降低，对体重<50kg 的患者慎用。对于肌酐清除率<30ml/min 的患者，因其将在体内蓄积，增加出血的风险，禁用磺达肝癸钠。对于肌酐清除率为 30～50ml/min 的患者应减量 50%使用。

（2）口服抗凝药物：维生素 K 拮抗剂（vitamin K antagonist，VKA）一直是口服抗凝治疗的"金

标准"，包括华法林、硝苄丙酮香豆素、苯丙香豆素、苯茚二酮等，其中华法林国内最为常用。近年来，一些新型口服抗凝药物开始应用于临床。

1）华法林：是一种维生素 K 拮抗剂，它通过抑制依赖维生素 K 凝血因子（Ⅱ、Ⅶ、Ⅸ、Ⅹ）的合成而发挥抗凝作用。根据 2013 年《华法林抗凝治疗的中国专家共识》，通常不建议给予负荷剂量，推荐初始剂量为 1～3mg，对于老年患者来说，通常不建议给予负荷剂量，推荐初始剂量为 1～3mg，伴随肝功能受损、慢性心力衰竭和出血高风险的老年患者，初始剂量还可适当降低。为达到快速抗凝目的，华法林应与普通肝素、低分子量肝素或磺达肝癸钠重叠应用 5 天以上，当国际标准化比值（INR）达到目标范围（2.0～3.0）并持续 2 天以上时，停用普通肝素、低分子量肝素或磺达肝癸钠。

2）非维生素 K 依赖的新型口服抗凝药物

达比加群：为凝血酶抑制剂。对于肌酐清除率＞30ml/min 患者，推荐剂量为每次 150mg，2 次/日；15ml/min＜肌酐清除率＜30ml/min 的患者，推荐应用剂量为每次 75mg，2 次/日。肌酐清除率＜15ml/min 的患者不推荐应用达比加群进行抗凝治疗。

利伐沙班：为 Ⅹa 因子抑制剂。肌酐清除率＞50ml/min 时，利伐沙班推荐剂量为 20mg，1 次/日，与晚餐同服；15ml/min＜肌酐清除率＜50ml/min 时，利伐沙班推荐剂量为 15mg，1 次/日，与晚餐同服；肌酐清除率＜15ml/min 时，不推荐应用利伐沙班进行抗凝治疗。活动性出血或既往严重利伐沙班过敏史是利伐沙班应用的禁忌证，利伐沙班不建议用于中、重度肝脏疾病患者。

阿哌沙班：为 Ⅹa 因子抑制剂。阿哌沙班推荐应用剂量为 10mg，2 次/日，连续使用 7 天，继以 5mg，2 次/日。

依度沙班：依度沙班成为继达比加群、利伐沙班和阿哌沙班之后第四个获得 FDA 批准的新型口服抗抗凝药物，其直接作用于活化凝血因子 Ⅹ（Ⅹa）。依度沙班常规推荐治疗剂量为每次 60mg，1 次/日。

目前，新型的直接口服抗凝药物更适合老年人，可替代华法林用于 PE 的抗凝治疗。利伐沙班和阿哌沙班可作为单药治疗（不需合用肠外抗凝剂），但急性期治疗的前 3 周（利伐沙班）或前 7 天（阿哌沙班）需增加口服剂量；达比加群和依度沙班必须联合肠外抗凝剂应用。以上 4 种新型口服抗凝药物均不能用于严重肾功能损害患者。

3. 溶栓 溶栓治疗可迅速溶解血栓和恢复肺组织灌注，逆转右心衰竭，增加肺毛细血管血容量及降低病死率和复发率。在急性 PE 起病 48h 内即开始行溶栓治疗，能够取得最大的疗效，但对于那些有症状的急性 PE 患者在 6～14 天行溶栓治疗仍有一定作用。

（1）临床常用溶栓药物及用法：我国临床上常用的溶栓药物有尿激酶（UK）和重组组织型纤溶酶原激活物（rt-PA）（如阿替普酶）两种。

1）尿激酶：推荐的用药方案是 20000U/（kg·2h），静脉滴注，总有效率为 86.1%，无大出血发生，方案安全、有效和简便易行。

2）rt-PA：推荐的用药方案是 50～100mg，持续静脉滴注 2h，体重＜65kg 的患者给药总剂量不应超过 1.5mg/kg。

（2）禁忌证

1）绝对禁忌证：①出血性卒中；②6 个月内缺血性卒中；③中枢神经系统损伤或肿瘤；④近 3 周内重大外伤、手术或者头部损伤；⑤1 个月内消化道出血；⑥已知的出血高风险患者。

2）相对禁忌证：①6 个月内短暂性脑缺血发作（transient ischemic attack，TIA）；②口服抗凝药物；③不能压迫止血部位的血管穿刺；④近期曾行心肺复苏；⑤难以控制的高血压（收缩压＞180mmHg）；⑥严重肝功能不全；⑦感染性心内膜炎；⑧活动性溃疡。

4. 静脉滤器 不推荐 PE 患者常规植入下腔静脉滤器。在有抗凝药物绝对禁忌证及接受足够强度抗凝治疗后复发的 PE 患者，可以选择静脉滤器植入。

永久性下腔静脉滤器的并发症较少，早期并发症包括插入部位血栓，发生率可达到 10%。非永久性下腔静脉滤器分为临时性和可回收性，临时性滤器必须在数天内取出，而可回收性滤器可放置更长时间。植入非永久性滤器后，一旦抗凝剂可以安全使用建议尽早取出。

5. 介入治疗，通过介入将导丝及导管送到栓塞处，精准溶栓或利用机械钳、网篮将栓子取出。

6. 危急情况下，可利用 ECMO 治疗。

7. 治疗策略

（1）合并休克或低血压的 PE（高危 PE）：PE 患者出现休克或低血压时住院期间死亡风险极高，尤其在入院后最初数小时内。给予血流动力学和呼吸支持，起始抗凝首选静脉普通肝素。直接再灌注治疗，尤其全身溶栓，是高危 PE 患者治疗的最佳选择。有溶栓禁忌或溶栓失败伴血流动力学不稳定的患者，可行外科血栓清除术。对全量全身溶栓有禁忌或溶栓失败者，也可行经皮导管介入治疗。

（2）不伴休克或低血压的 PE（中危或低危 PE）：不推荐常规全身溶栓治疗。除合并严重肾功能不全患者外，皮下注射低分子量肝素或磺达肝癸钠是大多数不伴血流动力学障碍的急性 PE 患者治疗的最佳选择。PE 确诊后，应采用有效的临床评分进行风险评估和危险分层。中危患者，应行超声心动图或 CT 肺动脉造影评估右心室功能并进行肌钙蛋白检测，以进一步危险分层。对中高危患者，应严密监测，以及早发现血流动力学失代偿，一旦出现即启动补救性再灌注治疗；对中低危患者，建议给予抗凝治疗。

（三）抗凝治疗时程

PE 患者抗凝治疗的目的在于预防 VTE 复发。目前证据表明：①PE 患者应接受至少 3 个月的抗凝治疗；②6 或 12 个月后停止抗凝治疗与 3 个月后停止抗凝治疗相比，PE 复发风险相似；③长期抗凝降低约 90% 的 VTE 复发风险，但这一获益被每年 1% 以上的大出血风险所抵消。因此，抗凝治疗的时程应因人而异。

（张秀娥）

第九节 呼 吸 衰 竭

呼吸衰竭（respiratory failure）简称呼衰，是指各种原因引起的肺通气和（或）换气功能严重障碍，以致不能进行有效的气体交换，导致缺氧或伴二氧化碳潴留，从而引起一系列生理功能和代谢紊乱的临床综合征。在海平面大气压、静息状态下、呼吸空气时，动脉血氧分压（PaO_2）低于 8kPa（$\approx 60mmHg$），伴或不伴动脉血二氧化碳分压（$PaCO_2$）高于 6.7kPa（$\approx 50mmHg$），并排除心内解剖分流和原发性心排血量降低等因素，即为呼吸衰竭。老年人随着年龄的增长，肺的生理功能逐渐减退，机体的免疫功能及对刺激的反应能力均下降，又常伴有多种慢性病，极易发生呼衰，如不及时处理，常危及患者生命。

一、病因、发病机制及对机体的影响

（一）病因

呼衰的病因繁多，常见的有以下方面：

1. 呼吸道病变　气管-支气管炎症、痉挛、分泌物、肿瘤、异物等引起气道阻塞，以致通气不足，或伴有气体分布不匀导致通气/血流（V/Q）比例失调，发生缺氧（O_2）和二氧化碳（CO_2）潴留。

2. 肺组织病变　肺炎、重度肺结核、肺气肿、肺水肿、弥漫性肺纤维化、急性呼吸窘迫综合征（ARDS）、硅沉着病等，可引起肺容量及有效弥散面积减少、肺顺应性减低，肺内右至左分流增加，V/Q 比例失调，导致缺 O_2 或伴 CO_2 潴留。

3. 肺血管病变　肺栓塞、肺血管炎、肺毛细血管瘤、多发性微血栓形成等，使 V/Q 比例失调和部分动静脉分流，引起低氧血症。

4. 胸廓胸膜病变　如胸廓外伤、畸形、手术创伤、大量气胸或胸腔积液等，影响胸廓活动和肺脏扩张，导致通气减少，吸入气体分布不匀，影响换气功能。

5. 神经中枢及其传导系统和呼吸肌疾患　脑血管病变、脑炎、脑外伤、电击、药物中毒等直接或间接抑制呼吸中枢。脊髓灰质炎、多发性神经炎，以及重症肌无力等导致呼吸肌疲劳无力均可引起通气不足。

6. 其他　糖尿病酮症酸中毒和高渗性昏迷、严重黏液性水肿、碱血症、严重低钠/低钾血症及低渗血症、电击、溺水、蛇咬伤、过量吸毒、麻醉过量、农药中毒等，均可引起呼衰或使其进一步恶化。

（二）发病机制

1. 通气不足　在静息状态呼吸空气时，总肺泡通气量（V_A）约为 4L/min，才能保持正常的肺泡氧分压（P_AO_2）和二氧化碳分压（P_ACO_2）。V_A 下降，则 P_AO_2 下降，P_ACO_2 上升。呼吸空气条件下（吸入氧浓度为 20.93%，CO_2 接近 0），P_ACO_2 与 V_A 和 CO_2 产生量（VCO_2）的关系亦可以下列公式反映：$P_ACO_2=0.863×VCO_2/V_A$。通气不足（V_A 下降）时 P_ACO_2 升高。P_AO_2 和 P_ACO_2 与 V_A 关系见图3-4。

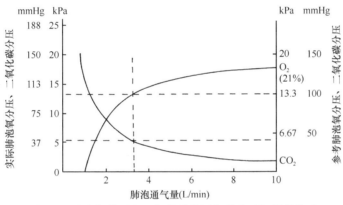

图 3-4　肺泡氧分压和二氧化碳分压与肺泡通气量的关系

2. 通气/血流比例失调　肺泡通气量与其周围毛细血管血流量的比例必须协调，才能保证有效的气体交换。正常每分钟肺泡通气量（V）为 4L/min，肺毛细血管总血流灌注量（Q）为 5L/min，二者比例为 0.8；如 V/Q<0.8，则形成肺内静动脉血分流；V/Q>0.8，则形成无效腔效应（图3-5）。V/Q 比例失调，产生缺 O_2，并无 CO_2 潴留。因此动-静脉血 CO_2 分压差较小（仅 0.8kPa，约为 6mmHg），CO_2 弥散力大约为 O_2 的 20 倍，可借健全的肺泡过度通气，排出较多的 CO_2，甚至排出过多，引起呼吸性碱中毒，使血红蛋白氧解离曲线左移，不利氧合血红蛋白释放 O_2 给组织细胞利用，因而加重组织缺 O_2。

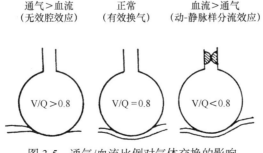

图 3-5　通气/血流比例对气体交换的影响

3. 肺内静动脉血分流 由于肺部病变如肺泡萎陷、肺不张、肺水肿和肺炎实变等均可引起肺内静动脉血分流增加,使静脉血未接触肺泡气进行气体交换,直接流入肺静脉。当存在肺内分流时,提高吸氧浓度并不能提高分流静脉血的血氧分压。分流量越大,吸氧后提高 PaO_2 效果越差。

4. 弥散障碍 氧的弥散能力仅为 CO_2 的 1/20,故弥散障碍主要影响氧的交换,产生单纯缺 O_2。

5. 氧耗量 氧耗量增加是加重缺 O_2 的原因之一(图 3-6)。如发热、寒战、呼吸困难和抽搐均增加氧耗量。如同时伴有通气功能障碍,将会出现严重的低氧血症。

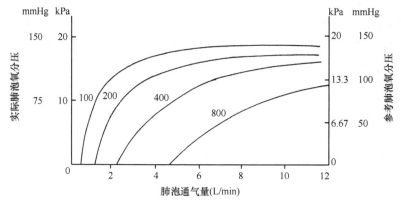

图 3-6　吸入不同氧浓度时,肺泡通气量与肺泡氧分压的关系(曲线旁数字表示氧耗量)

(三)缺氧、二氧化碳潴留对机体的影响

1. 对中枢神经的影响 脑组织耗氧量为全身耗氧量的 1/5～1/4。缺 O_2 可引起脑细胞功能障碍、毛细血管通透性增加、脑水肿,最终引起脑细胞死亡。急性缺 O_2 会引起烦躁不安、全身抽搐,可在短时间内引起死亡。逐渐出现的缺 O_2,症状出现较轻微和缓慢。轻度缺 O_2 可引起注意力不集中、智力减退、定向障碍。随着缺 O_2 加重,当 $PaO_2<6.7Pka$(≈50mmHg)时,可导致烦躁不安、神志恍惚、谵妄;$PaO_2<4kPa$(≈30mmHg)时,会使神志丧失,乃至昏迷;$PaO_2<2.7kPa$(≈20mmHg)则会发生不可逆转的脑细胞损伤。

CO_2 潴留使脑脊液氢离子浓度增加,影响脑细胞代谢,降低脑细胞兴奋性,抑制皮质活动;但轻度的 CO_2 增加,对皮质下层刺激加强,间接引起皮质兴奋,患者往往先有失眠、精神兴奋、烦躁不安的先兆症状。若 $PaCO_2$ 继续升高,皮质下层受抑制,使中枢神经处于麻醉状态。

缺 O_2 和 CO_2 潴留均会使脑血管扩张,血流阻力减少,血流量增加以代偿之。严重缺 O_2 和 CO_2 潴留会发生血管通透性增加,引起脑间质水肿和脑细胞内水肿,导致颅内压增高,挤压脑组织,压迫血管,进而加重脑组织缺 O_2,形成恶性循环。

2. 对心血管系统的影响 缺 O_2 可使心率加快,心输出量增加,血压升高,冠状动脉血流量相应增加,以维持心肌活动增加所需的氧和能量。心肌对缺 O_2 十分敏感,早期轻度缺 O_2 即在心电图上显示出来。急性严重缺 O_2 可导致心室颤动或心搏骤停。长期慢性缺氧可导致心肌纤维化、硬化。缺 O_2 能引起肺小动脉收缩而增加肺循环阻力,导致肺动脉高压和增加右心负荷,最终导致肺源性心脏病。

CO_2 潴留可使心率加快,心排血量增加,血压略升,使脑血管、冠状血管舒张,皮下浅表毛细血管和静脉扩张,而肾、脾和肌肉的血管收缩。

3. 对呼吸的影响 当 $PaO_2<8kPa$(≈60mmHg)时,主要通过颈动脉窦和主动脉体化学感受器的反射作用使呼吸中枢兴奋,通气量增加。如缺 O_2 程度缓慢加重,颈动脉窦和主动脉体化学感受器的反射作用迟钝。

CO_2 是强有力的呼吸中枢兴奋剂,吸入 CO_2 浓度增加,可使 $PaCO_2$ 增加,$PaCO_2$ 每增加 1mmHg,

通气量增加 2L/min，但吸入 CO_2 浓度超过 12% 时，通气量不再增加，呼吸中枢处于被抑制状态。临床上慢性高碳酸血症患者，通气量并未相应增加，反而有所下降，这与呼吸中枢反应迟钝、肺组织损害严重、胸廓运动受限及肾功能的代偿、无明显 pH 值降低有关。

4. 对肝、肾和造血系统的影响 缺 O_2 可直接或间接损害肝细胞使丙氨酸转氨酶上升，但随着缺 O_2 的纠正，肝功能逐渐恢复正常。PaO_2 降低时，肾血流量、肾小球滤过量、尿量和钠排出量增加。当 $PaO_2 < 5.3kPa$（$\approx 40mmHg$）时，肾血流量减少，肾功能受到抑制。

轻度 CO_2 潴留会扩张肾血管，增加肾血流量，随之尿量增加。当 $PaCO_2 > 8.6kPa$（65mmHg），pH 明显下降，肾血管出现痉挛，致血流量减少，HCO_3^- 和 Na^+ 再吸收增加、尿量减少。

组织氧分压低可使红细胞生成素产生增加，促使红细胞增生，引起继发性红细胞增多，有利于增加血液携氧量，但亦增加血液黏稠度。当血细胞比容超过 0.55 时，会明显加重肺循环阻力和右心负担。

5. 对酸碱平衡和电解质的影响 严重缺 O_2 可抑制细胞能量代谢的中间过程，如三羧酸循环、氧化磷酸化作用和有关酶的活动。这不但降低产生能量效率，还因产生乳酸和无机磷引起代谢性酸中毒。由于能量不足，体内离子转运的钠泵功能障碍，使细胞内 K^+ 转移至血液，而 Na^+ 和 H^+ 进入细胞内，造成细胞内酸中毒和高钾血症。代谢性酸中毒产生的固定酸与缓冲系统中 HCO_3^- 起作用，产生 H_2CO_3 增多，使组织 CO_2 分压增高。

pH 取决于 HCO_3^- 与 H_2CO_3 的比值，前者靠肾调节（1～3 天），而 H_2CO_3 调节靠肺（仅需数小时）。急性呼衰 CO_2 潴留可使 pH 迅速下降，如与代谢性酸中毒同时存在时，可因严重酸中毒引起血压下降、心律失常，乃至心脏停搏。而慢性呼衰因 CO_2 潴留发展缓慢，肾减少 HCO_3^- 排出，不致使 pH 明显降低。因血中主要阴离子 HCO_3^- 和 Cl^- 之和为一常数，当 HCO_3^- 增加时，则 Cl^- 相应降低，产生低氯血症。

二、分 类

呼衰可按病程（发病缓急）、动脉血气改变和病理生理，以及病变部位等进行分类。

（一）按病程分类

1. 急性呼衰 患者既往无呼吸道疾病，呼吸功能正常，由于某种突发因素，引起通气或换气功能严重损害，呼吸抑制或呼吸功能突发衰竭，机体难以很快代偿。

2. 慢性呼衰 呼吸功能损害逐渐加重，虽有缺 O_2 或伴 CO_2 潴留，通过机体代偿适应，临床症状较轻，仍能从事日常生活活动，称为代偿性慢性呼衰。若在此基础上，因合并感染或其他原因增加呼吸生理负担，则发生严重缺 O_2，CO_2 潴留和酸中毒，称为失代偿性慢性呼衰或慢性呼衰急性加重。

（二）按动脉血气改变

1. Ⅰ型呼衰 缺 O_2 而无 CO_2 潴留，$PaO_2 < 8kPa$（$\approx 60mmHg$），$PaCO_2$ 降低或正常，主要见于换气功能障碍的病例，如间质性肺疾病、心源性肺水肿、ARDS 等。

2. Ⅱ型呼衰 缺 O_2 伴 CO_2 潴留，$PaO_2 < 8kPa$（$\approx 60mmHg$），$PaCO_2 > 6.7kPa$（$\approx 50mmHg$），是由于肺泡通气不足。若伴换气功能障碍，则缺 O_2 更为严重，如 COPD，为老年人呼衰的主要原因，约占 80% 以上。

（三）按病理生理分类

按病理生理分类，呼衰可分为泵衰竭（如神经、肌肉、疾病导致的呼衰）和肺衰竭（呼吸器官如气道、肺和胸膜病变导致的呼衰）。

（四）根据病变部位分类

根据病变部位分类，呼衰可分为中枢性呼衰和周围性呼衰。

三、临床表现

本部分主要叙述慢性呼衰的临床表现。

除引起慢性呼衰的原发疾病症状、体征外，主要是缺 O_2 和 CO_2 潴留所致的呼吸困难和多脏器功能损害的表现。症状的轻重与缺 O_2 和 CO_2 潴留的程度及机体的适应和代偿均有密切关系。

（一）呼吸困难

慢性呼衰表现为呼吸频率、节律和幅度的改变。如中枢性呼衰可呈潮式、间歇式或抽泣样呼吸；中枢神经抑制性药物中毒表现为呼吸匀缓、表情淡漠、昏睡。COPD 患者呼吸费力伴呼气延长可伴有哮鸣音，严重时发展为浅快呼吸，辅助呼吸肌活动加强，呈点头或提肩呼吸。并发 CO_2 麻醉时，则出现浅慢呼吸或潮式呼吸。

（二）发绀

发绀为缺 O_2 的典型表现。当动脉血氧饱和度（SaO_2）低于 90%时，可在血流量较大的口唇、甲床出现发绀。老年人发绀不一定与缺 O_2 和呼吸困难的程度一致，因发绀的程度与还原型血红蛋白含量、皮肤黏膜色素沉着的程度、局部循环等因素的影响相关。所以红细胞增多者发绀更明显，而贫血者则发绀不明显或不出现。严重休克等原因引起的末梢循环障碍的患者，即使 PaO_2 尚正常，也可出现发绀，称作外周性发绀。而真正由于 SaO_2 降低引起的发绀，称作中央性发绀。

（三）精神神经症状

急性严重缺 O_2 可出现精神错乱、狂躁、昏迷、抽搐等。慢性缺 O_2 轻者仅有智力和定向功能障碍。CO_2 潴留常表现为先兴奋后抑制的现象。兴奋症状包括失眠、烦躁、躁动，夜间失眠而白天嗜睡（昼夜颠倒）现象。但此时切忌用镇静催眠药，以免加重 CO_2 潴留，发生肺性脑病（肺脑）。老年人呼衰并发肺脑多见，肺脑表现为神志淡漠、肌肉震颤或扑翼样震颤、间歇抽搐、昏睡，甚至昏迷等，体检可见患者球结膜充血水肿明显。神经系统检查时可出现腱反射减弱或消失，锥体束征阳性等。呼衰确诊依靠动脉血气分析。

（四）循环系统症状

缺 O_2 使心率增快，心搏出量增加，血压升高。因长期缺 O_2 肺小动脉收缩，产生肺动脉高压、肺源性心脏病，右心衰竭时，出现肝脏肿大，下肢浮肿。CO_2 潴留作用于血管平滑肌使外周体表静脉充盈、皮肤充血、湿暖多汗、血压升高、心搏出量增大而致脉搏洪大；因脑血管扩张，产生搏动性头痛。晚期由于严重缺 O_2 酸中毒引起心肌损害，出现周围循环衰竭、血压下降，甚至室颤、心脏停搏。

（五）消化和泌尿系统症状

严重呼衰除对肝、肾功能有影响外，还可导致胃肠道黏膜充血水肿、糜烂渗血或应激性溃疡，引起上消化道出血。

以上这些症状均可随缺 O_2 和 CO_2 潴留的纠正减轻或消失。

四、诊　　断

根据患者有呼吸系统慢性病或其他导致呼吸功能障碍的病史，有缺 O_2 伴（或不伴）CO_2 潴留的临床表现及动脉血气分析结果，诊断并不困难。按照发病急缓分为：急性呼衰和慢性呼衰。按照动脉血气分类：Ⅰ型呼衰：$PaO_2<60mmHg$，$PaCO_2$降低或正常。Ⅱ型呼衰：$PaO_2<60mmHg$，$PaCO_2$ $>50mmHg$。动脉血气分析除能确诊外，还能反映其性质和程度，对指导氧疗、机械通气各种参数的调节，以及纠正酸碱平衡和电解质紊乱均有重要价值。但必须注意老年人PaO_2随增龄而下降的特点；老年呼衰的程度不仅取决于PaO_2或$PaCO_2$的变化程度，还取决于变化的速度及机体代偿情况及原发基础疾病等因素。

五、治 疗

呼衰可直接危及生命，必须采取及时而有效的抢救措施。除原发病的治疗外，还要畅通呼吸道，改善通气，合理氧疗，控制感染，纠正缺O_2、CO_2潴留和代谢功能紊乱，加强支持治疗，防止并发症。

（一）建立通畅的气道

注意口咽部护理，鼓励患者咳痰。对于痰多、黏稠难咳出者，多翻身拍背，协助痰液排出；给予祛痰药使痰液稀释；还可用多孔导管经鼻孔或口腔吸出口咽部分泌物或胃内反流物；对有气道痉挛的患者，雾化吸入β_2受体激动剂如0.1%～0.2%沙丁胺醇或选择性M受体阻滞剂（如0.01%～0.015%异丙托溴铵溶液）。还可用布地奈德或地塞米松溶液雾化吸入，必要时用纤维支气管镜吸出分泌物。

（二）氧疗

氧疗是通过增加吸入O_2浓度，从而提高P_AO_2及PaO_2和SaO_2，增加可利用的O_2。合理的氧疗还能减轻呼吸做功和降低缺氧性肺动脉高压，减轻右心负荷。

1. Ⅰ型呼衰的氧疗 应给予较高浓度吸氧（>35%），使PaO_2提高8kPa（60mmHg）或SaO_2在90%以上。此类患者主要的病变是氧合功能障碍，由于通气量足够，高浓度吸O_2后并不会引起CO_2潴留。对V/Q比例失调和肺内动-静脉样分流性缺O_2，因氧疗并不能增加分流静脉血的氧合，吸O_2较难提高PaO_2。若肺内动-静脉样分流超过30%，虽吸入高浓度氧（>50%）亦难纠正缺O_2。应注意长期吸入高浓度氧可引起氧中毒。

2. Ⅱ型呼衰的氧疗 氧疗原则应低浓度（<35%）持续给氧，因为Ⅱ型呼衰患者的呼吸中枢对CO_2的敏感性降低，主要靠缺氧刺激颈动脉窦、主动脉体化学感受器兴奋呼吸，吸入高浓度O_2，PaO_2迅速上升，使外周化学感受器失去了低氧血症的刺激，患者的呼吸变慢而浅，$PaCO_2$随之上升，严重时可陷入CO_2麻醉状态。此外，吸入高浓度的O_2解除低氧性肺血管收缩，使肺内血流重新分布，有可能加重V/Q比例失调，引起生理无效腔与潮气量之比（V_D/V_T）的增加，从而使有效肺泡通气量减少，$PaCO_2$进一步升高。实践证明，间歇氧疗并不能防止CO_2潴留。此类患者吸氧时PaO_2达到6.7～8.0kPa（50～60mmHg）即可。Ⅱ型呼衰患者氧疗后，$PaCO_2$可能有一定程度的升高，若轻度升高且保持某一稳定水平不再升高，则所吸氧浓度为合理氧浓度；若患者吸氧后$PaCO_2$明显上升，应降低吸氧浓度，密切观察；若患者$PaCO_2$继续升高，而低氧血症无改善，则应考虑应用机械通气。

3. 氧疗的方法 常用的氧疗法为鼻导管或鼻塞、双腔鼻管吸氧。吸入氧浓度（FiO_2）与吸入氧流量大致呈如下关系：$FiO_2=21+4×$吸入氧流量（L/min）。FiO_2还与潮气量、呼吸频率、分钟通气量和吸呼比等因素有关。对于肺源性心脏病伴有Ⅱ型呼衰患者，长期夜间氧疗（1～2L/min，每日10h以上）有利于降低肺动脉压，减轻右心负荷，提高生活质量及5年存活率。在呼衰过程中器官组织缺氧，不一定完全是由于肺通气或氧合功能不全，可因器官灌注不足、严重贫血、重症代谢性碱中毒等引起，则应给予纠正。

（三）增加通气量、减少CO_2潴留

CO_2潴留主要是肺泡通气不足引起的，只有增加肺泡通气量才能有效地排出CO_2。除基础的治

疗外，机械通气治疗呼衰的疗效确切；而呼吸兴奋剂的应用，应视患者的具体情况而定。

1. 呼吸兴奋剂 通过刺激呼吸中枢或周围化学感受器，增加呼吸频率和潮气量以改善通气。同时也伴随氧耗量和 CO_2 产生量相应增加，且与通气量成正相关，应用不当则得不偿失。但因此法方便、经济，且有一定疗效，故仍较广泛使用于临床，但应掌握好其临床适应证。

呼吸兴奋剂包括尼可刹米（可拉明）、洛贝林、多沙普仑（doxapram）、阿米三嗪（almitrine）等。尼可刹米可兴奋呼吸中枢，增加通气量，有一定的苏醒作用，可先静脉缓慢推注 0.375g，随即以 1.875～3.75g 加入 500ml 液体中，按 25～30 滴/min 静脉滴注。密切观察患者的神志，睫毛反应，呼吸频率、幅度和节律，动脉血气的变比，以便调节剂量。如出现皮肤瘙痒、烦躁等副作用，需减慢滴速。若经治疗 4～12h 无效，或出现肌肉抽搐等严重不良反应应停用，必要时进行机械通气。

2. 机械通气 是抢救患者生命的重要措施，宜尽早应用，尽可能避免等到呼吸、心搏濒临停止或甚至已停止后再考虑用机械通气而错失良机。

（1）机械通气的目的：①增加通气量，改善 V/Q 比例，减少动静脉样分流；②改善肺的氧合功能；③减轻呼吸作功，降低 O_2 耗量，从而纠正缺 O_2 和 CO_2 潴留；④维护重要脏器的功能。

（2）应用指征：目前尚无统一标准，严重呼衰合并存在下列情况时，宜尽早进行人工通气。①意识障碍，呼吸不规则；②气道分泌物多且有排痰障碍；③频繁呕吐有反吸的可能性；④全身状态较差，疲乏无力者；⑤严重低氧血症和（或）CO_2 潴留，经吸 O_2 浓度＞35%后，$PaO_2 \leqslant 6kPa$（45mmHg），$PaCO_2 > 10.6kPa$（70mmHg），或呼吸频率 30～40 次/min，pH＜7.2 者；⑥合并多器官功能损害者。

（3）人工气道的选择：应根据具体情况来选用。呼衰早期即采用面罩或鼻罩进行无创性通气支持。注意清除气道分泌物，加强呼吸道的湿化和密切监护，促进患者早日康复。若无创通气效果不佳者，再改用气管插管或切开。近年较多采用经鼻插管，因该法患者耐受性好，可停留较长时间，但对气道护理要求高，否则分泌物引流不畅，引起堵管，甚至鼻窦炎。也有的采用口插管，72h 未能脱机者改行气管切开。合理应用机械通气，多采用同步性能好的通气模式，如流量触发加压力支持模式等。

（四）纠正酸碱平衡失调和电解质紊乱

应针对常见的几种酸碱平衡失调类型进行治疗。

1. 呼吸性酸中毒 由于肺泡通气不足，CO_2 在体内滞留产生高碳酸血症，改变了 HCO_3^-/H_2CO_3 的正常比例（20:1），导致呼吸性酸中毒。慢性呼衰者，通过血液缓冲系统和肾脏的调节作用（分泌 H^+，重吸收 HCO_3^-），使 pH 接近正常。呼吸性酸中毒的治疗主要是增加肺泡通气量，一般不宜补碱。

2. 呼吸性酸中毒合并代谢性酸中毒 由于低氧血症、血容量不足、心排血量减少和周围循环障碍，引起体内固定酸（如乳酸等）产生增加；肾功能损害影响酸性代谢产物的排泄，因此在呼吸性酸中毒的基础上并发代谢性酸中毒。阴离子中的固定酸增多，HCO_3^- 相应减少，pH 下降。治疗上应积极治疗代谢性酸中毒的病因，适量补碱，如补充 5%碳酸氢钠（ml）＝[正常 HCO_3^-（mmol/L）－测得 HCO_3^-/（mmol/L）]×0.5×体重（kg），或先一次给予 5%碳酸氢钠 100～150ml 静脉滴注，使 pH 升至 7.25 左右即可，不宜急于将 pH 调节至正常范围，否则有可能加重 CO_2 潴留。

3. 呼吸性酸中毒合并代谢性碱中毒 在慢性呼吸性酸中毒的治疗过程中，常由于机械通气应用不当，使 CO_2 排出太快或由于补充碱性药物过量，可产生代谢性碱中毒，pH 偏高，BE 为正值。治疗时应防止发生碱中毒的医源性因素和避免 CO_2 排出过快，并给予适量补氯和补钾，以缓解碱中毒。低钾不易纠正时应注意补镁。当 pH＞7.45 而且 $PaCO_2$ 不高（≤60mmHg）时，可考虑使用碳酸酐酶抑制剂如乙酰唑胺(醋氮酰胺)，促进肾排出 HCO_3^-，纠正代谢性碱中毒，常用剂量为 0.25g，口服 1～2 次即可。亦可考虑补充精氨酸盐。

（五）抗感染治疗

呼吸道感染是呼衰最常见的诱因，老年人免疫功能低下常反复发生感染，且不易控制，如不及时处理轻度感染也可导致失代偿性呼衰发生，而临床表现多不典型，往往无发热，白细胞不升高，常表现为气促加重、痰量增加、胃纳减退或意识不清等。所以应根据痰菌培养和药物敏感试验的结果，选择有效的药物以控制呼吸道感染。在经验治疗中，常需要使用广谱高效的抗菌药如第三代头孢菌素、氟喹诺酮类、哌拉西林（氧哌嗪青霉素）等。

（六）并发症的防治

肺脑是呼衰的主要并发症和死亡的主要原因。除上述治疗外，有烦躁不安、抽搐和精神症状者，可酌情选用对呼吸中枢影响小，作用时间短的镇静剂，禁用吗啡、哌替啶及巴比妥类药物。脑水肿时脱水过多易引起血液浓缩，痰液黏稠和电解质紊乱，故以轻中度脱水为宜。慢性呼衰常合并慢性肺源性心脏病、右心功能不全，急性加重时可合并消化道出血、休克和多器官功能衰竭等，应积极防治。

（七）营养支持

呼衰患者因摄入热量不足和呼吸功增加、发热等因素，导致能量消耗增加，多数存在混合型营养不良，会降低机体免疫功能，使感染不易控制；呼吸肌无力和疲劳，以致发生呼吸泵功能衰竭，使抢救失败或病程延长。故抢救时应常规给予鼻饲高蛋白、高脂肪、低碳水化合物饮食（比例宜按照：碳水化合物 45%～50%，蛋白质 15%～20%，脂肪 30%～35%），以及适量多种维生素和微量元素的饮食，必要时予以静脉高营养治疗。

（汪金峰）

第十节 胃食管反流病

胃食管反流病（gastroesophageal reflux disease，GERD）是指胃十二指肠内容物反流入食管引起的一系列食管内、外症状和（或）并发症的临床症候群，可牵涉呼吸、口腔、耳鼻喉等系统。根据食管黏膜有无破损情况又分为反流性食管炎（reflux esophagitis，RE）、非糜烂性（或内镜阴性）胃食管反流病（non-erosive gastroesophageal reflux disease，NERD）和巴雷特（Barrett）食管三型。

一、常见病因及发病机制

GERD 是由多种因素造成的消化道动力障碍性疾病，主要发病机制是抗反流防御机制减弱和反流物对食管黏膜攻击作用。

（1）抗反流屏障障碍：食管下括约肌松弛障碍：①食管下括约肌（lower esophageal sphincter，LES）压低下；②LES 周围组织作用减弱；③一过性食管下括约肌松弛（transient lower esophageal relaxation，TLESR）。

（2）食管廓清能力降低。

（3）食管黏膜的屏障功能破坏。

（4）反流物对食管黏膜攻击作用。

（5）胃、十二指肠功能失常。

（6）幽门螺杆菌感染。

（7）其他因素：如婴儿、妊娠、肥胖、硬皮病、腹水、食管裂孔疝、老年多种疾病及多药治疗。高胃酸分泌状态、心理因素、免疫、内分泌系统异常激活等。

二、临床表现

1. 症状

（1）反流症状为主：反流定义为胃内容物向咽部或口腔方向流动的感觉，如反酸、反食、嗳气等，多于餐后明显或加重，平卧或前屈时易出现。因反流物多呈酸性，反酸常伴烧心，是胃食管反流病最典型的症状。

（2）食管刺激症状：烧心、胸痛、吞咽疼痛、吞咽困难等。

（3）食管外症状：咳嗽、哮喘、咽喉炎、上腹烧灼感、上腹痛、嗳气、窒息感、口腔溃疡、吸入性肺炎等。

（4）其他：咽部不适，喉部异物感或堵塞感，咳嗽，亦可有声音嘶哑。

2. 体征　无特殊体征，反流性食管炎可引起少量渗血，出现不同程度的缺铁性贫血，食管狭窄后影响进食，可出现体重下降。

3. 并发症　溃疡、出血、狭窄、Barrett 食管、食管癌等。

三、辅助检查

1. 上消化道钡餐检查　可发现部分食管病变，如食管狭窄、食管裂孔疝、食管恶性肿瘤等，对反流性食管炎诊断敏感性不高，不推荐作为 GERD 的常规检查。GERD 轻症患者常无明显阳性发现，对不能接受内镜检查者有一定意义。

2. 24h 食管 pH 监测　食管反流监测可提供反流的客观证据，以明确诊断。建议在未使用质子泵抑制剂（PPI）的患者中进行单纯食管 pH 监测以明确 GERD 诊断和指导治疗。若患者正在使用PPI，则需进行食管阻抗 pH 监测以评估患者症状难以控制的原因。食管反流监测的主要指标为食管酸暴露时间百分比（esophageal acid exposure time percentile），定义为 24h 内食管 pH<4 的时间占总监测时间的百分比。

3. 动力检查　食管测压确定是否有 LESP 低下或频发的 LES 松弛。

4. 内镜与活组织检查　内镜检查是判断酸反流导致的食管黏膜损伤及其并发症的有效方法。内镜与活检可排除上消化道恶性肿瘤，诊断 RE、反流性狭窄和 Barrett 食管。建议具有反流症状的初诊患者行内镜检查。

内镜检查可以对糜烂性食管炎的严重程度进行分级。目前 RE 应用最广泛的分级方法是洛杉矶分级（表 3-20）。洛杉矶分级与酸暴露、食管动力异常相关，提示洛杉矶分级可用于指示 GERD 的严重程度，且可预测治疗效果和临床预后。研究表明，洛杉矶分级 C 级或 D 级患者夜间酸暴露时间更长，可能与这类食管炎患者的夜间酸清除困难有关。

表 3-20　RE 洛杉矶分级及其对应胃镜表现

分级	胃镜表现
A	黏膜皱襞表面黏膜破损，但破损直径≤5mm
B	黏膜皱襞表面黏膜破损>5mm，但破损间无融合
C	破损间有融合，但尚未环绕整个食管管壁
D	破损间相互融合，且累及范围>75%食管管壁

5. 多通道食管腔内阻抗技术　食管黏膜阻抗技术是近年来研发用于 GERD 诊断的新技术，可同时检测酸反流和非酸反流。该技术通过检测食管黏膜瞬时阻抗值，反映食管黏膜屏障功能，进而判断是否存在长期慢性反流，检测方法微创、方便。

6. 食管高分辨率测压　可检测 GERD 患者的食管动力状态，包括食管体部的动力障碍和胃食管交界处的形态特点,并作为抗反流内镜下治疗和外科手术前的常规评估手段。可通过食管测压排除重度食管动力障碍性疾病[如贲门失弛缓症和胡桃夹(Jackhammer)食管]等不适合进行内镜下治疗的疾病。

7. 质子泵抑制剂(proton pump inhibitor, PPI)试验 有助于诊断 GERD,同时也启动了 GERD治疗。建议标准剂量的 PPI,1 次/天,疗程 1～2 周。如服药后症状明显改善,则支持与酸相关的GERD;如症状改善不明显,可能有酸以外的因素参与反流发生或不支持 GERD 诊断。

四、诊 断 标 准

根据 GERD 临床症状做出临床诊断。

(1)有典型的烧心和反流症状,又无幽门梗阻或消化道梗阻证据,临床可拟诊 GERD,相关反流问卷可作为 GERD 诊断的辅助工具。

(2)有食管外症状及反流症状,可考虑是反流相关或可能相关的食管外症状,如反流相关的咳嗽、哮喘等。

(3)仅有食管外症状,无典型的烧心、反流症状,尚不能诊断 GERD。需进一步了解食管外症状发生的时间,与进餐、体位的关系及诱因。需注意有无重叠症状、焦虑、抑郁状态及睡眠障碍等。

此外,PPI 试验性治疗可作为具有典型反流症状患者简便易行的初步诊断方法;24h 食管 pH监测阳性、内镜下食管黏膜有无损伤亦有重要意义。

五、鉴 别 诊 断

1. 贲门失弛缓症 临床主要表现为吞咽困难、反食、胸部不适或胸痛,可伴有体重降低。食管钡餐是诊断该病的基本方法,常表现为钡剂不能通过贲门而在食管内潴留,远侧食管光滑、变细、呈鸟嘴状,内镜下可见食管体部扩张或弯曲变形,其内可见存留的未消化食物和液体,远端食管推送时有阻力。食管测压吞咽后有 LES 松弛障碍,常伴 LES 压增高。

2. 其他病因的食管炎 感染、药物性食管炎亦可出现胸痛、吞咽困难,内镜下可见食管炎症,反流性食管炎病变以远端食管为主;而感染性食管炎常在食管的中、近端,病变弥漫,确诊需病原学证实。

3. 消化性溃疡 该病常有反酸、烧心的表现,临床不好鉴别,需钡餐及内镜检查协诊。

4. 心源性胸痛 胸痛患者需先排除心脏因素后才能进行 GERD 评估,可做心电图、运动试验,必要时做心肌核素灌注显像或冠脉造影检查。

5. 其他 如各种原因的消化不良、胆道疾病及食管动力疾病。

六、治 疗

1. 一般治疗 调整生活方式。

(1)饮食:少量多餐,适量增加稠厚食物,不宜过饱,忌咖啡、巧克力、酸食、高脂食物。

(2)体位:避免餐后平卧,仰卧位反流可抬高床头 15°,立位反流应避免牵拉、上举或弯腰。

(3)其他:肥胖者减肥、避免降低 LES 压的药物、戒烟。

2. 药物治疗

(1)PPI:抑酸是 GERD 治疗的主要手段,大量研究证据表明 PPI 在缓解 GERD 症状、愈合糜烂性食管炎方面的疗效优于 H_2 受体阻滞剂,是治疗 GERD 诱导缓解和维持治疗的首选药物。

(2)钾离子竞争性酸阻滞剂(potassium-competitive acid blocker,P-CAB):功效与 PPI 相当。伏诺拉生作为新型 P-CAB 代表,与 K^+竞争性抑制 H^+-K^+-ATP 酶,不需要胃酸诱导激活,不受饮食影响,无须餐前服用,可实现每日 1 次给药,能提高患者依从性。从药代动力学的角度看,P-CAB较好地克服了 PPI 在给药时间、半衰期、靶组织药物浓度、稳定性等许多方面的不足,被推荐作为

GERD 的初始和维持治疗药物。

（3）抗酸剂：指可快速中和胃酸的制剂，可快速缓解反流症状，用于 GERD 的对症治疗，但不主张长期使用。临床上常用的抗酸剂有氢氧化铝、铝碳酸镁、海藻酸盐等。

（4）促动力药：促动力药联合抑酸药物有助于改善 GERD 症状。常用促动力药物包括多巴胺 D_2 受体拮抗剂如甲氧氯普胺，胃动素受体激动剂如红霉素和类似物，外周性多巴胺 D_2 受体拮抗剂如多潘立酮，选择性 5-羟色胺 4 受体激动剂（如莫沙必利），多巴胺 D_2 受体阻滞和乙酰胆碱酯酶抑制双重作用的依托比利，以及 5-羟色胺 4 受体激动剂和多巴胺受体拮抗剂西尼必利。

（5）黏膜保护剂：作为一种局部作用制剂，能通过黏附于食管黏膜表面，提供物理屏障抵御反流物，对胃酸有温和的缓冲作用，但不影响胃酸或胃蛋白酶的分泌。

3. 外科手术和内镜治疗 食管炎伴严重的食管裂孔疝；伴有严重的食管外并发症；严重并发症如溃疡不愈合、反复出血、穿孔、食管斑痕狭窄；疑有恶变倾向的 Barrett 食管需行手术治疗。

内镜下射频消融术可改善 GERD 患者症状。GERD 内镜治疗包括内镜下射频消融术、经口无切口胃底折叠术、抗反流黏膜切除术。关于内镜下射频消融术的临床研究最多，且近 20 年的临床应用显示长期疗效较好。其他内镜下治疗获得了短期疗效，安全性较高，但相关的高质量研究报道不多。

胃底折叠术对 GERD 患者疗效明确。国内外的各项 GERD 相关指南均推荐对不愿长期使用 PPI 治疗的 GERD 患者行抗反流手术，目前认为胃底折叠术是最好的抗反流手术方式，腹腔镜下胃底折叠术优于开腹胃底折叠术。

七、并发症及处理

（1）反流性食管炎尤其是重度食管炎（LA-C 及 LA-D 级）患者，治疗后应定期随访。

（2）Barrett 食管是 GERD 的并发症，诊断需要依赖内镜和病理检查。

（3）对于存在异型增生的 Barrett 食管患者，应积极进行随访、内镜或手术治疗。

（4）合并食管狭窄的患者经扩张后需抑酸维持治疗，以改善吞咽困难的症状及减少再次扩张的需要。

（5）合并食管裂孔疝的 GERD 患者常规剂量 PPI 效果欠佳时，剂量可以加倍。

（苏　青）

第十一节　消化道出血

一、定　义

根据出血部位，消化道出血（hemorrhage of digestive tract）分为上消化道出血和下消化道出血。60%～70% 的消化道出血源于上消化道。消化道出血的临床表现为呕血、黑便或血便等，轻者可无症状，重者伴有贫血及血容量减少，甚至休克，危及生命。60 岁以上老人的消化道出血往往提示严重疾病存在，其发病率、并发症和危险性远远较青壮年高，因此，早期、准确的出血部位和病因诊断，及时治疗成为关键。

二、分　类

1. 上消化道出血（ upper gastrointestinal hemorrhage ） 是内科常见急症，指十二指肠悬韧带[又称屈氏韧带（Treitz）韧带]以上的消化道，包括食管、胃、十二指肠、胆管和胰管等病变引起的出血。常见病因为消化性溃疡、食管-胃底静脉曲张破裂、急性糜烂出血性胃炎和上消化道肿瘤。老年人上消化道出血的病因与青壮年有所不同，大多文献报道以胃溃疡出血占首位，青壮年则以十二指肠溃疡出血为多。老年人上消化道出血常见病因：

（1）消化道溃疡：半数以上的老年性上消化道出血是溃疡所致，且以胃溃疡占多数。溃疡并发出血标志着病变具有高度活动性，溃疡边缘及其底部血管被侵蚀。老年人消化性溃疡往往缺乏典型症状，有的以出血为首发症状。

（2）急性黏膜病变：老年人常因心、脑血管疾病和骨关节病长期服用 NSAID，如阿司匹林、去痛片、吲哚美辛及肾上腺皮质激素，药物通过直接损伤胃黏膜和抑制前列腺素合成，导致老年人本身黏膜退行性改变而屏障功能减退的胃黏膜保护作用进一步减弱，从而诱发上消化道出血。有报道 NSAID 诱发老年性上消化道出血者占 46.3%，服用阿司匹林的老年人，超过 70% 出现胃黏膜损伤征象，约 50% 出现大便潜血阳性。饮酒也是老年人急性胃黏膜出血的常见诱因。

（3）胃癌：老年人胃癌发病率明显高于青壮年。癌组织缺血坏死，表面糜烂或形成溃疡，侵蚀血管致出血。其中息肉型和溃疡型胃癌更易出血。多为持续性小量出血。

（4）肝硬化：在门静脉高压所致的侧支循环中，以食管-胃底静脉曲张最严重，曲张静脉破裂出血是肝硬化患者最常见、最严重的并发症。往往出血量大，死亡率高。研究表明，肝硬化病史持续 15 年以上者，其并发静脉曲张破裂出血的概率将上升 3 倍。老年人首次发现肝硬化的比青壮年少，但有长年肝硬化病史的老年人并发症往往更多，危险性也明显增加。

（5）应激性病变：在应激状态下，上消化道黏膜发生急性损伤，出现糜烂、溃疡而出血。老年人多伴有一些较严重的慢性病，容易发生心肌梗死、脑血管意外、严重感染、休克等。老年人在严重创伤、烧伤、大手术等应激状态时，极易发生胃肠黏膜急性大出血。

（6）食管贲门黏膜撕裂症：又称马洛里-魏斯综合征（Mallory-Weiss syndrome）：老年人由于食管胃黏膜退行性改变，抗损伤和自愈修复能力均较弱，在饮食不当、药物反应等致剧烈呕吐时易致胃、贲门、食管远端的黏膜及黏膜下层撕裂，并发大出血。随着急诊内镜的广泛开展，该病因所致的上消化道出血比例有逐渐上升趋势。

2. 下消化道出血（lower gastrointestinal hemorrhage） 是指 Treitz 韧带以下的肠道出血，约占消化道出血的 20%。痔、肛裂是最常见的原因，其他常见的病因有肠息肉、结肠癌、静脉曲张、神经内分泌肿瘤、炎症性病变（溃疡性结肠炎、缺血性肠炎、感染性肠炎等）、肠道憩室、血管病变、肠套叠及放射性肠炎等。其中 Treitz 韧带以下至回盲部为小肠出血，近年来随着对小肠疾病的逐渐认识，小肠出血逐渐从下消化道出血中独立出来，又称中消化道出血(mid-gastrointestinal hemorrhage)，病因包括小肠血管畸形、克罗恩病、NSAID 损伤、各种良恶性肿瘤（小肠间质瘤、神经内分泌瘤、淋巴瘤）、肠系膜动脉栓塞等。

三、临 床 表 现

消化道出血的临床表现取决于出血量、出血速度、出血部位及性质，与患者的年龄及循环功能的代偿能力有关。

1. 呕血 是上消化道出血的特征性表现。出血部位在幽门以上，出血量大者常有呕血，出血量少者则可无呕血。如患者出血速度慢，呕血多呈棕褐色或咖啡色；短期出血量大，血液未经胃酸充分混合即呕出，则血色鲜红或有血块。

2. 黑便 呈柏油样，黏稠而发亮，多见于上消化道出血，为高位小肠出血乃至右半结肠出血，如血在肠腔停留较久亦可呈柏油样。

3. 便血 上消化道出血的出血量 >1000ml，可有便血，大便呈暗红色血便，甚至为鲜血。

4. 失血性周围循环衰竭症状 急性大量失血由于循环血容量迅速减少而致周围循环衰竭，患者表现为头晕、心慌、乏力，突然起立发生晕厥、肢体冷感、心率加快、血压偏低等。严重者呈休克状态。

5. 贫血和血象变化 急性大量出血后均有失血性贫血，但在出血的早期，血红蛋白浓度、红细胞计数与血细胞比容可无明显变化。在出血后,组织液渗入血管内,使血液稀释,一般须经3～4h及以上才出现贫血,出血后24～72h血液稀释到最大限度。贫血程度除取决于失血量外,还和出血前有无贫血基础、出血后液体平衡状况等因素有关。出血24h内网织红细胞计数即见增高,出血停止后逐渐降至正常。急性出血患者为正细胞正色素性贫血,在出血后骨髓有明显代偿性增生,可暂时出现大细胞性贫血;慢性失血则呈小细胞低色素性贫血。

6. 发热与氮质血症　消化道大量出血后,部分患者在24h内出现低热,持续3～5天后降至正常。发热的机制可能与循环衰竭影响体温调节中枢功能有关。由于大量血液蛋白质的消化产物在肠道被吸收,血中尿素氮浓度可暂时增高,称为肠源性氮质血症。一般出血后数小时血尿素氮开始上升,24～48h达高峰,大多不超出 14.3mmol/L（40mg/dl）,3～4日后血尿素氮降至正常。氮质血症多因循环血容量降低,肾前性功能不全所致。

四、诊　　断

（一）确定消化道出血

根据呕血、黑便、血便和失血性周围循环衰竭的临床表现,呕吐物或粪便潜血试验呈强阳性,血红蛋白浓度、红细胞计数及血细胞比容下降的实验室证据,可诊断消化道出血,但须除外消化道以外的出血因素。鉴别:①咯血与呕血;②口、鼻、咽喉部出血;③食物及药物引起的黑便,如动物血或炭粉、铁剂等药物。

（二）出血程度的评估和周围循环状态的判断

消化道出血病情严重程度与失血量呈正相关,每日消化道出血>5ml,粪便潜血试验阳性;每日出血量>50ml,可出现黑便;胃内积血量>250ml,可引起呕血。一次出血量<400ml时,因轻度血容量减少可由组织液及脾脏贮血所补充,多不引起全身症状。出血量≥400ml,可出现头晕、心悸、乏力等症状。短时间内出血量>1000ml,可有休克表现。当患者消化道出血未及时排除,可通过观察其循环状态判断出血程度。早期循环血容量不足,可有体位性低血压,即由平卧位改为坐位时,血压下降幅度>20mmHg、心率增快>10 次/min。当收缩压<90mmHg,心率>120 次/min,面色苍白,四肢湿冷,烦躁不安或神志不清时,则表明有严重大出血及休克。

（三）判断出血是否停止

由于肠道内积血需约3日才能排尽,故黑便不提示继续出血,下列情况应考虑有消化道活动出血:①反复呕血或黑便（血便）次数增多,肠鸣音活跃;②周围循环状态经充分补液及输血后未见明显改善,或虽暂时好转而又恶化;③血红蛋白浓度、红细胞计数与血细胞比容继续下降;④在补液与尿量足够的情况下,血尿素氮持续或再次升高。

（四）判断出血部位及病因

1. 病史与体检　在面临复杂的病因和捉摸不定的出血部位时,详细询问病史与仔细的体格检查对判断出血部位及病因至关重要。

2. 胃镜和结肠镜　是诊断下消化道出血和其病因、部位和出血情况的首选方法,它不仅能直视病变、取活检,对于出血病灶可进行及时,准确的止血治疗。内镜检查多主张在出血后 24～48h进行检查（急诊胃镜和结肠镜检查）,这是因为急性糜烂出血性胃炎可在短短几天内愈合而不留痕迹,血管异常多在活动性出血或近期出血期间才易于发现。急诊胃镜和结肠镜检查前,应先纠正休克,补充血容量,改善贫血及使用止血药物,如有大量活动性上消化道出血,可先置入胃管,抽吸胃内积血,并用生理盐水灌洗,以免积血影响观察。在体循环相对稳定时。及时进行内镜检查,根据病变特点行内镜下止血治疗,有利于及时逆转病情,减少输血量及缩短住院时间。

3. 胶囊内镜及小肠镜　胶囊内镜是诊断小肠出血的一线检查方法。十二指肠降段以远小肠病变所致的消化道出血因胃肠镜难以到达，以往是内镜诊断的盲区，曾称不明原因消化道出血。该检查在出血活动期或静止期均可进行，对小肠病变诊断阳性率为60%～70%。在此基础上发现的病变，可用推进式小肠镜从口侧或肛侧进入小肠，进行活检或内镜治疗。

4. 影像学检查　X线钡剂造影有助于发现肠道憩室及较大的隆起或凹陷样肿瘤，但在急性消化道出血期间不宜选择该项检查，除其敏感性低外，更重要的是可能影响之后的内镜、血管造影检查及手术治疗。腹部CT对于有腹部包块、肠梗阻征象的患者有一定的诊断价值。当内镜未能发现病灶、估计有消化道动脉性出血时，可行选择性血管造影，若见造影剂外溢，则是消化道出血极可靠的征象，可立即予以经导管栓塞止血。也可选择红细胞标记核素扫描，其优势在于在核素的半衰期内，可以对间歇性出血的患者进行连续扫描。超声、CT及MRI有助于了解腹部脏器（肝胆胰）病变，是诊断胆道出血的常用方法。

5. 手术探查　各种检查不能明确出血灶，持续大出血危及患者生命，必须手术探查。有些微小病变特别是血管病变手术探查亦不易发现，此时可借助术中内镜检查帮助寻找出血灶。

五、预后估计

早期识别再出血及死亡危险性高的患者，并予加强监护和积极治疗，此为急性消化道大出血处理的重点。对溃疡出血，应通过内镜特点判断再出血风险。下列情况死亡率较高：①老年患者（>65岁）；②合并严重疾病，如心、肺、肝、肾功能不全及脑血管意外等；③本次出血量大或短期内反复出血；④食管-胃底静脉曲张出血伴肝衰竭；⑤消化性溃疡基底血管裸露。

六、治　疗

消化道大出血病情急、变化快，抗休克、迅速补充血容量治疗应放在一切医疗措施的首位。

（一）一般急救措施

患者仰卧位，保持呼吸道通畅，避免呕血时吸入引起窒息，必要时吸氧，活动性出血期间禁食。严密监测患者生命体征及整体状态，如心率、血压、呼吸、尿量及神志变化；观察呕血与黑便、血便情况；定期复查血红蛋白浓度、红细胞计数、血细胞比容与血尿素氮；必要时行中心静脉压测定；对老年患者根据情况进行心电监护。

（二）积极补充血容量

尽快建立有效的静脉输液通道和补充血容量，必要时留置中心静脉导管。立即查患者血型和配血，在配血过程中，可先输平衡液或葡萄糖溶液，甚至胶体扩容剂，输液量以维持组织灌注为目标，输液过程中注意观察尿量变化，应注意避免因输液过快、过多而引起肺水肿，患有心脏病患者或老年患者必要时可根据中心静脉压调节输入量。以下征象对补充血容量有指导作用：意识恢复；四肢末端由湿冷、青紫转为湿暖、红润，肛温与皮肤湿暖降低（<1℃）；脉搏及血压正常；尿量>0.5ml/（kg·h）；中心静脉压改善。下列情况为输浓缩红细胞的指征：①收缩压<90mmHg，或较基础收缩压降低幅度>30mmHg；②心率增快（>120次/min）；③血红蛋白<70g/L或血细胞比容<25%，输血量以使血红蛋白达到70g/L左右为宜。

（三）止血措施

在治疗原发疾病基础上，根据消化道不同部位病变进行止血，此处根据上、中、下消化道出血提出更加细化的止血措施。

1. 上消化道出血　分为非静脉曲张性出血和静脉曲张性出血。

（1）非静脉曲张性出血的止血

1）抑制胃酸分泌：血小板聚集及血浆凝血功能所诱导的止血作用需在 pH＞6.0 时才能有效发挥作用，浅且新形成的凝血块在 pH＜5.0 的胃液中会迅速被消化。因此，抑制胃酸分泌，提高胃内 pH 具有止血作用，常用 PPI 或 H$_2$ 受体拮抗剂，大出血时应选用前者，并应早期静脉给药，内镜检查前静脉给予 PPI 可改善出血灶的内镜下表现；内镜检查后维持 PPI 治疗，可降低高危患者的再出血率，出血停止后，改口服标准剂量 PPI 至溃疡愈合。

2）内镜治疗：约 80% 消化性溃疡出血不经特殊处理可自行止血，部分患者则需要经过内镜治疗止血。再出血风险低的患者可在门诊治疗，而高风险的患者需给予积极的内镜下治疗及住院治疗。内镜止血方法包括注射药物、热凝止血及机械止血。药物注射可选用 1∶10 000 肾上腺素盐水、高渗钠-肾上腺素溶液等，其优点为简便易行；热凝止血包括高频电凝、氩离子凝固术、热探头、微波等方法，止血效果可靠，但需要一定的设备与技术经验；机械止血主要采用各种止血夹，尤其适用于活动性出血，但对某些部位的病灶难以操作。临床证据表明，在药物局部注射治疗的基础上，联合一种热凝或机械止血方法，可以提高局部病灶的止血效果。

3）介入治疗：内镜治疗不成功时，可通过血管介入栓塞胃十二指肠动脉，上消化道各供血动脉之间侧支循环丰富，栓塞后组织坏死风险较低。

4）手术治疗：药物、内镜及介入治疗仍不能止血、持续出血将危及患者生命时，必须及时手术。

（2）静脉曲张性出血的止血

1）药物：尽早给予收缩内脏血管药物如生长抑素、奥曲肽、特利加压素或垂体加压素，减少门静脉血流量，降低门静脉压，从而止血。

2）内镜治疗：当出血量为中等以下时，应紧急采用内镜结扎治疗。

3）经颈静脉肝内门体分流术（transjugular intrahepatic portosystemic shunt，TIPS）：对急性大出血的止血率达 95%，目前的国际共识意见认为，对于大出血和估计内镜治疗成功率低的患者应在 72h 内行 TIPS。

4）气囊压迫止血：三腔二囊管压迫止血。

2. 小肠出血　NSAID 可导致小肠溃疡及糜烂，小肠出血时应避免和停止该类药物的使用。小肠、黏膜下静脉和黏膜毛细血管发育不良出血常可自行停止，但再出血率高，可达 50%。

（1）缩血管药物：生长抑素及其类似物在急性消化道出血治疗中的短期应用较为广泛，长期应用对胃肠道毛细血管扩张和蓝色橡皮疱痣综合征引起的慢性肠道出血有一定的治疗作用。

（2）糖皮质激素及 5-氨基水杨酸类：用于克罗恩病引起的小肠溃疡出血。

（3）内镜治疗：内镜如能发现出血病灶，可在内镜下止血，高频电凝、氩离子凝固器烧灼治疗或血管夹可使黏膜下层小血管残端凝固或闭塞，适用于病灶较局限的患者；小肠息肉可在内镜下切除。

（4）血管介入：各种病因导致的动脉性出血，药物及内镜不能止血时，可行肠系膜上、下动脉栓塞治疗。由于中消化道栓塞容易导致肠坏死，需用微导管超选至出血灶，选用明胶海绵颗粒或弹簧圈栓塞。对于弥漫出血、血管造影检查无明显异常征象者或无法超选择性插管的消化道出血患者，可经导管动脉内注入止血药物，使小动脉收缩，血流量减少，达到止血目的。

（5）手术：①梅克尔（Meckel）憩室；②肿瘤；③经内科、内镜及介入治疗仍出血不止，危及生命等指征可行手术治疗。无论出血病变是否确诊，均是紧急手术的指征。

3. 下消化道出血

（1）痔疮：可予以直肠栓剂抗炎治疗、注射硬化剂及结扎疗法。

（2）息肉：内镜下切除。

（3）重型溃疡性结肠炎：凝血酶保留灌肠有助于直肠/乙状结肠止血。

（4）血管病变：内镜下止血同前；止血效果差时，可行血管介入栓塞治疗。

（5）过敏性紫癜：可用糖皮质激素，如甲泼尼龙 40～60mg/d 静脉滴注，病情缓解后改口服泼尼松 20～60mg/d。

（6）各种肿瘤：如结直肠癌、神经内分泌肿瘤，手术切除。

（7）经药物、内镜及介入治疗仍出血不止，危及生命时，无论出血病变是否确诊，均有手术指征。

（王晓静）

第十二节　缺血性肠病

缺血性肠病（ischemic bowel disease，IBD）是指由于多种原因引起肠壁血液灌注不良引起的肠壁缺血性病变，可累及整个消化道。IBD 好发于各个动脉供血相交区域，降结肠、乙状结肠为主要病变部位，其次为直肠、小肠。60 岁以上的老年人为该病的主要发病人群，女性发病率高于男性，高血压、房颤、脑梗死等慢性病，腹部手术史及长期口服药物史是老年 IBD 患者的独立危险因素。随着人口老龄化、动脉硬化相关疾病发病率增加，各种无创性或有创性检查技术的发展，IBD 的患病率也有所增加。其发生的病理基础为血管本身的病变和血流灌注不足。轻者表现为腹痛、腹泻和（或）血便，严重者则会导致肠坏死、肠穿孔、腹膜炎、感染性休克，甚至危及生命。由于老年人个体差异明显，对该病的敏感度较低，表现缺乏特异性，临床上漏诊率及误诊率较高，预后较差。按病程和病变范围 IBD 可分为急性肠系膜缺血（acute mesenteric ischemia，AMI）、慢性肠系膜缺血（chronic mesenteric ischemia，CMI）和缺血性肠炎（ischemic colitis，IC）。缺血性肠炎为 IBD 的常见类型。根据病因和病理将 IBD 分为肠系膜动脉栓塞、肠系膜动脉血栓形成、肠系膜静脉血栓形成和肠系膜血管非闭塞性缺血。

一、病因和发病机制

引起老年人 IBD 的主要病理基础是血管本身的病变、血栓形成或栓塞和血流量不足或血液的高凝状态。

（一）血管病变、血栓形成或栓塞

IBD 最常见的原因是动脉粥样硬化、糖尿病等。肠系膜动脉的阻塞主要由动脉粥样硬化和风湿性心脏病引起的血栓形成或栓塞。老年人伴有心脏血管基础疾病如高血压病、风湿性心脏瓣膜病、心肌梗死、心房颤动、细菌性心内膜炎等，均有发生血栓形成或栓塞的可能，而发生肠缺血、缺氧和坏死。当黏膜下血管发生广泛的凝血和坏死时，可发生腹泻、血便和腹痛。当病情进一步发展波及肠肌层和浆膜层时，可以发生肠穿孔和腹膜炎等严重并发症。

（二）血流量不足或血液的高凝状态

动脉粥样硬化患者如果合并有严重心律失常、心力衰竭、休克等常引起内脏血流量下降，同时在大量应用利尿剂、强心药或合并有肠梗阻、肠扭转等情况下，会加重这种低血流状态而诱发患者肠缺血。真性红细胞增多症、血小板增多、肿瘤等疾病使血液呈高凝状态，导致血流缓慢，血栓形成，堵塞肠道血管可诱发该病。代谢性酸中毒和严重感染影响血液的高凝状态，加重肠管的缺血性损伤。

二、临床表现

IBD 的早期病变仅局限于黏膜层及黏膜下层，随着缺血时间的延长，病情逐渐加重。当肠系膜缺血早期时，血管缺血为可逆性改变，若持续缺血，可导致肠穿孔、透壁性肠坏死，致死率极高。

急性肠系膜缺血是指突然发作的肠道供血不足，常表现为急性重度腹痛。慢性肠系膜缺血（肠绞痛）是间断或持续的肠道供血不足，无法满足餐后肠道活动的代谢需求。缺血性肠炎是肠道供血不足导致的结肠损伤。

（一）急性肠系膜缺血

急性肠系膜缺血（AMI）的三联征：剧烈上腹痛或脐周痛而无相应的体征，器质性心脏病合并心房颤动，胃肠道排空障碍。早期 AMI 患者临床表现缺乏特异性，其主要症状为突发剧烈腹痛伴频繁呕吐和腹泻，而查体可无明显异常。约 75%患者仅潜血阳性，15%患者可伴有血便；部分患者可发现肠梗阻；部分重症患者可出现溃疡及穿孔。一般在腹痛 24h 后，可以出现果酱或鲜红色的血便，这是肠梗死的可靠征象。呕吐物为暗红色血性液体；腹腔穿刺可以抽出血性液体。随着肠坏死和腹膜炎的发展，腹胀渐趋明显，肠鸣音消失，出现腹部压痛、腹肌紧张等腹膜刺激征。本病起病急，病死率高。

（二）慢性肠系膜缺血

慢性肠系膜缺血（CMI）典型症状为餐后腹痛、畏食和体重减轻。腹痛多位于脐周或左下腹（与缺血的肠段有关），多发生于餐后，1～2h 达到高峰，随后腹痛逐渐减轻，蹲坐位或卧位可使部分患者腹痛缓解。腹痛的发生与餐后胃肠道活动增多，代谢增加和血供不足有关。部分患者可有恶心、呕吐、腹胀，吸收不良者可发生脂肪泻。患者惧怕进食出现体重下降。体格检查发现患者消瘦、营养不良、腹部体征与症状不相符，即使是在严重腹痛发作时，腹部压痛轻微而无肌紧张和反跳痛。

（三）缺血性肠炎

缺血性肠炎（IC）的典型症状为腹痛（多位于左下腹），为突发绞痛，轻重不一，进食后加重。腹痛多伴有便意，部分患者可在 24h 内排出与粪便相混合的红色或暗红色血便。其他症状有厌食、恶心、呕吐、低热等。体格检查发现左下腹轻中度压痛。发生肠梗死时可出现压痛、反跳痛、肌紧张等腹膜炎体征。肠鸣音开始亢进，后逐渐减弱甚至消失。

三、实验室及辅助检查

无论是急性肠系膜缺血、慢性肠系膜缺血，还是缺血性肠炎，都缺乏特异性检查方法，需要结合病史综合考虑。

（一）实验室检查

血白细胞、血或腹水淀粉酶、血清肌酸激酶、乳酸脱氢酶、碱性磷酸酶都可增高，但对 IBD 的诊断无特异性。D-二聚体升高对诊断肠缺血有一定意义，D-二聚体＞0.9mg/L 时，对本病诊断特异性为 92%、敏感性为 60%、准确性为 69%，但其升高程度与病情严重程度的关系仍不清楚。肠脂肪酸结合蛋白（intestinal fatty acid binding protein，I-FABP）是由肠上皮细胞分泌的一种水溶性蛋白质，肠道缺血受损时能迅速进入血液循环，最终从尿液排出体外，血清和尿液 I-FABP 增高可望成为肠缺血、肠坏死的敏感指标，但有待进一步研究。

（二）腹部 X 线检查

腹部 X 线检查是 AMI 最基本的检查。IBD 的最典型征象是"指压痕征"，为增厚的肠壁黏膜下水肿所致。部分患者因肠痉挛致肠腔内气体减少，亦有部分患者因肠梗阻范围较广致肠腔内充满气体。钡灌肠检查可见受累肠段痉挛、激惹；病情发展后期，可由于黏膜下水肿、皱襞增厚等原因致肠管僵硬似栅栏样；同时肠腔内钡剂充盈形成扇形边缘。溃疡形成后，可见黏膜粗糙、呈齿状缺损。后期出现管状狭窄和囊袋形成。钡剂检查可能加重肠缺血，甚至引起肠穿孔，腹膜刺激征阳性患者禁忌钡剂检查。

（三）超声检查

B超能显示腹腔动脉、肠系膜上动脉、肠系膜下动脉和肠系膜上静脉的狭窄和闭塞；脉冲多普勒超声能测定血流速度，对血管狭窄有较高的诊断价值。同时，超声检查还可见肠壁增厚、腹水、门静脉-肠系膜静脉内积气。

（四）CT检查

CT增强扫描和CT血管成像（CTA）可观察肠系膜动脉主干及其二级分支的解剖情况。AMI直接征象为肠系膜上动脉不显影、腔内充盈缺损、平扫可为高密度（亚急性血栓）；间接征象有肠系膜上动脉内积气、肠系膜水肿、肠壁增厚。肠壁积气、腹水等则提示肠管坏死。CMI直接征象为动脉狭窄、动脉不显影、腔内充盈缺损等；间接征象有血管壁钙化、侧支形成、肠腔扩张、肠系膜水肿、肠壁增厚。IC亦可显示肠壁增厚、肠腔狭窄，近端肠管扩张及腹腔积液等，且不受肠气干扰。

（五）结肠镜检查

结肠镜检查是缺血性肠炎主要诊断方法。镜下表现为肠黏膜充血、水肿、瘀斑，黏膜下出血，黏膜呈暗红色、血管网消失，可有部分黏膜坏死，继之黏膜脱落、溃疡形成。病变部位与正常肠段之间界线清晰，一旦缺血改善，其症状消失快，病变恢复快，是与其他肠炎相鉴别的关键之一。镜下所见出血结节是IC的特征性表现，为黏膜下出血或水肿形成所致。病理组织学可见黏膜下层有大量纤维素血栓和含铁血黄素细胞（为此病特征）。AMI如累及结肠，内镜改变与IC大致相同；CMI内镜检查无确切意义，但可排除其他病症。

（六）选择性血管造影

血管造影是诊断AMI的金标准。阳性征象有：①栓子：肠系膜上动脉内的圆形充盈缺损，伴远端血管完全或次全闭塞；②肠系膜静脉血栓形成：表现为门静脉、肠系膜静脉系统发生闭塞，伴有血管腔内充盈缺损或静脉侧支形成。选择性血管造影可在诊断的同时直接进行血管内药物灌注治疗和介入治疗。但对于选择性血管造影正常者，不能排除非闭塞性血管缺血。

四、诊断与鉴别诊断

老年人有动脉粥样硬化、高血压病、心血管病（心律失常、心脏瓣膜病、心力衰竭、近期心肌梗死）、糖尿病等病史，症状有恶心、呕吐、腹痛、腹泻和血便，伴有里急后重，而大便检查不支持细菌性感染，结合相应的实验室及辅助检查应考虑本病。

（一）诊断

1. AMI　表现为急性严重腹痛，症状和体征严重程度不成比例，体征常不明显，诊断较困难。临床观察中如出现腹部压痛逐渐加重、反跳痛及肌紧张等，则为肠缺血进行性加重的表现，强烈提示已发生肠坏死。腹部X线检查可见"指压痕"征、黏膜下肌层或浆膜下气囊征。CT检查可见肠系膜上动脉不显影、腔内充盈缺损。动脉造影有助于鉴别诊断。肠黏膜组织病理学检查以缺血性改变为主要特点，如伴有血管炎、血栓形成及血管栓塞病变者即可确诊。

2. CMI　诊断主要依据临床症状和先进的影像学检查。临床症状为反复发作性腹痛，少数患者可出现脂肪泻。患者呈慢性病容，消瘦，腹软无压痛，叩诊呈鼓音，上腹部常可闻及血管杂音。动脉造影、CT血管成像、核磁血管成像、超声等影像学检查有助于诊断CMI。

3. CI 老年人出现不明原因的腹痛、血便、腹泻或腹部急腹症表现者应警惕结肠缺血的可能。根据病情选择肠镜检查，必要时行血管造影。

（二）鉴别诊断

1. 胆囊炎和胆石症 常有胆绞痛病史，疼痛位于右上腹，常放射到右肩部，Murphy 征阳性，血及尿淀粉酶轻度升高。B 超、CT、MRI 或 X 线胆道造影可鉴别。

2. 消化性溃疡急性穿孔 有典型的溃疡病史，腹痛突然加剧，腹肌紧张，肝浊音界消失，X 线透视下见膈下有游离气体等。

3. 溃疡性结肠炎 腹泻，多伴脓血便。内镜检查溃疡浅，充血，出血明显，可有假息肉，病变分布连续，绝大多数直肠受累，复发率高。

4. 急性胰腺炎 急性上腹痛、恶心、呕吐、发热、血清和尿淀粉酶显著升高，CT 检查有助于鉴别。

5. 慢性胰腺炎 反复发作或持续性腹痛、腹泻，或脂肪泻、消瘦、黄疸、腹部包块和糖尿病等，行逆行性胰胆管造影和 CT 有助于鉴别。

6. 胰腺癌 临床表现为上腹痛、进行性消瘦和黄疸，上腹扪及肿块，影像学检查可见胰腺占位性病变。

此外，慢性 IBD 还需要与肠肿瘤、肠结核或其他肉芽肿性肠疾病等区别。

五、治　疗

（一）内科治疗

1. 积极治疗原发病 如纠正心力衰竭和心律失常，补充血容量，同时尽可能避免使用促进肠缺血的血管收缩剂和洋地黄类药，以免诱发或加速肠管坏死；慎用肾上腺糖皮质激素，以免坏死的毒素扩散和造成肠穿孔。

2. 营养支持治疗 禁食，必要时胃肠减压，纠正水电解质和酸碱平衡失调，加强营养支持治疗，以促进肠黏膜细胞功能的恢复。密切观察血压、脉搏、每小时尿量等，必要时需要监测中心静脉压或肺毛细血管楔压，以便合理应用血管活性药物。

3. 抗生素 早期应用足量、广谱而有效的抗生素：AMI 患者血培养阳性的比例高，应用抗生素以防肠缺血症状加重、诱发或加速肠管坏死；抗菌谱应该覆盖需氧及厌氧菌，尤其抗革兰氏阴性菌抗生素，常用喹诺酮类和甲硝唑，严重感染者可用三代头孢菌素。

4. 应用血管扩张剂 根据病情的急缓可应用：罂粟碱 30mg 肌内注射，每天 1～3 次，严重时可用 30mg/h 的速率静脉泵入；丹参 30～60ml 加入 250～500ml 葡萄糖注射液中，静脉滴注，每天 1～2 次；前列地尔 10μg，静脉滴注，每天 1 次，以上药物疗程 3～7 天，少数患者可用至 2 周。

5. 抗栓治疗 包括抗血小板和抗凝及溶栓治疗。急性期抗血小板治疗，可用阿司匹林每天 200～300mg 或氯吡格雷每天 150～300mg，且密切观察，防止出血；抗凝及溶栓治疗，主要适用于肠系膜静脉血栓形成，确诊后尽早使用尿激酶 50 万 U，静脉滴注，每天 1 次，溶栓治疗；并给予肝素 20mg，静脉滴注，q6h，抗凝治疗，疗程 2 周，使用过程中要注意出血倾向，监测出、凝血功能以便随时调整剂量。抗凝治疗不能溶解已形成的血栓，但能抑制血栓蔓延，配合机体自身的纤溶系统溶解血栓。对于急性肠系膜动脉血栓，一旦诊断，对有适应证者应尽早进行介入治疗。

（二）介入治疗

1. AMI 的介入治疗

（1）适应证：①肠系膜上动脉主干阻塞、无明确肠管坏死证据、血管造影能够找见肠系膜上动脉开口者；②存在外科治疗的高风险因素（如严重心脏病、慢性阻塞性肺气肿、动脉夹层等），确诊时无肠坏死证据；③外科治疗后再发血栓、无再次手术机会，有进一步治疗价值者。

（2）禁忌证：①就诊时已有肠坏死的临床表现；②导管不能找见肠系膜上动脉开口者；③存在不利血管解剖因素，如严重动脉迂曲、合并腹主动脉瘤-肠系膜上动脉瘤，手术风险大、成功率低者；④肾功能不全为相对禁忌，但预后较差，要综合考虑。

（3）方法：①溶栓治疗：可经导管选择性注入尿激酶 20 万 U、罂粟碱 30～120mg，同时配合全身抗凝及扩张血管药物和应用；②机械性清除栓子：可用导管抽吸栓子和血栓，或者用器械清除栓子和血栓；③其他：术中给予解痉剂、用血管内保护器、置入支架等。

2. CMI 的介入治疗　治疗 CMI 的目的是解除腹痛、改善营养不良、预防突发肠梗死。而无症状 CMI 是否需要治疗，尚存争议，对严重狭窄且可能诱发急性血栓者建议介入治疗。

（1）适应证：①腹腔动脉或肠系膜上动脉狭窄>70%，且有症状者；②两支及两支以上系膜动脉（腹腔动脉、肠系膜上动脉、肠系膜下动脉）病变、狭窄程度>50%者；③肠系膜动脉狭窄或阻塞，外科治疗后发生再狭窄；④无症状的腹腔动脉或肠系膜上动脉狭窄，存在胰、十二指肠动脉瘤或瘤样扩张者；⑤肠系膜上动脉主干夹层造成管腔狭窄，具有血流动力学意义，无外科治疗指征者；⑥主动脉夹层内膜片或假腔累及肠系膜动脉开口、有肠缺血症状者。

（2）禁忌证：①存在肠管坏死或腹腔炎症；②肠系膜动脉主干狭窄合并多发末梢分支病变；③肠系膜动脉狭窄，病变同时累及多支空、回肠动脉开口；④大动脉炎引起的肠系膜动脉狭窄、动脉炎处于活动期。

（3）方法：①单纯球囊扩张术：疗效有限，术后 6 个月内复发狭窄率达 60%～70%；②植入支架：治疗腹腔动脉、肠系膜上动脉开口处狭窄宜首选球囊扩张式支架。

（三）手术治疗

IBD 的主要的手术方式有动脉栓子摘除术和肠系膜动脉血管重建术（mesenteric artery reconstruction，MAR）。诊断急性肠系膜动脉栓塞后 12～16h，应积极开展肠系膜动脉取栓术，可避免肠坏死或缩小肠切除范围。已发生部分肠坏死，也应先取栓，使大部分可逆的肠管恢复血运，然后再切除坏死肠袢。根据肠缺血的性质、程度和范围，还可采取局部动脉内膜切除术、血管再植术、血管成形术等。

六、预　后

IBD 常无特有的临床表现，误诊、漏诊率较高，治疗的成功依靠早期诊断和及时的介入和手术。国外研究报道，AMI 患者 90 天、1 年和 3 年累积生存率分别为 59%、43%和 32%。IC 轻症多为一过性，通常在 1～3 个月恢复，并不留后遗症；重症经积极处理，约半数可在 24～48h 缓解，1～2 周病变愈合，严重者 3～7 个月愈合，少数恶化或进入慢性期。多器官功能衰竭、严重感染、心肌梗死是影响患者预后的主要因素，但多数老年患者一般情况较差，并发症和伴发病多，对手术及介入治疗的耐受性差，治疗不及时死亡率高。

（李云桥）

第十三节　脑血管疾病

一、定　义

脑血管疾病（cerebrovascular disease，CVD）又称为卒中（stroke），是各种病因使脑血管发生病变引起脑部疾病的总称。临床上分为缺血性脑血管病和出血性脑血管病，缺血性脑血管病包括脑梗死、脑血栓及短暂性脑缺血发作。出血性脑血管病是脑血管出血所致，包括脑出血和蛛网膜下腔出血、硬膜下血肿、脑淀粉样血管病。

二、脑动脉的解剖特点

人脑主要由颈内动脉系统和椎基底动脉系统供血。

1. 脑动脉的特点 壁薄，周围无组织支持，走行弯曲，多与静脉不伴行，几乎无搏动。脑动脉主干及其主要分支均位于脑的腹侧面，然后再回绕到脑的背侧面。脑血管变异较多。脑的血供与颅骨和硬脑膜的血供无关。脑实质内动脉的神经纤维分布来源于中枢神经；脑实质外动脉的神经纤维分布来源于周围神经（内脏神经）。血液与神经元的物质交换不靠组织液弥散，而是有选择地通过血脑屏障。

2. 中枢神经系统供血动脉的组成 颈内动脉系统（前循环）供应大脑半球前 2/3 和部分间脑；椎基底动脉系统（后循环）供应大脑半球后 1/3、间脑后部、脑干和小脑。

3. 全脑的动脉供血模式 全脑由 2 大系统（颈内动脉系统和椎基底动脉系统）发出 3 类大分支，再由主干及各大分支发出 2 类终末支动脉（皮质支和中央支）垂直穿入脑实质进行供血。

三、分　类

（一）缺血性脑血管病

1. 脑梗死 是局部脑组织因供血障碍而发生的缺血性坏死，其根本原因是在颅内或颅外动脉狭窄或闭塞下，侧支循环又不足以起到代偿性的供血而出现局部脑组织发生缺血性坏死。

（1）定位诊断

1）颈内动脉闭塞：典型表现为同侧黑矇、对侧偏瘫及偏身感觉障碍，在优势半球发生者还出现失语、失读、失算、失写言语障意识障碍。

2）大脑中动脉闭塞

A. 主干闭塞：可出现完全的三偏（对侧偏瘫，对侧偏身感觉障碍，对侧同相偏盲）失语或偏身忽视。脑梗死面积较大时可有意识障碍，甚至脑疝致死。

B. 皮质支闭塞：上干闭塞可出现对侧偏瘫、偏身感觉障碍，面部和上肢重于下肢，布罗卡（Broca）失语或忽视；下干闭塞可出现精神行为障碍、韦尼克（Wernicke）失语和命名性失语。

C. 深穿支闭塞：可引起对侧上、下肢瘫痪和（或）中枢性面舌瘫，对侧偏身感觉障碍、对侧同向偏盲。

3）大脑前动脉闭塞：对侧以下肢为主的偏瘫，偏身感觉障碍，旁中央小叶受损可伴有尿潴留；额叶及胼胝体受损，可出现精神障碍，在优势半球者可有运动性失语。

4）大脑后动脉闭塞：如皮质闭塞可出现同向偏盲或象限盲、视觉失认、命名性失语；如深穿支闭塞可引起丘脑综合征（对侧深感觉障碍、自发性疼痛、感觉过度、共济失调和不自主运动等）。如丘脑穿通动脉闭塞表现为对侧肢体舞蹈样运动。

5）脉络膜前动脉闭塞：出现一过性或较轻的对侧偏瘫，下肢重；对侧半身深浅感觉障碍和对侧偏盲。

6）底动脉闭塞

A. 主干闭塞：可引起广泛脑干梗死，出现眩晕、呕吐、昏迷、高热、脑神经损害、四肢瘫痪、瞳孔缩小等，病情危重，常可引起死亡。

B. 基底动脉尖端综合征：可出现眼球运动和瞳孔异常、意识障碍。

7）小脑后下动脉或椎动脉闭塞：可引起延髓背外侧综合征，主要表现为眩晕、呕吐、眼球震颤、吞咽困难和构音障碍、同侧霍纳（Horner）征、同侧小脑性共济失调、交叉性痛温觉损害。

8）小脑上、后、前下动脉闭塞：可引起眩晕、呕吐、眼球震颤、共济失调、肌张力降低等，可引起颅压增高和脑干受压。

（2）临床特点：①可突然发病，也可在数日内逐渐进展至高峰；②有脑血管病高危因素。

（3）神经影像学检查

1）CT：病灶为低密度改变，对超早期不敏感。

2）MRI：长 T_1 长 T_2 改变，DWI 为高信号，ADC 信号降低。MRI 对脑梗死的检出率高达 90% 以上，特别是能检查出较小病灶、小脑和脑干的病灶，以及较早期病灶。

3）血管彩超和经颅多普勒超声：可发现颈动脉与椎动脉系统血管狭窄并监测栓子的来源。心脏彩超检查有助于明确心脏病和是否有心源性的栓子。

2. 脑血栓 是指血液在脑动脉管腔内凝集，造成管腔狭窄或闭塞，该动脉所供应的脑组织发生缺血坏死而出现相应的神经系统受损表现或影像学上发现梗死灶。

（1）病因

1）动脉粥样硬化是脑血栓形成（cerebral thrombosis）最常见的病因。

2）其他病因：动脉炎、血液成分变化，如真性红细胞增多症、血小板增多症、恶病质、严重脱水高凝状态等。

3）血流动力学异常，如血压过低致血流速度过缓或血流量过低，易发生脑血栓形成。

（2）病理：血管闭塞 1min，出现该血管血液供应区的低灌注区，细胞虽无坏死但有功能受抑制状态的半暗带。血管闭塞 30min，出现神经元坏死，相对的缺血半暗带缩小。血管闭塞 1h，坏死区扩大，缺血半暗带进一步缩小。血管闭塞 3h，坏死区基本扩大至整个缺血半暗带。脑组织缺血后，半小时左右即可出现细胞毒性水肿（磁共振弥散加权像示高信号），在 3~5 天出现血管源性水肿，7~10 天后水肿开始消退，2~3 周时水肿消失。

（3）临床表现：多在静态状态下发病，尤其是在夜间发生，醒后发现功能障碍。25%患者先有短暂性脑缺血发作，而后发展为脑血栓形成。

（4）辅助检查：脑血栓形成应急诊行脑 CT 扫描，其目的是排除脑出血，结合病史和临床表现大多即可确诊。

1）CT 扫描：脑血栓形成后的 24h 内、病灶位于小脑或脑干部位的 CT 扫描大多无明显梗死灶，部分大脑中动脉血栓可示动脉高密度影。在 24h 以后可逐渐显示出梗死区为低密度影，边界不清。如梗死面积大者还可伴有明显的占位效应，如同侧脑室受压和中线移位。

2）MRI：脑血栓半小时以上 DWI 即可显示梗死区高信号，在 12h 左右可显示长 T_1 和 T_2 信号。如果伴有出血者，MRI 显示的长 T_1 和 T_2 信号中混杂有短 T_1 信号。

3）脑血管影像检查：MRA、CTA 和 DSA 可发现血栓动脉的部位、动脉狭窄及脑动脉硬化情况；有时还可发现动脉瘤、血管畸形等。MRA 不用造影剂，更适合老年患者；CTA 较 MRA 更准确，但需造影剂；DSA 为血管影像的金标准，但属有创性检查。

4）多普勒超声检查：可协助发现颈动脉粥样硬化斑块的大小和内膜厚度，有否管腔狭窄及其程度。经颅多普勒超声可了解颅内脑动脉血流动力学情况。

3. 短暂性脑缺血发作（transient ischemic attack，TIA） 是由于脑动脉狭窄、闭塞或血流动力学异常导致的短暂性脑血液供应不足，出现一过性脑神经功能障碍。

（1）临床表现

1）在数分钟内达到高峰，持续数分钟至 1h，症状和体征应该在 24h 内完全消失。有反复发作的趋势，约 10%的 TIA 患者 1 年内发生严重卒中。

2）多突然发作，可快速和完全恢复。

3）按照受累血管分为颈内动脉系统 TIA 和椎基底动脉系统 TIA。

A. 颈内动脉系统（前循环）TIA：以大脑中动脉 TIA 最多见，最具有特征性表现为同侧眼黑矇及对侧上、下肢体无力。

B. 椎基底动脉系统（后循环）TIA：最常见的症状有复视、眼球震颤、声嘶、呛咳、吞咽困难、共济失调、猝倒发作、交叉性面瘫及肢体感觉障碍。跌倒发作（drop attack）是后循环 TIA 的特殊表现。

（2）辅助检查：急诊头脑 CT 检查一般无明显异常，以排除脑出血等病变。可行脑 MRI、MRA、颈部 MRA 检查，经颅多普勒超声检查。在发作期间，脑 MRI 一般无责任病灶。可以进行血管彩超、血管造影和超声心动描记术（UCG）等明确脑血管的动脉粥样硬化程度和狭窄情况、是否存在心源性栓子等。

（二）出血性脑血管病

1. 脑出血　是指脑血管破裂导致脑实质内的出血，发病率和死亡率都很高，占卒中死亡人数的 18%～48%。大脑半球出血占 80%，脑干和小脑出血为 20%，但后者的死亡率较高。最常见的出血部位是大脑半球、基底节、丘脑、脑桥和小脑。

（1）病因分型：根据出血的潜在原因，出血可分为原发性与继发性出血。

1）原发性脑出血：高血压性脑出血占 50% 或以上，淀粉样血管病约占 30%，为老年人脑叶出血的最常见病因，其他为原因不明者。

2）继发性脑出血：创伤、动脉瘤破裂、血管畸形、肿瘤（原发性和转移性）、凝血病、血管炎、脑梗死的出血转化、妊娠（子痫、静脉血栓形成）、药物（安非他明、可卡因）、酒精等。

（2）临床表现：大多数在动态下发病，如激动、疲劳、过度用力等。临床表现取决于出血的量和部位。表现为突然出现头痛，呕吐，较重者可出现意识障碍至昏迷，可伴有血压升高、脉搏缓慢、大小便失禁，严重者可发生颞叶钩回疝，病灶侧瞳孔散大，甚至发生小脑扁桃体下疝。少量出血者，可表现为单纯性某一症状或体征，甚至无明显症状及体征。

（3）辅助检查

1）CT：在急性期行脑 CT 可检测出 0.5ml 以上的脑出血，新鲜血肿为圆形或卵圆形均匀高密度影，可破入脑室。48h 后，高密度出血灶周围的水肿带为低密度影，边界不清楚。急性期患者病情加重应复查脑 CT，以除外是否有血肿早期再扩大。

2）MRI：可以发现脑 CT 扫描不能发现的病灶，特别是磁敏感加权成像（SWI），能发现微出血病灶，尤其对脑干和小脑的极少量出血，或亚急性期以后。

3）脑血管检查：非高血压性脑出血，特别是怀疑有血管异常时，应选择脑 MRA、CTA 或脑血管造影检查。对于老年患者应首选 MRA，优点为不需要造影剂，不影响肾功能。脑血管造影可以清楚地显示异常血管，如发现血管畸形者，可选择栓塞或手术治疗。

2. 蛛网膜下腔出血　血液自破裂的血管流入蛛网膜下腔为蛛网膜下腔出血（subarachnoid hemorrhage，SAH）。老年人多为动脉粥样硬化导致，而在青壮年多是血管畸形破裂出血。SAH 起病急，重者短期内死亡。

（1）临床表现

1）最常见的症状是突然发作的剧烈头痛、恶心或呕吐，意识障碍。

2）发病前多有明显过度活动或用力的诱因。

3）查体可见脑膜刺激征[项强、克尼格（Kernig）征阳性、布鲁津斯基（Brudzinski）征阳性]，出血量大者可出现视网膜和玻璃体积血及视盘水肿。

（2）辅助检查

1）腰穿：脑脊液为均匀一致的血性，压力增高，蛋白增高，糖和氯化物正常。

2）头部 CT：可见大脑外侧裂、前纵裂池、鞍上池和环池高密度出血影。

3）在 24h 内或 4 周后行 DSA 明确动脉瘤的位置或是否存在其他疾病，如烟雾病等。

（3）并发症：由于病情的轻重不同，出血后在急性、亚急性和慢性期可出现各种并发症，如继发性脑动脉痉挛、消化道出血、急性肺水肿、急性脑积水、心脏受损征、再出血。

（4）诊断标准

1）突起剧烈头痛、恶心呕吐和脑膜刺激征阳性的患者，无局灶性神经缺损体征，伴或不伴意识障碍。

2）脑脊液呈均匀一致血性，压力增高。

3）头颅 CT 检查有出血征象。

3. 硬膜下血肿 即血液积聚于硬脑膜和蛛网膜之间形成血肿。

（1）通常是由头部外伤引起，有时可以是轻微的外伤以至于患者当时没有任何不适感。

（2）好发于老年人，约 50% 的患者无头部受伤史。

（3）大约 15% 的血肿是双侧的，多为慢性硬膜下血肿。

（4）主要症状是头痛、轻度或者严重的认知障碍和轻偏瘫。有一些患者可能有癫痫发作。

（5）进行相应的实验室检查，如血常规、凝血功能、肝肾功能、血糖、血脂，评估患者的危险因素。

4. 脑淀粉样血管病（cerebral amyloid angiopathy，CAA） 为淀粉样物质沉积在脑中小动脉壁上，引起以脑叶出血为主要表现的脑血管病。

（1）脑淀粉样血管病大多为散发型，家族型少见。

（2）病理：CAA 主要发生于大脑皮质和软脑膜的中小动脉和毛细血管壁上。病理变化为 β-淀粉样蛋白（Aβ）在脑的中小动脉沉积，导致脑血管病变（血管壁增厚、微动脉瘤、血管腔狭窄、断裂）。CAA 多与老年斑和神经原纤维缠结相伴随，脑淀粉样血管病可呈现阿尔茨海默病（Alzheimer disease）的特点。

（3）临床表现：本病多发生在老年人，并随年龄增长而增多，平均发病年龄为 69.5 岁，55 岁以下较少见。

1）脑出血：脑叶出血是 CAA 最重要的临床表现，高龄者脑叶出血多由 CAA 引起。出血主要发生在额叶或额-顶叶，小脑出血罕见。特征多为大脑半球两侧多发性出血，易在短期内再出血。

2）精神、智力及行为障碍：约 30% 有明显的进行性痴呆的症状和临床经过，多以精神障碍行为异常为首发临床表现，如严重的记忆力减退，定向力障碍，可有幻觉与妄想，可伴有神经系统多种局限性综合征。阿尔茨海默病患者中 CAA 的患病率很高（＞90%），病情多呈缓慢进行性进展，也可突发，晚期可发展为严重的痴呆、昏迷或植物状态。

3）蛛网膜下腔出血：CAA 单纯引起蛛网膜下腔出血者罕见，但血肿破入蛛网膜下腔的患者并不少见。

4）脑梗死：近年来发现 CAA 也可有脑梗死和短暂性脑缺血发作。

（4）辅助检查

1）脑 MRI SWI：脑叶多发微出血高度提示 CAA 可能，表现为均匀一致的直径 2～5mm 的圆形低信号，无水肿及占位效应。

2）匹兹堡复合 B 染剂标记的 PET-CT（PIB-PET）：能显示脑 Aβ 沉积，对 CAA 诊断有帮助。

3）眼底检查：有助于早期诊断 CAA，部分 CAA 患者眼底荧光照影在眼底可看到一些微小出血。

4）脑电图：可见 α 节律减慢或 α 波前移，其节律减慢的程度与痴呆程度相一致。

四、治　疗

（一）急性卒中的治疗

急性卒中患者需要神经科医生会诊或在卒中单元治疗。

1. 通过病史、查体、影像学和实验室检查完成病因诊断，并进行针对性干预。

（1）溶栓治疗：是急性期最有效的治疗，常用的溶栓药物为重组组织型纤溶酶原激活物（tissue-type plasminogen activator，t-PA），对脑栓塞急性期患者慎用溶栓。早期还可取栓或血管重建。

（2）积极改善侧支循环、减轻脑水肿，防止出血和治疗原发病。

（3）大面积脑梗死、明显脑水肿、高颅压且有脑疝风险者，应积极去骨瓣减压手术，以挽救生命。

2. 支持性治疗

（1）血压处理：如果 SBP≤220mmHg 或 DBP＜120mmHg 则不需要降压。若血压高于上述标准，则缓慢降压，目标是血压降低 10%～15%。

（2）纠正代谢和水失衡。在用脱水剂时应酌情减量，甘露醇与呋塞米交替使用。

（3）发现和治疗冠状动脉缺血、心力衰竭和心律异常。

（4）监测、处理低氧血症和发热。

3. 防止病情进展

（1）急性心源性或非心源性卒中、进展性卒中、逐渐进展的短暂性脑缺血发作服用阿司匹林 160～325mg/d，在起病 48h 内开始应用。不推荐抗凝治疗。

（2）出血性卒中：脑出血的治疗主要是积极降低颅内压，防治脑水肿和脑疝。如果内科脱水治疗效果不佳，出现神经症状及体征持续进展，或脑干受压，或由于脑室梗阻致脑积水可能危及生命时，建议尽快外科手术清除血肿。

4. 进行全面的卒中二级预防治疗

（1）戒烟。

（2）控制血压，不超过 140/90mmHg，理想血压＜120/80mmHg。

（3）治疗血脂异常。

（4）心房颤动患者予抗凝或抗血小板治疗，最好在病情稳定 2 周内应用（如华法林）。对于高龄老年患者，INR 维持在 1.6～2.5 较安全。对于颅内出血风险较高的患者，可选用达比加群、利伐沙班或阿哌沙班。

（5）低钠（≤2～3g/d）、高钾（≥4.7g/d）饮食。

（6）早期康复治疗如肢体功能锻炼和语言训练。

（7）控制体重（BMI＜25kg/m²）。

（二）有 TIA 或卒中病史患者的抗血小板治疗

（1）一线治疗阿司匹林 81～325mg/d。

（2）如果阿司匹林不耐受或无效，改用氯吡格雷（波立维）75mg/d 或噻氯匹定（抵克力得）250mg q12h，监测血常规；或加用阿司匹林和长效双嘧达莫合剂 1 片，q12h 可能会额外受益。

（3）如无心房颤动，在预防卒中方面，华法林治疗较阿司匹林无更多受益，但引起出血的风险增加。

（三）颈内动脉狭窄的治疗

颈内动脉狭窄的治疗选择见表 3-21。

表 3-21　颈内动脉狭窄的治疗选择

临床表现	狭窄程度（%）	治疗建议	评价
有 TIA 和卒中病史	≥70	CA	CE 仅在下列情况下可能优于药物治疗：患者手术风险很小并且手术并发症发生率低（＜6%）
有 TIA 和卒中病史	50～69	CE 或 MM	连续的颈动脉多普勒检查可发现快速进展的斑块

续表

临床表现	狭窄程度（%）	治疗建议	评价
有 TIA 和卒中病史	＜50	MM	这种情况未证实 CE 治疗可获益
无症状者	≥80	CE 或 MM	对非常健康的患者可考虑 CE
无症状者	＜80	MM	这种情况未证实 CE 治疗可获益

注：CE，颈动脉内膜切除术；CA，对于有多种疾病和手术风险高的患者，行颈动脉血管成形术和支架置入术；MM，药物治疗

（四）蛛网膜下腔出血的治疗

治疗应积极控制出血和降低颅内压，防止动脉痉挛等并发症和再出血。急诊进行脑血管造影检查，如发现动脉瘤，则应积极进行血管内栓塞介入治疗或血管手术。

1. 一般处理 卧床休息 4 周，避免用力大小便，防止剧烈咳嗽等。烦躁不安者适当应用止痛镇静药物，稳定血压，控制癫痫发作。

2. 脱水治疗 蛛网膜下腔出血引起颅内压升高及脑水肿，严重者脑疝，是本病的死亡原因之一。因此，应积极地进行脱水降低颅内压治疗。药物治疗主要应用甘露醇、呋塞米、白蛋白等。

3. 蛛网膜下腔出血后脑动脉痉挛的治疗 尚无特效疗法。常用药物有钙离子拮抗剂（尼莫地平）、普萘洛尔或合用酚妥拉明、前列环素及升压扩容稀释治疗。

（五）慢性硬膜外血肿的治疗

慢性硬膜外血肿的治疗取决于临床症状，如症状存在且有恶化，则应予以引流。若无症状或症状好转，也可临床继续观察。

五、预　后

1. 最重要的预测因素是神经体征的严重程度。卒中后神经功能损害的严重性可以应用 NIH 卒中进行评定。评分的分值为 0～42 分，一般评分＜5 分提示预后良好。评分＞20 分提示预后非常差，而且很可能有严重并发症。

2. 脑卒中导致的死亡原因包括脑损伤本身或者其导致的脑水肿，也可能是心肌梗死、心律失常、心力衰竭、吸入性肺炎和肺栓塞。老年卒中患者可从正规的康复训练中受益。

六、脑血管病高危人群管理

1. 高血压 65 岁以上老年人首先推荐血压控制目标＜150/90mmHg，若能耐受可降低至 140/90mmHg 以下。

2. 糖代谢异常 糖尿病患者应改进生活方式，首先控制饮食，增加体力活动，必要时增加降血糖药。推荐血糖控制目标值为糖化血红蛋白＜7.0%。

3. 血脂异常 对于动脉粥样硬化性脑血管病风险高危或极高危者，除了生活方式的改变外，推荐他汀类药物用于卒中的一级预防。根据脑血管病风险评估设定低密度脂蛋白（LDL-C）目标值：极高危者 LDL-C＜1.8mmol/L（70mg/dl），高危者 LDL-C＜2.6mmol/L（100mg/dl）。若胆固醇水平不能达标，应考虑与其他调脂药物联合使用。

4. 心房颤动 对 65 岁以上的老年人应行积极的心房颤动筛查，推荐脉诊加心电图检查。CHA2DS2-VASc 评分≥2 分且出血风险较低的非瓣膜性心房颤动患者，推荐抗凝治疗，可选择的药物包括华法林（INR 正常范围为 0.8～1.5，一般需维持在 2.0～3.0）或新型口服抗凝药物。严重肾功能损害（肌酐清除率＜15ml/min）的非瓣膜性心房颤动患者，不应使用新型口服抗凝药物。CHA2DS2-VASc 评分为 1 分的非瓣膜心房颤动患者，如果出血风险较低且既往无抗栓治疗，可考虑

抗凝治疗或服用阿司匹林。CHA2DS2-VASc 评分为 0 分的非瓣膜心房颤动患者，不推荐抗栓治疗。

5. 无症状颅内、外动脉狭窄　狭窄≥50% 患者每日服用阿司匹林及他汀类药物。狭窄 60%～99% 的患者，预期寿命＞5 年的情况下，在有条件的医院（围手术期卒中和死亡发生率＜3%的医院）可行颈动脉内膜剥脱术（CEA）。CEA 手术风险较高的无症状颈动脉狭窄（狭窄 60%～99%），预期寿命＞5 年的情况下，在有条件的医院（围手术期卒中和死亡发生率＜3%的医院）可以考虑行预防性 CAS。

6. 未破裂的颅内动脉瘤　患者应监测血压并对高血压进行治疗。直径≤5mm 的小型单发前循环动脉瘤可考虑保守治疗。对于动脉瘤位于后循环、动脉瘤直径＞5mm、有其他动脉瘤破裂史、症状性动脉瘤、具有影像学危险因素（动脉瘤增大、子瘤、分叶、血泡样动脉瘤）或具有高风险的家族史患者，应在充分考虑患者的年龄、神经功能状态、一般情况、伴随疾病、动脉瘤破裂风险等前提下决定个体化治疗方案。并对患者动脉瘤进行定期随访，对于不存在 MRI 禁忌证的患者可使用 MRA 反复长期随访，可考虑在初次发作动脉瘤后 6～12 个月进行首次随访，然后每年或每 2 年随访 1 次。

7. 吸烟与饮酒　强调戒烟的重要；饮酒者的量应适度，男性每日饮酒的酒精含量不应超过 25g，女性减半。肥胖患者应减体重。

8. 高同型半胱氨酸血症　采用叶酸或叶酸联合维生素 B_6、维生素 B_{12} 预防高同型半胱氨酸血症患者的卒中。

9. 女性患者　45 岁以上的女性患者，尤其是 65 岁以上女性患者，建议应用阿司匹林。

（孙　麓　白丽娟）

第十四节　帕金森病

一、定　义

帕金森病（Parkinson's disease，PD）又称震颤麻痹，是一种进展性的神经系统变性疾病，主要引起运动障碍症状，包括运动迟缓、静止性震颤、肌强直和姿势步态异常，核心症状是运动迟缓。

二、临床表现

PD 发病隐匿，且非对称性起病。

（一）主要临床症状

1. 运动迟缓　是核心症状，运动时启动困难，动作缓慢。PD 的最初表现为精细活动困难，如系纽扣、鞋带困难，写字过小症。因为面部活动减少，呈"面具脸"；因口咽部肌肉运动迟缓而说话犹豫、语音低平、言语含混不清、呛咳、流涎。

2. 静止性震颤　典型的表现为一侧为主的手指搓丸样震颤。震颤（频率 4～6Hz）通常在静止时出现或明显，而且随着主动、目的性的活动而减轻。部分患者也可表现为姿势性或运动性震颤。

3. 肌强直　通常在肢体的被动活动时明显，可以是齿轮样或铅管样肌张力增加，患者出现肢体僵硬、动作不灵活。

4. 姿势步态异常　多表现为身体前倾，慌张步态，转身动作分解，且平衡反射障碍，后拉试验阳性。

（二）非运动症状

（1）自主神经功能障碍：如顽固性便秘、出汗异常、性功能障碍、脂溢性皮炎、体位性低血压。

（2）睡眠障碍。

（3）情感异常（抑郁或焦虑）和认知障碍等。

（三）检查

PD的常规头颅CT和MRI扫描无特异性表现，通常用于排除其他原因引起的继发性帕金森综合征，以及帕金森叠加综合征。

三、诊　断

目前国际上应用最多的是英国帕金森病协会脑库（简称脑库）的PD临床诊断标准。我国制定的PD诊断标准与之相似（表3-22），包括纳入标准、支持标准和排除标准。

表3-22　我国PD诊断标准

PD诊断标准	细则
纳入标准	运动迟缓：①启动困难（如开始行走时呈胶着步态，迈第一步困难）；②重复动作的速度和幅度逐渐下降（如拇指和食指对捏）；③不同运动形式之间的转变困难（如在步态检查时，转身动作分节）
	存在以下特征（≥1项）：①肌强直（如齿轮征）；②静止性震颤（频率4~6次/s）；③姿势不稳（非原发性视觉、前庭、小脑和脊髓本体感觉障碍造成）
支持标准（必须具备≥3项）	①单侧起病；②静止性震颤；③逐渐进展；④发病后多为持续的不对称受累；⑤对多巴胺治疗反应良好（治疗有效率70%~100%）；⑥左旋多巴导致严重的异动症；⑦左旋多巴治疗有效可持续≥5年；⑧临床病程持续≥10年
排除标准（右侧症状或体征不支持PD，可能为帕金森叠加综合征或继发性帕金森综合征）	①反复的卒中发作史，伴帕金森症状呈阶梯状进展；②反复的脑外伤史；③明确的脑炎病史；④精神症状出现时有镇静药物治疗史；⑤症状持续缓解；⑥3年后仍表现为严格的单侧症状；⑦核上性眼肌麻痹；⑧小脑性共济失调；⑨早期严重的自主神经功能障碍；⑩早期严重的痴呆，有记忆、语言和行为异常；⑪锥体束征阳性；⑫CT扫描发现小脑肿瘤或交通性脑积水；⑬大剂量左旋多巴治疗无效（排除吸收不良）；⑭大量1-甲基-4-苯基-1,2,3,6-四氢吡啶（MPTP）接触史

四、鉴别诊断

（1）应鉴别不同类型的震颤，震颤的分类及处理见表3-23。

表3-23　震颤的分类及处理

震颤类型	频率（次/s）	相关疾病	临床特征	治疗原则或方案
小脑性震颤	3~5	小脑疾病	震颤仅在运动时出现，为意向性震颤，接近目标时震颤幅度增大	控制症状
特发（原发）性震颤	4~12	50%有家族史，运动障碍性疾病	震颤幅度变化较大，常见于上肢、头部和颈部，在抗重力活动、意向性、应激时加重	使用长效普萘洛尔和阿替洛尔或扑米酮（扑痫酮），或联合加巴喷丁
心源性震颤	8~12	正常	震颤幅度变化较大，应激、焦虑、情感沮丧、睡眠不足、疲劳加重	治疗伴随的抑郁和焦虑
帕金森引起的震颤	4~6	PD、帕金森综合征	搓丸样震颤，于静息时出现，情感应激或当检查者要求患者提高注意力时，患者震颤加重，震颤常为非对称性	同PD

（2）早期 PD 和其他帕金森综合征的鉴别见表 3-24。

表 3-24   早期 PD 和其他帕金森综合征的鉴别

疾病	震颤	不对称性	早起跌倒	早期痴呆	体位性低血压
早期 PD	+	+	–	–	–
药物引起的帕金森综合征	+/–	–	–	–	–
血管性帕金森综合征	–	+/–	+/–	+/–	–
路易体痴呆	+/–	+/–	+/–	+	+/–
进行性核上性麻痹	–	–	+	+/–	–
多系统萎缩	–	+/–	+/–	–	+

注：＋，常常或总是出现；＋/–，有时出现；–，不出现

五、治 疗

目前无有效的针对 PD 病因治疗的药物。PD 的治疗是对运动症状和非运动症状的综合治疗，包括药物治疗、手术治疗、康复和物理治疗、心理治疗和护理等。

（一）治疗原则

（1）帕金森病代偿期（疾病尚未影响患者的日常生活和工作能力）主要应用物理治疗和功能锻炼。

（2）功能失代偿早期应尽可能选用非左旋多巴类药物，如多巴胺受体（DR）激动剂、儿茶酚-O-甲基转移酶（COMT）抑制剂、B 型单胺氧化酶抑制剂（MAO-B）等，疗效不佳时再加用或换用左旋多巴类药物，但老年患者应首选左旋多巴。早期 PD 的用药策略见图 3-7。

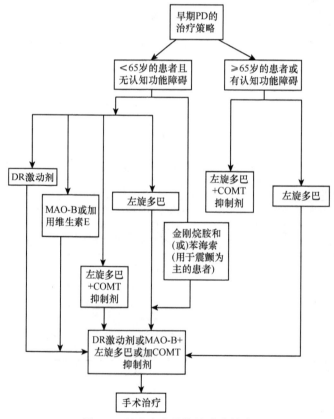

图 3-7   帕金森病早期的治疗策略

（3）经规范的药物治疗后无效或疗效明显减退，患者有明显致残性症状时，可选择外科治疗，进行深部脑刺激和核团毁损。

（二）康复和物理治疗

康复和物理治疗的主要目的是恢复患者走路和保持平衡的自信心，并且教会他们处理不可预知的和使他们无力的冻结发作的简单方法。必要时也可选择大小和重量合适的手杖或者助行器。定期进行家访，帮助制定环境改造计划，如无障碍化、安装扶手和其他的辅助设备等，以减少摔倒的发生。

（三）运动症状的药物治疗

（1）症状引起功能障碍时开始治疗。
（2）方案个体化，从小剂量开始，滴定增量，治疗过程中警惕体位性低血压。
（3）单药不能维持疗效时可联合用药。

运动症状的药物治疗见表 3-25。

表 3-25 运动症状的药物治疗

	药物种类	起始剂量	剂型（mg）	评价（代谢/清除）
多巴胺	左旋多巴/多巴丝肼	1/4 片，q12～24h	10/100、25/100、25/250	是帕金森病治疗的主要药物；每 1～2 周增加 1/2～1 片，最小的目标剂量 1/2 片，3～4 次/日，控制症状；然后根据需要逐渐滴定增加剂量；警惕胃肠道副作用、体位性低血压、意识模糊
	√卡比多巴-左旋多巴控释片*	1 片，qd	25/100、50/200	在每日多巴胺需要量超过 300mg 时应用；较左旋多巴/多巴丝肼吸收慢，但作用时间较长，每日 1 片，可改善症状的波动性
多巴胺受体激动剂	√普拉克索	0.125mg，tid	0.25、1	中枢神经系统副作用较多，逐渐增至有效剂量（0.75～1.5mg/d）
	吡贝地尔	50mg，qd	50	逐渐增加至有效剂量（50～150mg/d）
COMT 抑制剂	√恩他卡朋	200mg，对应每剂左旋多巴	200	和左旋多巴联合使用，警惕恶心和体位性低血压，有增加剂峰异动
抗胆碱能药	苯海索（安坦）	2mg，bid/tid	2	可引起意识模糊和谵妄，禁用于闭角型青光眼，老年前列腺增生患者容易加重尿潴留
其他	金刚烷胺	100mg，q12～24h	100	对早期和晚期 PD 有效，密切观察中枢神经系统副作用，如睡眠障碍和精神症状；勿突然停药
	MAO-B（司来吉兰）	5mg，bid	5	作为多巴胺的辅助用药
	联合制剂（卡比多巴-左旋多巴＋恩他卡朋）	1 片，qd	12.5/50/200、25/100/200、37.5/150/200	仅在卡比多巴、左旋多巴和恩他卡朋的单药剂量明确后使用

注：√，老年患者首选；*，一线治疗

（四）非运动症状的处理

1. 便秘 增加水果和膳食纤维的摄入，保证充足的水分，必要时应用渗透性泻药。

2. 失眠 个体化治疗。患者因为感到严重的僵硬感和不适感而影响睡眠，则应增加左旋多巴剂量或者应用缓释左旋多巴制剂。如果患者因为左旋多巴的副作用白天睡得太多致夜间失眠，则应减少左旋多巴的剂量，并且纠正颠倒的睡眠-唤醒周期。

3. 精神症状 精神症状的出现多与应用的抗帕金森病药有关，应该首先停用抗胆碱能药（如苯海索和金刚烷胺），可用司来吉兰、多巴胺激动剂，最后是左旋多巴。必要时可应用抗精神病药来治疗精神异常（如氯氮平、喹硫平等）。

4. 体位性低血压 ①是最常见的致残原因之一。PD 的非药物治疗包括少食多餐、缓慢起立、避免过度用力排便、穿紧身衣和弹力袜、摄入加盐液体等，这些治疗可改善体位性低血压症状。②可能有效的药物包括米多君和氟氢可的松，但使用这些药物偶尔导致仰卧位高血压，需要密切监测血压。

（徐英桢）

第十五节 痴 呆

一、定 义

痴呆（dementia）是一种以获得性认知功能损害为核心，并导致患者日常生活能力、学习能力、工作能力和社会交往能力明显减退的综合征。患者的认知功能损害涉及记忆、学习、定向、理解、判断、计算、语言、视空间功能、分析及解决问题等能力，在病程某一阶段常伴有精神、行为和人格异常，常在 60 岁以后发病。引起痴呆的病因多种多样，其中最常见的为阿尔茨海默病（AD），占所有类型痴呆的 50%～70%，65 岁的老年人患病率为 6%～8%，该病的患病率在 60 岁以后，每 5 年增加 1 倍。据估计＞85 岁的老年人 AD 患病率超过 30%，又称老年性痴呆。血管性痴呆（VaD）是常见痴呆病因的第二位，占总病例数的 15%～25%。其他常见的痴呆病因有路易体痴呆（DLB）、帕金森病痴呆（PDD）和额颞叶痴呆（FTD）等。脑外伤或其他代谢性疾病，如甲状腺功能异常和乙醇中毒也可引起痴呆综合征。

二、临 床 表 现

（1）AD 以记忆力障碍为突出表现，伴有语言、视觉-空间定向力障碍、淡漠、错觉及兴奋性症状。

（2）VaD 病情呈现阶梯式恶化，可有明显的局灶性症状和体征，如运动、感觉功能受损或失语。

（3）DLB 可有视幻觉、错觉、锥体外系的症状，认知功能障碍有波动，对抗精神病药敏感，病程进展迅速。

（4）PDD 在确诊原发性帕金森病 1 年后，隐匿出现的逐渐进展的影响日常生活能力的认知功能障碍，包括执行力、注意力、视空间和记忆力等四个核心认知领域。

（5）FTD 可有明显的人格改变、执行力障碍、食欲改变等，视觉-空间定向力相对正常。

三、诊断与鉴别诊断

（一）诊断

痴呆是一类综合征，其诊断要根据病史、一般情况及神经系统体格检查、神经心理评估、实验室和影像学检查结果综合分析。临床诊断思路分三个步骤进行（图 3-8）。

1. 明确是否为痴呆 对于既往智力正常，之后出现获得性认知功能下降（记忆、执行、语言或视空间能力损害）或精神行为异常，影响工作能力或日常生活，且无法用谵妄或其他精神疾病来解释的患者，可拟诊为痴呆。认知功能或精神行为损害可通过病史采集或神经心理评估客观证实，且至少具备以下 5 项中的两项：①记忆及学习能力受损；②推理、判断及处理复杂任务等执行功能受损；③视空间能力受损；④语言功能受损（听、说、读、写）；⑤人格、行为或举止改变。国际痴呆诊断标准主要有两个：WHO 的《国际疾病分类》（第 10 版）和美国精神病学会的《精神疾病诊断与统计手册》（第 4 版）。常用的神经心理评估量表有：

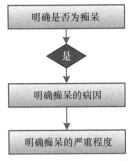

图 3-8　痴呆的诊断流程

（1）简易智力状态检查量表（MMSE）：采用教育水平调整值（文盲≤22分、小学≤23分、中学≤24分、大学≤26分）定义痴呆。

（2）蒙特利尔认知评估量表（MoCA）：定义痴呆的阈值为≤18分。

（3）安登布鲁克认知检查-修订版（ACER）：对痴呆的诊断阈值从72分到88分不等，敏感度和特异性高于 MMSE 量表，但其最佳阈值和教育水平调整值共识均未建立。

2. 明确痴呆的病因　引起痴呆的病因很多，不同病因，治疗效果和预后不同。诊断痴呆后，要结合患者认知障碍起病形式、各认知域和精神行为损害的先后顺序及特征、病程发展特点及既往史和体格检查提供的线索，对痴呆的病因做出初步判断，然后选择合适的辅助检查，确定痴呆病因，尤其注意识别可治性、可逆性痴呆。神经变性性痴呆多隐匿起病，呈慢性进展性病程；非神经变性性痴呆多急性起病，呈快速进展性病程。

痴呆诊断思路见图 3-9。

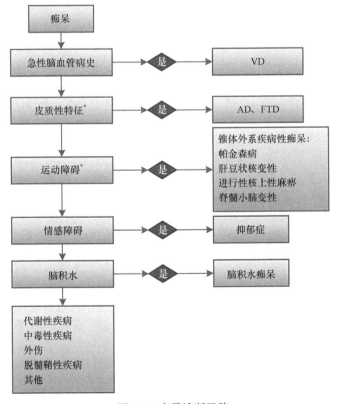

图 3-9　痴呆诊断思路

*皮质性特征：失语、失用、失认和失算；*运动障碍：舞蹈样动作、震颤、不自主运动和共济失调

3. 实验室检查和影像学检查　辅助明确痴呆的病因诊断和鉴别。

（1）血液学检查：对所有首次就诊的认知障碍患者进行血液学检测有助于揭示认知障碍的病因，发现伴随疾病，包括全血细胞计数、肝/肾功能、甲状腺功能、甲状旁腺功能、电解质、血糖、叶酸、维生素 B_{12}、同型半胱氨酸、血沉、HIV、梅毒螺旋体抗体、重金属/药物/毒物检测。

（2）脑脊液（CSF）检查：推荐脑脊液检查为痴呆患者的常规检查。对拟诊 AD 患者推荐进行 CSF 的总 tau 蛋白（T-tau）、血浆中苏氨酸 181 磷酸化的 tau181（P-tau181）和 Aβ 1-42 检测。对快速进展的痴呆患者推荐进行 CSF 14-3-3 蛋白、自身免疫性脑炎抗体、副肿瘤相关抗体检测。

（3）影像学检查

1）MRI：是进行痴呆诊断和鉴别诊断的常规检查，有助于判断疾病预后和药物治疗。可用于痴呆诊断及鉴别的磁共振序列包括：结构性磁共振成像（sMRI）的 T_1、T_2 和 Flash 序列，功能磁共振成像（fMRI）和弥散加权成像（DWI）。其中 T_1 冠状位成像可以很好地显示内侧颞叶和海马结构。典型 AD 患者的脑萎缩以内侧颞叶为主，可目测进行性海马萎缩；FTD 患者以额叶和前额叶局限性萎缩为主。

2）功能影像学检查：包括单光子发射计算机断层显像（SPECT）和正电子发射断层显像（PET），主要用于对结构影像学很难鉴别的诊断，可以增加临床诊断及结构影像的特异度，其中 PET 检查的敏感性更高。常用的检查手段有：脑葡萄糖代谢显像[以氟-18 标记脱氧葡萄糖（^{18}F-FDG）为显像剂]：AD 以颞顶叶和扣带回皮质代谢异常，较早受累；楔前叶和额外侧皮质也可受累；DLB 与 AD 的表现相似，初级视觉皮质受累，小脑可能受累；FTD 额叶内侧、额叶外侧和颞叶受累；VD 皮质、皮质下和小脑等部位均可出现斑片状低代谢和低灌注区，与结构异常病变部位相符合；抑郁症则可见全脑低代谢，有时有额叶代谢增强表现；帕金森病的皮质代谢异常区域与 DLB 类似，累及初级视觉皮质，代谢异常多不累及额叶内侧。Aβ 和 tau 蛋白 PET 显像可用于可疑患者的鉴别。

（4）电生理检查：脑电图（EEG）对痴呆具有一定辅助诊断价值，特别是对克-雅病的诊断。定量脑电图（QEEG）、诱发电位和事件相关电位对于鉴别不同类型的痴呆有一定帮助。

（5）有明显痴呆家族史的患者应进行遗传学检查：早老蛋白 1（*PSEN1*）基因、早老蛋白 2（*PSEN2*）基因及淀粉样前体蛋白（APP）与家族性早发性 AD 有关，基因 *ApoEε4* 变异是晚发性 AD 的危险因子。

4. 明确痴呆的严重程度　根据临床表现、日常能力受损情况或认知评估等确定痴呆的严重程度。临床一般常用日常生活活动（ADL）、痴呆行为评定量表（BRSD）或总体衰退量表（GDS）做出痴呆严重程度的诊断。日常生活能力减退是痴呆的核心症状，对于不能完成神经心理评估者，可根据以下标准判断痴呆的严重程度：

（1）轻度：主要影响近期记忆，但患者仍能独立生活。

（2）中度：较严重的记忆障碍，影响到患者的独立生活能力，可伴有括约肌障碍。

（3）重度：严重的智能损害，不能自理，完全依赖他人照顾，有明显的括约肌障碍。

■ （二）核心诊断标准

AD 的核心诊断标准：①符合痴呆诊断标准；②起病隐袭，症状在数月至数年中逐渐出现；③有明确的认知损害病史；④表现为遗忘综合征（学习和近记忆下降，伴 1 个或 1 个以上其他认知域损害）或者非遗忘综合征（语言、视空间或执行功能三者之一损害，伴 1 个或 1 个以上其他认知域损害）。并排除其他导致痴呆的疾病。在以知情人提供和正规神经心理测验得到的信息为基础的评估中，发现进行性认知下降的证据，或找到致病基因（*APP*、*PSEN1* 或 *PSEN2*）突变的证据，更支持 AD 的诊断。

（三）症状分期

AD 症状分期见表 3-26。

表 3-26 AD 症状分期

数字分期	症状分期	认知程度	症状描述
1	正常	无损害	无主观报告，也无客观证据表明近期认知能力下降或新发精神行为症状
2	临床前	无症状	主观认知下降（不限于记忆）或伴轻度的精神行为改变，但客观测试无认知障碍
3	极早期	轻度损害	①主观认知下降，且客观测试证实认知障碍（可能主要不是遗忘）或精神行为评估的证据；②独立进行日常生活活动，但可能对较复杂的日常生活产生可检测的但轻度的影响
4	早期	轻度痴呆	①进行性认知障碍会影响多个领域和精神行为障碍；②对日常生活产生明显的影响，主要损害工具性活动，不再完全独立，偶尔需要帮助
5	中期	中度痴呆	①进行性认知障碍和精神行为改变；②对日常生活产生广泛的影响，基本功能部分受损，不能独立生活，经常需要帮助
6	晚期	重度痴呆	①进行性认知障碍和精神行为改变，可能无法进行临床面试；②对日常生活产生严重的影响，包括自我照料在内的基本活动受损，完全依赖帮助

四、治　疗

　　痴呆治疗的主要目标为改善患者的生活。非神经退行性疾病导致的痴呆患者应针对可能的危险因素或病因积极进行治疗。而神经退行性疾病导致的痴呆患者目前尚无针对病因的有效治疗手段，但早期的积极干预可以延缓部分患者的病情进展，减少家庭和社会的照护负担。下文以 AD 的治疗为例详细描述，总的治疗原则为：①在轻度认知功能障碍和痴呆前期，患者应积极采用非药物治疗手段避免病情的进展；应调整为地中海饮食；积极控制合并的血管性危险因素如高血压、糖尿病、高脂血症、动脉粥样硬化等。②根据症状分期选择合适的药物治疗及照护程度。

（一）认知症状的治疗

　　1. 胆碱酯酶抑制剂（ChEI）　轻/中/重度痴呆患者均可使用且均可获益。当一种 ChEI 初始药物缺乏满意的疗效或不耐受时，换用另一种 ChEI 可获得与初始药物相似的效果。药物均需要小剂量开始，逐渐滴定到目标剂量，滴定过程应慢，注意药物副作用和耐受程度。停药后复用建议重新滴定的过程。常见药物的目标剂量为：①多奈哌齐 10mg/d；②卡巴拉汀 12mg/d，口服或 9.5mg/24h 贴剂；③加兰他敏 24mg/d。

　　2. 谷氨酸受体拮抗剂　可用于中重度痴呆患者，联合 ChEI 治疗有协同效应。需要小剂量开始，逐渐滴定到目标剂量，增量建议每周调整剂量一次，停药后复用建议重新滴定的过程。可选择药物为美金刚，推荐目标剂量为 20mg/d。

（二）精神行为症状的治疗

　　1. 非典型抗精神病药　可缓解 AD 引起的激越、攻击和幻觉、妄想症状，但都有加重认知损害等风险。奥氮平缓解 AD 精神和行为症状较突出，利培酮次之，喹硫平再次之。使用时应遵循单药、小剂量滴定、短期使用的原则，并监测认知改变。

　　2. 5-羟色胺类药　用于缓解攻击、妄想、激越、抑郁和焦虑，但多为短期获益，且要注意在老年人群中使用的副作用。常用药物为：①选择性 5-羟色胺受体激动剂：匹莫范色林治疗剂量为 34mg/d；②丁螺环酮的治疗剂量为 25.7mg/d；③选择性 5-羟色胺再摄取抑制剂，建议最小剂量使用。

（三）中医药治疗

AD 的中医药治疗可遵循"早期补肾为主并贯穿全程，中期化痰活血泻火，晚期解毒固脱"的序贯疗法，可根据临床分期，通过辨证施治进行个体化治疗。

（四）其他药物

其他药物和新上市药物甘露特钠胶囊（GV-971），推荐用于轻中度痴呆患者，但此药的效果尚待更多临床试验评估。

（五）护理和照护

护理和照护是提高痴呆患者生活质量的重点和关键，而且需要注意的是，超过 50%的痴呆患者的护理人员患有抑郁症。躯体疾病、孤独、焦虑和身心疲惫均常见，所以针对痴呆患者的护理员，也要给予精心的教育和支持（如患者接受成人日间照料、护理和短期替代服务可以让护理人员得以休息，医疗机构或 AD 协会可以向痴呆患者家属和护理人员提供支持和教育服务）。

（1）改变行为方式，固定时间如厕，对尿失禁患者定时提醒排尿分级护理支持。

（2）对力所能及的日常生活活动尽可能不给予帮助，练习和鼓励以提高患者的生活独立性。

（3）干预以减少走失和迷路风险。

（4）用餐和沐浴时放音乐，录像和录音模拟家属的出现等可以有助缓解患者的精神症状。

（5）用患者可以理解的方式说话，应保持患者生活环境光线明亮，无噪声（如低水平背景噪声）的环境可以帮助减少患者的行为异常。

（6）针对护理和支持资源、财务和法律问题，为患者家属提供建议。

（白丽娟）

第十六节　泌尿系统感染

泌尿系统感染又称尿路感染（urinary tract infection，UTI），是肾脏、输尿管、膀胱和尿道等泌尿系统各个部位感染的总称。

一、流　行　病　学

尿路感染是老年人的一种常见疾病，其发生率仅次于呼吸道感染而居老年感染性疾病的第二位。在老年人尿路感染中，男女发病率之比为 1:2。据文献报道，一般成年女性尿路感染的患病率为 3%～4.5%，而到 65 岁以上则增高至 15%～20%。50 岁以前的男性很少发生尿路感染，而至65～70 岁时的患病率为 3%～4%，70 岁以后患病率达 20%以上。老年人尿路感染的临床表现与年轻人有所不同，其治疗也比较困难。

二、致病菌与易感因素

（一）致病菌

老年人尿路感染的主要致病菌是革兰氏阴性杆菌，最常见的是大肠埃希菌和副大肠埃希菌，占60%～80%，其次为变形杆菌、克雷伯菌、产碱杆菌和铜绿假单胞菌等其他革兰氏阴性杆菌。近年来革兰氏阳性球菌如葡萄球菌、肠球菌等导致的老年人尿路感染率有所增加。在泌尿系结构或功能异常的老年人中，真菌（以白念珠菌为主）感染也较常见。

（二）易感因素

1. 尿路梗阻和尿流不畅　老年人常因前列腺疾病、尿路结石、泌尿道肿瘤等引起尿路梗阻、尿流不畅、尿液潴留，使正常尿路黏膜对细菌的清除和抑制作用减弱，故易发生尿路感染。

2. 全身及局部免疫力下降 由于老年人各系统器官功能衰退，常伴有全身性疾病如糖尿病、高血压、慢性肾脏病、晚期肿瘤等，使老年患者全身免疫力下降。加之老年人膀胱排空能力减退，常过度膨胀而呈缺血状态，致尿路局部免疫力也下降，使得老年尿路感染的发生率明显高于其他人群。

3. 阴道 pH 改变 绝经后的女性尿路感染的发生率增加，可能与绝经后雌激素产生减少有关，阴道上皮萎缩，糖原减少，阴道 pH 上升，导致致病菌比乳酸杆菌更易在阴道黏膜上生长。

4. 膀胱输尿管反流 老年人患糖尿病或神经源性膀胱时常继发膀胱输尿管反流，反流是诱发上尿路感染的主要原因之一。

5. 糖尿病 老年糖尿病患者尿路感染发生率高达 20%，仅次于前列腺疾病，老年糖尿病患者的尿路感染以肾盂肾炎最常见。

6. 尿路器械使用 导尿或留置导尿管是老年尿路感染的医源性易感因素，尽管采用密闭式导尿装置，但因导尿管留置时间较长，感染也难避免，且多为耐药菌株，抗生素治疗往往难以奏效。

7. 其他 老年人膀胱排空不全也是尿路感染的常见原因，在女性尤为突出。因尿液在膀胱内停留过久，引起细菌繁殖，导致局部感染。其他还有尿路畸形、中枢神经系统疾病、滥用镇痛药、妇科炎症等均易引起尿路感染。饮水量不足、憋尿、长期卧床、抗生素不合理使用等因素也可造成老年患者尿路感染发病率上升。

三、临 床 表 现

本病起病隐匿，临床表现不典型。

1. 首发症状 常以寒战和发热为首发症状，伴有乏力、疲劳、头痛及全身衰弱，局部症状如尿频、尿急、尿痛、排尿困难、腰部酸痛、耻骨上区不适等，表现不一，或轻或重，有的甚至完全无症状。有研究报告，老年人尿路感染以上尿路感染为多见（74.2%）。部分患者因原有疾病如前列腺增生所致的尿频、夜尿多、尿失禁、遗尿等症状突出，可掩盖尿路感染症状。在老年男性患者反复发作尿频、尿急、尿痛、菌尿时，还应注意可能是慢性前列腺炎急性发作，前列腺内可能有结石及慢性炎症病灶存在。

2. 并发症多 老年人尿路感染易引起菌血症、败血症及感染性休克等严重并发症，死亡率很高。须及时明确诊断，积极治疗。另外，老年人尿路感染多数为慢性顽固性感染，易反复发作或迁延不愈。无症状性菌尿在老年人中较为常见。

四、实 验 室 检 查

（一）尿常规检查

尿常规检查包括尿液理学检查、尿液生化检查和尿沉渣检查。应用最广泛的是尿干化学分析仪检查和尿沉渣人工镜检。

1. 尿液理学检查 尿液外观混浊，对诊断症状性菌尿的敏感性为 90.4%，特异性为 66.4%。

2. 尿液生化检查 目前最常用使用半自动或全自动尿干化学分析仪来做尿液生化检查。尿液生化检查用于诊断尿路感染的敏感性较低，阴性结果对除外尿路感染的特异性较高。与尿路感染相关的常用指标包括亚硝酸盐、白细胞酯酶和尿蛋白。

（1）亚硝酸盐：正常结果为阴性，阳性见于大肠埃希菌等革兰氏阴性杆菌引起的尿路感染，尿液中细菌数 $>10^5$/ml 呈阳性反应，阳性反应程度与尿液中细菌数成正比。应注意，尿中有大量淋巴细胞时，该结果为阴性。

（2）白细胞酯酶：正常值为阴性，尿路感染时为阳性。

（3）尿蛋白：正常定性为阴性。尿路感染时可有蛋白尿。

3. 尿沉渣检查 常用方法有尿沉渣显微镜检和尿有形成分分析仪检查。

（1）尿沉渣显微镜检:离心尿尿沉渣中白细胞数 1～2 个/HP 表示非离心尿中白细胞数为 10 个/mm^3,配合革兰氏染色可以作为感染的确定性诊断。镜下血尿见于 40%～60%的膀胱炎患者,对诊断尿路感染缺乏敏感性,但特异性较高。

（2）尿有形成分分析仪检查:在严格质量控制的前提下,对尿路感染诊断的敏感性为 94.4%～100%,特异性为 49.8%～73.4%。

（二）尿细菌学检查

（1）尿细菌计数:正规清洁中段尿细菌定量培养 ≥10^5/ml。

（2）清洁离心中段尿沉渣镜检:白细胞数 >10 个/HP 或有明显尿路刺激症状。

同时满足以上两点即可确诊,若不满足第二个条件,可再检查尿细菌计数,依然 ≥10^5/ml,且两次检查细菌相同者也可确诊。

（3）行膀胱穿刺尿培养:细菌阳性。

（4）行尿培养检查有困难者,可用治疗前晨起清洁中段尿,以正规方法离心,尿沉渣革兰氏染色找细菌,结合临床尿路感染症状。

（5）尿细菌计数为 10^4～10^5/ml 者应复查,若复检尿细菌计数仍在此范围,应结合临床表现做诊断或行膀胱穿刺尿培养。

不典型症状尿路感染的诊断标准为多次尿细菌培养阳性,菌落计数达菌尿指标,具体为:女性从连续两次自主排尿的尿样中分离到同一菌株,菌落计数 ≥10^5/ml;男性从单次无污染的尿样中分离到同一类菌株,菌落计数 ≥10^5/ml;从导尿管留的单个样本菌落计数 ≥10^2/ml。

（三）尿化学检查

尿化学检查不常用。

（四）尿路感染的定位检查

经上述检查确诊为尿路感染后,尚需进一步检查以区分上、下尿路感染。

（1）膀胱冲洗灭菌后尿培养法阳性为上尿路感染。

（2）尿 β_2-微球蛋白（β_2-MG）测定:血清 β_2-MG 正常,而尿 β_2-MG 增高,提示肾小管功能受损。尿 β_2-MG 较正常升高 10 倍以上,可作为上尿路感染的定位诊断依据。

（3）尿溶菌酶测定:上尿路感染时尿溶菌酶明显升高。

五、影像学检查

B 超、腹部 X 线片、静脉肾盂造影（IVP）对于泌尿系统结构异常或梗阻有较好诊断价值。螺旋 CT 泌尿系统造影（CTU）经计算机图像后处理可获得全尿路三维图像,可以了解泌尿系统的占位、狭窄及周围结构的关系,图像清晰,逐渐取代普通 X 线的尿路造影如泌尿系 CT,泌尿系造影等。

六、诊　断

1. 定性诊断 患者有尿路刺激征、感染中毒症状、腰部不适,结合尿常规、尿细菌学检查,即可明确诊断。特别要注意,老年患者临床症状不典型,客观检查对诊断意义更大。

2. 定位诊断 上尿路感染（即肾盂肾炎）常有发热、寒战,甚至脓毒血症症状,并伴有明显腰痛、肾区叩击痛,同时可有血细菌培养阳性、血白细胞增高、血沉增快、降钙素原增高、N-乙酰-β-葡萄糖苷酶（NAG）等全身感染及肾小管受损等临床及实验室证据。下尿路感染即膀胱炎以膀胱刺激症状为主要临床表现,少数患者可有低热、乏力等症状,伴有尿白细胞增多,镜下血尿及尿细菌培养阳性（细菌数 >10^5/ml）即可明确诊断。

3. 有不典型症状者　需与尿道综合征、肾结核、尿路肿瘤及慢性肾小球肾炎进行鉴别诊断。尿道综合征可有尿路刺激症状，但多次化验检查均无真性细菌尿。其他尿路器质病变可通过浓缩尿找抗酸杆菌、肿瘤细胞及其他化验、影像学检查明确诊断。

七、治　　疗

（一）一般治疗

加强营养，提高老年患者自身抵抗力；保证充足液体摄入，以便有足够尿液排出保障尿道冲洗；注意外阴清洗及局部干燥；积极治疗合并疾病，控制血糖、及时处理尿路梗阻等；尽量避免导尿等侵入性治疗手段，如果必须进行，应严格无菌操作，避免医源性感染发生。

（二）药物治疗

1. 膀胱炎　根据药敏试验一般予单剂量或短期的 1～3 天抗生素治疗。

2. 复杂尿路感染　当尿路感染伴有获得感染或治疗失败风险的合并疾病时即为复杂性尿路感染，疗程均为治疗至体温正常或合并症清除后继续治疗 3～5 天。

3. 无症状细菌尿　社区老年女性患病率＞15.0%，社区老年男性为 3.6%～19.0%；长期护理的老年女性为 25.0%～50.0%，老年男性为 15.0%～40.0%；长期留置导尿管者达 100.0%。老年人及长期留置导尿管者无须治疗，需要泌尿道手术操作的患者需术前 1 天或术前即刻予以敏感抗生素，术后有导尿管留置者拔管时方可停用抗生素，无导尿管留置时术后即停。

4. 反复发作的尿路感染　尿路感染 6 个月内发作≥2 次，或 1 年内发作≥3 次方可称为反复发作性尿路感染。同种细菌持续存在的治疗方案参照复杂性尿路感染。再感染急性发作期同急性非复杂性膀胱炎的抗菌药短程疗法，发作间歇期予以低剂量、长疗程抗生素预防治疗。预防疗法多在急性发作 1～2 周、尿培养转阴后进行。

5. 真菌性尿路感染　主要为白念珠菌感染，无症状时治疗同无症状细菌尿，有症状的膀胱炎及肾盂肾炎可选用氟康唑、氟胞嘧啶，服用免疫抑制剂者可适当延长疗程。另外，光滑念珠菌和克柔氏念珠菌推荐选用两性霉素 B。

（三）注意事项

老年人除了一般治疗以外，还应注意以下几点：

（1）去除或控制尿路感染易感因素，如前列腺增生、梗阻、糖尿病等。

（2）由于老年人尿路感染的复发率和再感染率极高，即使无症状菌尿者，长期使用抗生素也不能减少复发，还可导致耐药，所以不应长期反复使用抗生素治疗。

（3）老年人肾功能减退，故不宜使用肾毒性抗生素，如庆大霉素，且常需根据肾功能情况调整剂量与给药方法。

（李　伟）

第十七节　慢性肾衰竭

一、定　　义

慢性肾衰竭（chronic renal failure，CRF，简称慢性肾衰）是指各种慢性肾脏病进行性发展，引起肾单位和肾功能不可逆的丧失，导致以代谢废物潴留，水电解质和酸碱平衡紊乱及内分泌失调为特征的临床综合征。

肾功能损害多是一个漫长的发展过程，不同阶段有其不同的特点和临床表现。CRF 分为以下四个阶段：①肾功能代偿期；②肾功能失代偿期；③肾功能衰竭期（尿毒症前期）；④尿毒症期（表 3-27）。

表 3-27　我国 CRF 的分期方法

分期	肌酐清除率（ml/min）	血肌酐（Scr）		说明
		μmol/L	mg/dl	
肾功能代偿期	50～80	133～177	1.5～2.0	大致相当于 CKD2 期
肾功能失代偿期	20～50	186～442	2.1～5.0	大致相当于 CKD3 期
肾功能衰竭期	10～20	451～707	5.1～7.9	大致相当于 CKD4 期
尿毒症期	<10	≥707	≥8.0	大致相当于 CKD5 期

注：慢性肾脏病（chronic kidney disease，CKD）即任何原因所致肾脏损伤（肾脏结构或功能异常）在 3 个月以上，可有或无肾小球滤过率（glomerular filtration rate，GFR）下降，或 GFR<60ml/（min·1.73m²）在 3 个月以上，有或无肾脏损伤证据的一组肾脏病。依据美国肾脏病基金会的指南，CKD 分为 CKD1～CKD5 期。CKD 和 CRF 的含义上有较多的重叠，部分 CKD 在疾病进展过程中 GFR 可逐渐下降进展至 CRF

二、临床表现

CRF 的临床表现较为复杂，在 CRF 的不同阶段，其临床表现各异。CRF 早期的临床表现多不明显，可仅有乏力、腰酸、食欲缺乏、夜尿多、轻度贫血等。随着 CRF 的进展，上述症状更加明显。在尿毒症期，可出现急性心衰、严重高钾血症、消化道出血、中枢神经系统障碍等严重并发症。CRF 的临床表现主要分为代谢紊乱及各系统症状两大类，两者互为因果。

▊ （一）代谢紊乱

1. 水、电解质代谢紊乱　肾脏是调节水、电解质和酸碱平衡的重要器官，它的损害可直接导致这些环节的紊乱，其中以代谢性酸中毒和水钠平衡紊乱最为常见。

（1）代谢性酸中毒：在部分轻中度慢性肾衰（GFR>25ml/min 或 Scr<350μmol/L）患者中，由于肾小管分泌氢离子缺陷或肾小管 HCO_3^- 的重吸收能力下降，可发生正常阴离子间隙的高氯血症性代谢性酸中毒，即肾小管性酸中毒。当 GFR 降至<25ml/min（Scr>350μmol/L）时，代谢产物如磷酸、硫酸等酸性物质因肾的排泄障碍而潴留，可发生高氯血症性（或正氯血症性）高阴离子间隙性代谢性酸中毒，即"尿毒症性酸中毒"。轻度慢性酸中毒时，多数患者症状较少，但如动脉血 HCO_3^- <15mmol/L，则可有较明显症状，如呼吸深长、食欲缺乏、呕吐、虚弱无力。

（2）水钠代谢紊乱：主要表现为水钠潴留。肾功能不全时，机体钠负荷过多或容量过多，可表现为不同程度的皮下水肿和（或）体腔积液，此时易出现血压升高、左心功能不全和脑水肿。临床上，由于部分患者长期低钠饮食、进食差、呕吐等，可引起低钠血症；也可因血容量增多，稀释血钠，导致稀释性低钠血症。

（3）钾代谢紊乱：肾衰竭时，肾脏排钾能力下降，容易出现高钾血症；尤其当钾摄入过多、酸中毒、感染等情况发生时，更容易引起高钾血症。严重高钾血症（血清钾>6.5mmol/L），需及时治疗。有时由于钾摄入不足、胃肠道丢失过多、应用排钾利尿剂等因素，也可出现低钾血症。

（4）钙、磷代谢紊乱：主要表现为高磷低钙。钙摄入不足、活性维生素 D 缺乏、高磷血症、代谢性酸中毒都会导致血钙降低。血磷浓度由肠道对磷的吸收及肾的排泄来调节。当肾小球滤过率下降、尿磷排出减少，血磷浓度逐渐升高。在肾衰竭的早期，血钙、磷仍能维持在正常范围；在肾衰竭的中、晚期时可出现高磷血症、低钙血症。高磷血症、低钙血症、活性维生素 D 缺乏等可诱发甲状旁腺激素（PTH）升高，即继发性甲状旁腺功能亢进和肾性骨营养不良。

（5）镁代谢紊乱：血镁浓度由肠道对镁的吸收及肾的排泄来调节。肾衰竭时，肾排镁能力下降，常有轻度的高镁血症。患者常无任何症状，但是不宜使用含镁的药物；如使用含镁的药物（抗酸药、泻药等），则更易于发生高镁血症。当镁摄入不足或过多应用利尿剂时，偶可出现低镁血症。

2. 蛋白质、糖类、脂肪和维生素的代谢紊乱 CRF 存在蛋白质分解增多、合成减少、负氮平衡，表现为：①蛋白质代谢产物蓄积（氮质血症）；②白蛋白水平下降；③必需氨基酸水平下降。糖代谢异常，主要表现为糖耐量减低和低血糖，由于外周胰岛素的抵抗和胰岛素清除减少可以平衡，一般无症状。高脂血症常见，以高甘油三酯血症为主，少数患者胆固醇、低密度脂蛋白升高，高密度脂蛋白降低。维生素代谢紊乱常见，如血清维生素 A 水平增高、维生素 B_6 及叶酸缺乏等，与摄入不足及某些酶活性下降有关。

（二）各系统症状

1. 心血管系统 心血管病变是 CKD 患者的主要并发症和最常见的死因，终末期肾衰竭阶段，占尿毒症死因的 $45\%\sim60\%$。心血管病变的主要表现有高血压和左心室肥大、心力衰竭、尿毒症心肌病、心包病变、血管钙化和动脉粥样硬化等。

（1）高血压：大部分患者有不同程度高血压，可引起动脉硬化、左心室肥大、心力衰竭。

（2）心力衰竭：常出现心肌病的表现，为水钠潴留、高血压、尿毒症心肌病等所致，是肾衰竭最常见的死因。

（3）心包炎：为尿毒症毒素蓄积或透析不充分所致，多为血性，一般为晚期的表现。

（4）动脉粥样硬化和血管钙化：由于高磷血症、钙分布异常和"血管保护性蛋白"（如胎球蛋白 A）缺乏而引起的血管钙化，在慢性肾衰竭心血管病变中起着重要作用。血液透析患者的病变程度较透析前患者为重。其在冠状动脉、脑动脉、全身周围动脉均可发生。

2. 呼吸系统症状 体液过多或酸中毒时均可出现气短、气促，严重酸中毒可致呼吸深长。体液过多、心功能不全可引起肺水肿或胸腔积液。由于尿毒症毒素可增加肺泡毛细血管膜通透性，加之心力衰竭和低蛋白血症等因素，CRF 患者可在没有容量负荷的条件下发生充血和水肿，X 线以双侧肺门毛细血管周围充血形成"蝶翼征"，称为"尿毒症肺"，及时利尿或透析，上述症状可迅速改善。

3. 胃肠道症状 主要表现有食欲缺乏、恶心、呕吐、口腔有尿味。消化道出血也较常见，胃肠道症状可导致脱水、电解质紊乱和酸碱失衡，进一步加重肾功能恶化，形成恶性循环。

4. 血液系统表现 主要表现为肾性贫血和出血倾向。由于红细胞生成素缺乏、缺铁、营养不良、出血等原因，大多数患者一般均有轻、中度贫血。晚期 CRF 患者有出血倾向，与血小板功能降低有关，部分有凝血因子Ⅷ缺乏，且可有白细胞功能异常，如白细胞趋化、吞噬和杀菌能力减弱，易发生感染。

5. 神经肌肉系统 中枢神经系统的早期症状可有疲乏、失眠、注意力降低，其后性格改变、抑郁、记忆力减退、判断错误。尿毒症时常有反应淡漠、谵妄、惊厥、幻觉、昏迷、精神异常等。周围神经的表现如下：①感觉神经障碍显著，常见肢端袜套样分布的感觉丧失，也可有下肢麻木、烧灼感或疼痛感、深反射迟钝或消失；②神经肌肉兴奋性增加：肌肉颤动、痉挛、下肢不宁综合征，或肌无力、肌萎缩等。初次透析患者可能发生透析失衡综合征，出现恶心、呕吐、头痛、惊厥等，主要由于血尿素氮等物质降低过快，导致细胞内、外液间渗透压失衡，引起颅内压增加和脑水肿。

6. 内分泌功能紊乱 主要表现有：①肾脏本身内分泌功能紊乱：如 $1,25\text{-}(OH)_2\text{-}D_3$ 红细胞生成素不足和肾素-血管紧张素Ⅱ过多；②糖耐量异常和胰岛素抵抗：骨骼肌及外周器官糖吸收能力下降、酸中毒、肾脏降解小分子物质能力下降；③下丘脑-垂体内分泌功能紊乱：如泌乳素、促黑色素激素、促黄体生成激素、促卵泡激素、促肾上腺皮质激素等水平增高；④外周内分泌腺功能紊乱：大多数患者均有血 PTH 升高，部分患者有轻度甲状腺素水平降低、性腺功能减退等。

7. 骨骼病变 慢性肾脏病存在钙、磷等矿物质及内分泌功能紊乱（如 PTH 升高、活性维生素 D_3 不足等），导致矿物质异常、骨病、血管钙化等临床综合征称为慢性肾脏病矿物质和骨代谢异常

（CKD-MBD）。CRF 患者出现的骨矿化和代谢异常称为肾性骨营养不良。肾性骨营养不良相当常见，包括高转运性骨病、低转运性骨病（骨软化症和骨再生不良）及混合性骨病。高转运骨病主要由于 PTH 过高引起，易发生骨盐溶化、肋骨骨折。低转运性骨病早期表现为骨软化症，逐渐发展为无力型骨病，患者易出现明显的骨痛。无论是高转运性骨病，还是低转运性骨病，均可增加患者骨折的风险，所以在临床中需要评定患者具体的骨代谢的情况，若涉及特殊的治疗，部分患者必要时可能需行骨活检。

三、诊　　断

（1）慢性肾脏病史超过 3 个月。

（2）不明原因的或单纯的 GFR 下降至＜60ml/min（老年人 GFR＜50ml/min）超过 3 个月。

（3）在 GFR 下降过程中，出现与肾衰竭相关的各种代谢紊乱和临床症状。

以上三条中，第一条是诊断的主要依据。根据第二条做诊断时宜慎重或从严掌握。如第三条同时具备，则诊断依据更为充分。

随着疾病进展、肾功能减退，绝大多数患者双肾体积缩小。肾脏体积缩小程度与 GFR 下降成正比，这是判断患者是否患 CRF 的重要参数，也是区别于急性肾损伤的重要标志。但少数情况下，即使达到终末期肾衰竭，患者的肾脏体积并不缩小，甚至增大，如遗传性多囊肾病、糖尿病肾病、肾淀粉样变性等。

四、鉴别诊断

1. CRF 与肾前性氮质血症的鉴别　是肾前因素使有效循环血容量减少，致肾血流量灌注不足引起的肾功能损害。肾小球滤过率减低，肾小管对尿素氮、水和钠的重吸收相对增加，患者血尿素氮升高、尿量减少、尿比重增高。肾前性急性肾衰竭患者的肾小球及肾小管结构保持完整，当肾脏血流灌注恢复正常后，肾小球滤过率也随之恢复，而 CRF 则肾功能难以恢复。但严重的或持续的肾脏低灌注可使肾前性急性肾衰竭发展至急性肾小管坏死。

2. CRF 与急性肾衰竭的鉴别　可结合患者病史进行鉴别。如双肾明显缩小，或肾图提示慢性病变，则支持 CRF 的诊断。

3. 慢性肾衰竭伴发急性肾衰竭　如果 CRF 较轻，而急性肾衰竭相对突出，且其病程发展符合急性肾衰竭演变过程，则可称为"慢性肾衰竭合并急性肾衰竭"，其处理原则基本上与急性肾衰竭相同。

4. 慢性肾衰竭急性加重　如 CRF 本身已相对较重，或其病程加重过程未能反映急性肾衰竭演变特点，则称之为"慢性肾衰竭急性加重"。

五、治疗方案与原则

（一）延缓或逆转早中期 CRF 进展的对策

对已有的肾脏疾患或可能引起肾损害的疾患（如糖尿病、高血压病等）进行及时有效的治疗，防止 CRF 的发生，称为初级预防。对轻、中度 CRF 及时进行治疗，延缓、停止或逆转 CRF 的进展，防止尿毒症的发生，称为二级预防。二级预防基本对策是：

1. 坚持病因治疗　如对高血压病、糖尿病肾病、肾小球肾炎等坚持长期合理治疗。

2. 避免或消除 CRF 急剧恶化的危险因素　肾脏基础疾病的复发或急性加重、严重高血压未能控制、急性血容量不足、肾脏局部血供急剧减少、重症感染、组织创伤、尿路梗阻、其他器官功能衰竭（如严重心衰、严重肝衰竭）、肾毒性药物的不当使用等。

3. 阻断或抑制肾单位损害渐进性发展的各种途径，保护健存肾单位　对患者血压、血糖、尿蛋白定量、血肌酐上升幅度、GFR 下降幅度等指标，都应当控制在理想范围。

（1）严格控制高血压：24h 持续、有效地控制高血压对保护靶器官具有重要作用，也是延缓、停止或逆转 CRF 进展的主要因素之一。血压一般应控制在 130/80mmHg 以下。ACEI 和 ARB 具有良好降压作用，有其独特的减低高滤过、减轻蛋白尿的作用，还可减少心肌重塑，降低心血管事件的发生。

（2）严格控制血糖：研究表明，严格控制血糖，使糖尿病患者空腹血糖控制在 5.0～7.2mmol/L，睡前 6.1～8.3mmol/L，糖化血红蛋白＜7%，可延缓患者 CRF 进展。

（3）控制蛋白尿：将患者蛋白尿控制在＜0.5g/d，或明显减轻微量白蛋白尿，均可改善其长期预后，包括延缓 CRF 病程进展和提高生存率。

（4）其他：积极纠正贫血、减少尿毒症毒素蓄积、应用他汀类降脂药、戒烟等，很可能对肾功能有一定保护作用。

（二）早中期慢性肾衰竭的治疗措施

1. CRF 的营养治疗　低蛋白饮食可减少 CRF 患者含氮代谢物的生成，减轻症状及并发症，延缓病情进展。对于蛋白质的质量也应给予考虑，一般给予必需氨基酸含量较高的食物作为热量主要来源的主食，宜选用蛋白质含量尽可能低的食物。非糖尿病患者，蛋白质摄入量：CKD1～CKD2 期：0.8g/（kg·d），CKD3 期以后：0.6g/（kg·d），糖尿病患者若出现显性蛋白尿，蛋白质摄入量：0.8g/（kg·d）；GFR 下降后，蛋白质摄入量：0.6g/（kg·d）以下。如有条件，患者在低蛋白饮食[（0.4～0.6）g/（kg·d）]的基础上，可同时补充适量的必需氨基酸和或 α-酮酸。须摄入足量卡路里，一般为 30～35kcal/（kg·d）[125.6～146.5kJ/（kg·d）]，以使低蛋白饮食的氮得到充分利用，减少蛋白分解和体内蛋白库的消耗。

2. 纠正酸中毒和水、电解质紊乱

（1）纠正代谢性酸中毒：主要为口服碳酸氢钠（$NaHCO_3$），轻者 1.5～3g/d 即可；中、重度患者 3～15g/d，必要时可静脉输入。可将纠正酸中毒所需之 $NaHCO_3$ 总量分 3～6 次给予，在 48～72h 或更长时间后基本纠正酸中毒。对有明显心衰患者，要防止 $NaHCO_3$ 输入量过多、过频、过快，以免心脏负荷加重；也可根据患者情况同时口服或注射呋塞米 20～200mg/d，以增加尿量，防止钠潴留。

（2）水钠代谢紊乱的防治：为防止出现水钠潴留需适当限制钠摄入量，一般 NaCl 摄入量应不超过 6～8g/d。有明显水肿、高血压者，钠摄入量一般为 2～3g/d（NaCl 摄入量为 5～7g/d），个别严重病例可限制为 1～2g/d（NaCl 摄入量为 2.5～5g/d）。也可根据需要应用袢利尿剂。对中重度 CRF 患者，不宜应用噻嗪类利尿剂及保钾利尿剂。对严重肺水肿、急性左心衰竭者，常需及时给予血液透析或持续性血液滤过，以免延误治疗时机。对 CRF 轻、中度低钠血症者，一般不必积极处理，而应分析其不同原因，只对真性缺钠者谨慎地进行钠盐补充。对严重缺钠的低钠血症者，也应有步骤地逐渐纠正低钠状态。对"失钠性肾炎"患者，因其肾脏失钠较多，故需要积极补钠，但这种情况比较少见。

（3）高钾血症的防治：当肾衰竭患者发生高钾血症，尤其是血钾水平＞5.5mmol/L 时，则应更严格地限制钾摄入。在限制钾摄入的同时，还应及时纠正酸中毒，并适当应用利尿剂，增加尿钾排出。对已有高钾血症的患者，应采取积极的降钾措施：①及时纠正酸中毒，除口服 $NaHCO_3$ 外，必要时（血钾＞6mmol/L）可静滴 $NaHCO_3$ 10～25g，根据病情需要 4～6h 后还可重复给予。②给予袢利尿剂：最好静脉或肌内注射呋塞米或布美他尼。③应用葡萄糖-胰岛素溶液。④口服降钾树脂，增加肠道钾排出，以聚苯乙烯磺酸钙更为适用，因为离子交换过程中只释放离子钙，不致增加钠负荷。⑤对严重高钾血症（血钾＞6.5mmol/L），伴有少尿且利尿效果欠佳者，应及时给予血液透析治疗。

3. 高血压的治疗　对高血压进行及时合理的治疗，不仅是为了控制高血压的某些症状，而且是为了积极主动地保护靶器官（心、肾、脑等）。ACEI、ARB、CCB、袢利尿剂、β 受体阻滞剂、血管扩张剂等均可应用,以 ACEI、ARB、CCB 的应用较为广泛。透析前 CRF 患者的血压应<130/80mmHg,维持透析患者血压一般不超过 140/90mmHg。

4. 贫血的治疗 如排除缺铁等因素,Hb<100g/L 即可开始应用重组人红细胞生成素(rHuEPO)治疗。一般开始用量为每周 80~120U/kg,分 2~3 次注射(或 2000~3000U/次,每周 2~3 次),皮下或静脉注射(以皮下注射更好)。对透析前 CRF 来说,目前趋向于小剂量疗法(2000~3000U,每周 1~2 次),疗效佳,副作用小。直至 Hb 上升至 110~120g/L,是为达标。在维持达标的前提下,每月调整用量 1 次,适当减少 rHuEPO 的用量。个别透析患者 rHuEPO 剂量可能有所增加(3000~4000U/次,每周 3 次)。在应用 rHuEPO 时,应同时重视补充铁剂,部分透析患者口服铁剂吸收较差,故常需要经静脉途径补充铁,以氢氧化铁蔗糖复合物(蔗糖铁)的安全性及有效性最好。

5. 高磷血症、低钙血症和肾性骨营养不良的治疗 当 GFR<30ml/min 时,限制磷的摄入,且可口服磷结合剂,如碳酸钙(含钙 40%)、醋酸钙(含钙 25%)、司维拉姆、碳酸镧。若明显高磷或血钙升高者,暂停钙剂,防止转移性钙化。

对明显低钙血症患者,可口服 $1,25-(OH)_2-D_3$(骨化三醇),连服 2~4 周后,如血钙水平和症状无改善,可增加用量。治疗中均需要监测血钙、磷、PTH 浓度,使透析前 CRF 患者血全段甲状旁腺激素(IPTH)保持在 35~110pg/ml;透析患者血 PTH 保持在 150~300pg/ml。

6. 防治感染 平时应注意防止感冒,预防各种病原体的感染。抗生素的选择和应用原则与一般感染相同,但剂量需调整。在疗效相近的情况下,应选用肾毒性最小的药物。

7. 高脂血症的治疗 透析前 CRF 患者与一般高脂血症患者治疗原则相同,应积极治疗。但对维持透析患者,高脂血症的标准宜放宽,如血胆固醇水平保持在 6.5~7.8mmol/L,血甘油三酯水平保持在 1.7~2.3mmol/L。

8. 口服吸附疗法、导泻疗法、结肠透析 口服吸附疗法(口服氧化淀粉或活性炭制剂)、导泻疗法(口服大黄制剂)、结肠透析等,均可利用胃肠道途径增加尿毒症毒素的排出。上述疗法主要应用于透析前 CRF 患者,对减轻患者氮质血症起到一定辅助作用。

9. 其他 ①糖尿病肾衰竭患者随着 GFR 明显下降,必须相应减少胰岛素用量;②高尿酸血症通常不需药物治疗,但如有痛风,则口服别嘌醇 0.1g,每日 1~2 次;③皮肤瘙痒则口服抗组胺药,控制高磷血症及强化透析,对部分患者有效。

(三)尿毒症的替代治疗

当慢性 CRF GFR<10ml/min 并有明显尿毒症临床表现,经治疗不能缓解时,则应进行透析治疗。对糖尿病肾病,可适当提前(GFR 10~15ml/min)安排透析。血液透析(简称血透)和腹膜透析(简称腹透)的疗效相近,但各有其优缺点,在临床应用上可互为补充。但透析疗法仅可部分替代肾的排泄功能(对小分子溶质的清除仅相当于正常肾脏的 10%~15%),而不能代替其内分泌和代谢功能。

1. 血液透析 应预先做动-静脉内瘘,透析时间每周≥12h,一般每周做 3 次,每次 4~6h,坚持充分合理的透析,可有效提高患者的生活质量,许多患者能存活 20 年以上。

2. 腹膜透析 持续不卧床腹膜透析(CAPD)对尿毒症的疗效与血液透析相同,CAPD 尤适用于有心脑血管合并症患者、糖尿病患者、老年人、小儿患者或做动-静脉内瘘困难者,CAPD 是持续地进行透析,尿毒症毒素持续地被清除,血流动力学变化小,保护残存肾功能优于血液透析,对存在心脑血管疾病的患者较血液透析安全,使用双联系统,腹膜炎等并发症的发病率已显著降低。

3. 肾移植 患者通常应先行一段时间的透析,待病情稳定并符合有关条件后,再考虑进行肾移植术。成功的肾移植可使患者恢复正常的肾功能(包括内分泌和代谢功能)。移植肾可由尸体供肾或亲属供肾(由兄弟姐妹或父母供肾)。肾移植需长期使用免疫抑制剂,以防排斥反应。肾移植是目前最佳的肾替代疗法。

(叶之兰)

第十八节 良性前列腺增生

一、定 义

良性前列腺增生（benign prostatic hyperplasia，BPH）是引起中老年男性排尿障碍原因中最为常见的一种良性疾病，主要表现为组织学上的前列腺间质和腺体成分的增生、解剖学上的良性前列腺增大（benign prostatic enlargement，BPE）、下尿路症状（lower urinary tract symptoms，LUTS），以及尿动力学上的膀胱出口梗阻（bladder outlet obstruction，BOO）。BPH 的发病率随年龄的增长而增加，组织学上的 BPH 一般发生于 40 岁以后，60 岁以后发生率超过 50%。与组织学表现类似，下尿路症状的发生率也随年龄的增长而增加，组织学诊断 BPH 的患者中约 50% 有中重度下尿路症状。关于临床上 BPH 发病率的研究结果差异很大，可能与诊断标准、人群选择及调查方法的差异等因素有关。

二、临床表现

BPH 患者的临床表现与增生体积不成正比，而是和梗阻程度、病变发展速度，以及是否合并感染、结石、肾功能损害等有关。病变一般进展缓慢，在增生不引起梗阻或仅引起轻度梗阻时可无明显症状。其主要临床表现为 LUTS 和其他相关症状，LUTS 包括储尿期症状、排尿期症状、排尿后症状及其他相关症状。

（1）储尿期症状：包括尿频、尿急、夜尿增多及尿失禁，尿频是最早出现的症状，以夜尿增多明显。尿频主要是由于早期前列腺充血刺激引起，随着病情进展，膀胱残余尿增多，膀胱有效容量减少，同时合并逼尿肌功能不稳定，导致尿频加重。夜尿增多原因可能与夜间环境安静，注意力集中，导致尿急阈值下降有关。

（2）排尿期症状：呈进行性，常缓慢进展，常被患者认为是老年人的自然现象而被忽略，主要表现为排尿等待、延缓，尿线细而无力，射程变短，排尿时间延长，尿流中断等。

（3）排尿后症状：主要表现为排尿不尽、残余尿增加、尿后滴沥、尿潴留。

（4）其他相关症状：包括合并感染或结石时，可出现明显尿频、尿急、尿痛症状，并可出现血尿；天气变化、劳累、饮酒等原因，前列腺突然充血水肿，可发生急性尿潴留；长期排尿困难导致腹压增高，还可引起腹股沟疝、内痔等；长期梗阻引起严重肾积水、肾功能损害。

三、诊断与鉴别诊断

凡是 50 岁以上男性，存在进行性排尿困难，均要考虑到前列腺增生的可能。对 60 岁以上患者，如果患有膀胱炎、膀胱结石或者双侧上尿路积水时，即使没有明显的排尿困难，也应注意有无前列腺增生。为明确诊断，需做以下临床评估。

（一）初始评估

1. 询问病史 ①LUTS 的特点、持续时间及伴随症状；②手术史及外伤史，尤其是盆腔手术或外伤史；③既往史：包括糖尿病、神经系统疾病、可能与夜尿症状有关的心脏病史；④药物史：患者是否服用了影响排尿的药物；⑤国际前列腺症状评分（international prostate symptom score，IPSS）：见表 3-28。IPSS 是目前公认的判断 BPH 患者症状严重程度的最佳手段，是患者 LUTS 严重程度的主观反应，与最大尿流率、残余尿及前列腺体积无明显相关性。IPSS 分数区间为 0～35 分，如 1≤IPSS≤7，则患者症状为轻度；8≤IPSS≤19，则患者症状为中度；20≤IPSS≤35，则患者症状为重度。

表 3-28 国际前列腺症状评分（IPSS）

在过去一个月，您是否有以下症状？	五次排尿中						症状评分
	没有	少于一次	少于半数	约半数	多于半数	几乎每次	
1. 是否经常有尿不尽感？	0	1	2	3	4	5	
2. 两次排尿时间是否经常<2h？	0	1	2	3	4	5	
3. 是否有间断性排尿？	0	1	2	3	4	5	
4. 排尿是否不能等待？	0	1	2	3	4	5	
5. 是否经常有尿线变细现象？	0	1	2	3	4	5	
6. 是否需用力及使劲才能开始排尿？	0	1	2	3	4	5	
7. 从入睡到早醒一般需要起来排尿几次？	0	1	2	3	4	5	

注：第 7 个症状中，0～5 分别对应的排尿次数为 0 次、1 次、2 次、3 次、4 次、≥5 次

2. 体格检查

（1）外生殖器检查：除外尿道外口狭窄或畸形所致的排尿障碍。

（2）直肠指检（digital rectal examination，DRE）：需在膀胱排空后进行，可了解前列腺的大小、形态、质地、有无结节及压痛、中央沟是否变浅或消失，以及肛门括约肌张力情况，可对前列腺体积进行初步评估，但判断不够精确。

（3）会阴部神经检查：可提示是否存在神经性疾病导致的神经源性膀胱功能障碍。

3. 尿常规　可确定 LUTS 患者是否合并血尿、蛋白尿、脓尿等。

4. 前列腺特异性抗原（prostate specific antigen，PSA）　前列腺癌、BPH、前列腺炎均可使 PSA 增高。此外，泌尿系感染、前列腺穿刺、急性尿潴留、留置尿管、直肠指检及前列腺按摩均可影响 PSA 水平，一般临床将 PSA≥4ng/ml 作为分界点。血清 PSA 升高可作为前列腺癌穿刺活检的指征。

5. 前列腺超声　可经腹部、直肠途径进行，可了解前列腺形态、结构、体积（计算公式：$0.52×$前后径×左右径×上下径，单位为 mm^3），发现合并的前列腺癌、结石、肾积水、残余尿量等。

6. 残余尿量测定　可通过经腹部超声或导尿测定，排尿后残余尿量>50ml 提示膀胱逼尿肌失代偿。

7. 尿流率　指单位时间内排出的尿量，可反映前列腺增生患者排尿的梗阻程度。前列腺增生早期就可出现排尿功能改变，最大尿流率和平均尿流率降低，排尿时间延长。最大尿流率<15ml/s 表明排尿不畅；尿流率<10ml/s 表明梗阻较严重，常是手术指征之一。

（二）进一步检查

1. 肾功能检查　BPH 导致的膀胱出口梗阻可引起肾功能损害、血肌酐增高、肾小球滤过率降低。

2. 静脉尿路造影　对于 LUTS 合并反复泌尿系感染、血尿、怀疑肾积水、输尿管扩张、泌尿系结石时可选择静脉尿路造影。

3. 逆行尿道造影　BPH 怀疑合并尿路狭窄患者可选择逆行尿道造影。

4. 尿流动力学　对引起膀胱出口梗阻原因有疑问建议该检查。BPH 拟手术治疗如合并以下情况建议检查尿流动力学：①尿量≤150ml；②患者年龄在 50 岁以下或 80 岁以上；③残余尿>300ml；④怀疑神经源性膀胱；⑤双侧肾积水。

5. 膀胱镜　怀疑 BPH 合并尿路狭窄、膀胱占位性病变建议行膀胱镜检查。

6. 上尿路超声　尿常规异常、肾功能不全或上尿路疾病患者建议行上尿路超声检查，可了解肾脏及输尿管有无扩张、积水、结石或占位性病变。

（三）鉴别诊断

BPH 应与其他伴有 LUTS 的疾病鉴别。

1. 膀胱颈硬化症（膀胱颈挛缩） 由慢性炎症引起，发病年龄低，40～50 岁出现症状，临床表现与前列腺增生相似，但前列腺体积不增大，直肠指检和 B 超检查可鉴别，膀胱镜检查可确诊。

2. 前列腺癌 典型前列腺癌患者直肠指检前列腺质地坚硬，有时可触及结节，血清 PSA 显著升高。但很多早期前列腺癌患者仅有 PSA 的上升，直肠指检或影像学检查正常。鉴别最终需行前列腺穿刺活检。

3. 膀胱肿瘤 膀胱颈部附近的肿瘤可引起膀胱出口梗阻，常伴有血尿，膀胱镜检查可以鉴别。

4. 神经源性膀胱 临床表现可与前列腺增生相似，有排尿困难、尿潴留，也可继发泌尿系统感染、结石、肾功能损害，但多数有明显的神经系统损害病史和体征，可行尿流动力学检查鉴别。

5. 膀胱过度活动症 以尿急症状为特征的综合征，常伴有尿频和夜尿症状，可伴或不伴有急迫性尿失禁，尿动力学上可表现为逼尿肌过度活动。

四、治 疗

（一）非手术治疗

非手术治疗方式包括观察等待和行为饮食调整。

1. 观察等待 对于大多数无明显症状的 BPH 患者，观察等待是一种合适的处理方式，特别是患者生活质量尚未受到下尿路症状明显影响的时候。轻度下尿路症状（IPSS≤7）或中度以上症状（IPSS≥8）但生活质量尚未受到明显影响的患者可观察等待。对观察等待患者，应告知患者 BPH 相关知识，包括 LUTS 和 BPH 的临床进展，特别应该让患者了解观察等待的效果和预后，让患者知晓前列腺肿瘤的知识。观察等待开始后半年进行首次随访，以后每年随访一次，根据患者疾病进展情况、是否出现相关合并症作为改变治疗方式的依据。

2. 行为饮食调整 内容包括：①体育锻炼、戒烟、控制体重、加强盆底肌力量；②膀胱训练：鼓励患者适当憋尿，以增加膀胱容量和排尿间隔时间；③精神放松训练：伴有尿急症状的患者可采用分散尿意感觉，把注意力从排尿的欲望中移开，如呼吸练习等；④避免或减少咖啡因、酒精、辛辣食物的摄入；⑤适当限制饮水及调整饮水时间，有助于减少夜间排尿次数。

（二）药物治疗

BPH 患者药物治疗的短期目标是缓解患者的下尿路症状，长期目标是延缓疾病的临床进展，预防合并症的发生。在减少药物治疗副作用的同时保持患者较高的生活质量是 BPH 药物治疗的总体目标。

1. α 受体阻滞剂 是通过阻滞分布在前列腺和膀胱颈部平滑肌表面的肾上腺素能受体，松弛平滑肌，达到缓解膀胱出口动力性梗阻的作用。根据尿路选择性可将 α 受体阻滞剂分为非选择性受体阻滞剂（酚苄明）、选择性 α_1 受体阻滞剂（多沙唑嗪、特拉唑嗪、阿夫唑嗪等）和高选择性 α_1 受体阻滞剂（坦索罗辛、萘哌地尔）。

α 受体阻滞剂使用后数小时至数天即可改善患者症状，不影响前列腺体积，不能减少急性尿潴留的发生风险，但可增加急性尿潴留留置尿管后的拔管成功概率。推荐坦索罗辛、萘哌地尔、多沙唑嗪、阿夫唑嗪和特拉唑嗪用于 BPH 的药物治疗，不推荐非选择性 α 受体阻滞剂酚苄明治疗 BPH。常见不良反应包括头痛、头晕、乏力、困倦、体位性低血压等，体位性低血压更容易发生在老年人。

2. 5α-还原酶抑制剂 人体内雄激素有两种形式：睾酮和双氢睾酮（dihydrotestosterone，DHT）。二者均可促进男性生殖器官发育、维持男性第二性征，但也有一定区别：睾酮对男性生殖器官的分化、发育及男性第二性征的维持具有重要作用，DHT 则对前列腺的增生、发育、分泌起重要作用。

前列腺内含有丰富的 5α-还原酶，可以将从血液进入的睾酮转化为 DHT，因此在前列腺内含有的雄激素 90%是 DHT。5α-还原酶抑制剂可阻止睾酮转化为 DHT，阻断前列腺增生的始动因素，因而能使前列腺体积缩小，改善排尿功能。

5α-还原酶抑制剂起效时间相对较慢，多于用药 3～6 个月后起效，6～12 个月达最大疗效。目前临床上常用的有非那雄胺、度他雄胺，可使前列腺体积缩小 20%～30%，可降低急性尿潴留及需要外科手术的风险。

5α-还原酶的常见副作用：性欲减退、勃起障碍、射精异常、男性乳房女性化、乳腺痛等。此外，5α-还原酶抑制剂可降低血清 PSA 水平，服用 6 个月后可使 PSA 水平降低 50%左右。因此，对于使用 5α-还原酶抑制剂患者进行 PSA 筛查时应考虑药物的影响。

3. M 受体拮抗剂　膀胱逼尿肌中含胆碱能受体，主要为 M_2 和 M_3 亚型。M 受体拮抗剂主要通过阻断 M 受体兴奋性，缓解逼尿肌过度兴奋，从而降低膀胱敏感性，改善 BPH 患者的尿频、尿急等储尿期症状。

目前临床上常用的药物有托特罗定、索利那新。该类药物可造成残余尿量增加和急性尿潴留，应严密随访残余尿量变化。M 受体拮抗剂的常见副作用有口干、头晕、便秘、排尿困难、视物模糊等，多在用药 2 周内出现。尿潴留、闭角型青光眼、胃潴留患者禁用 M 受体拮抗剂。

4. 植物制剂　有些植物制剂，如锯叶棕果实提取物、花粉提取物等对 BPH 患者排尿障碍有一定的短期效果。但植物制剂的作用机制较复杂，难以判定具体的有效活性成分及长期疗效。

5. 联合治疗　临床最常见的联合治疗方案为 α 受体阻滞剂与 5α-还原酶抑制剂联合使用，适用于有中重度下尿路症状且有前列腺增生进展的患者。与单独应用 α 受体阻滞剂相比，联合治疗可降低急性尿潴留及需手术治疗的风险，但在缩小前列腺体积上，联合治疗与单独应用 5α-还原酶抑制剂效果相当。此外，也可使用 α 受体阻滞剂与 M 受体拮抗剂联合治疗，用于伴有中重度下尿路症状的患者，既可改善排尿期症状，又可改善储尿期症状，从而提高患者生活质量。

（三）外科治疗

前列腺增生是一种临床进展性疾病，及时给予充分的药物治疗后，仍有部分患者最终需要外科手术缓解患者症状及提高生活质量。外科手术适应证主要有：下尿路症状明显，尿流率改变显著，尤其是药物治疗效果不佳或患者不愿意长期药物治疗时；残余尿>60ml；下尿路梗阻导致上尿路积水及肾功能损害；反复尿潴留或泌尿系统感染；合并尿路结石、感染、血尿等；反复血尿经 5α-还原酶抑制剂治疗无效等。

经典的外科手术方法有经尿道前列腺切除术（transurethral resection of prostate，TURP）、经尿道前列腺切开术（transurethral incision of prostate，TUIP），以及开放性前列腺摘除术。同时 TURP 或 TUIP 的替代治疗手段，经尿道前列腺电气化术和经尿道前列腺等离子体双极气化电切术目前也应用于外科治疗。但是，目前 TURP 仍是 BPH 治疗的"金标准"。激光技术的进步使经尿道激光治疗在临床应用也越来越广泛，传统的开放式手术在临床越来越少。

（四）其他治疗

老年人多合并多器官系统疾病，很多不能耐受手术治疗。近年开发了微波、冷冻、射频、球囊扩张等治疗方法，但疗效有待进一步评价。

（王　斌）

第十九节　贫　　血

贫血（anemia）是老年人常见的一类疾病。多与老年人器官功能衰退、慢性病、共病和多重用药等有关，另外生活或活动能力下降，容易出现早饱和食物摄入不足，从而发生贫血及其他营养不良等问题。研究发现，贫血均伴随着患者生活质量的下降和死亡率的上升。目前大于 65 岁老年人的贫血发病率在 10% 以上，80 岁以上老年人更高达 20% 以上。老年人贫血是一种临床症状，代表了多种疾病的外在表现，经过仔细的诊断，大多数老年人贫血均可发现相应的病因。

一、定　义

贫血是人体血液红细胞不能满足生理功能需求而产生的一类疾病。目前对老年人贫血的定义存在一定的争议，有学者建议仍以正常成人的标准诊断老年人贫血（男性 Hb<120g/L，女性 Hb<110g/L）。如何确定老年人的最佳血红蛋白标准有待于今后更多的研究予以解决。

二、病因及发病机制

许多潜在疾病在高龄时更容易发生，如骨髓增生异常综合征（myelodysplastic syndrome，MDS）、癌症、慢性肾脏病（chronic kidney disease，CKD）或某些胃肠道疾病。在许多患者中，不同病因可以互相影响作用，导致在年老时发生贫血。老年人贫血较为常见的病因总结于表 3-29 中，除不明原因性贫血外，以营养缺铁性贫血和慢性病性贫血为最常见。

表 3-29　老年人贫血的类型

病因	发病率
营养缺乏性	15%～23%
叶酸/维生素 B_{12} 缺乏性	1%～14%
慢性病性/炎症性	15%～35%
慢性肾脏病性	8%
骨髓衰竭疾病性	1%～5%
内分泌性	<5%
不明原因性	14%～45%

▌（一）营养缺乏性贫血

营养缺乏性贫血是老年人最常见的贫血类型，包括缺铁性贫血和巨幼细胞贫血。

1. 缺铁性贫血　常见病因包括饮食铁供应不足、吸收不良和慢性失血等。慢性失血是老年人缺铁性贫血的最重要原因，以消化道出血为常见，包括消化性溃疡、消化道炎症、消化道憩室炎及消化道肿瘤（如胃癌和结肠癌等）。长期服用阿司匹林或其他 NSAID 也是引起消化道出血的另一常见原因。动物性食物是铁元素的主要来源，长期清淡饮食的老年人也容易发生缺铁性贫血。

2. 巨幼细胞贫血　主要是叶酸和（或）维生素 B_{12} 缺乏。叶酸缺乏多见于酗酒、营养饮食不良者，维生素 B_{12} 缺乏的主要原因是萎缩性胃炎、长期素食。某些药物可以影响维生素 B_{12} 的吸收，如质子泵抑制剂或 H_2 受体抑制剂可引起胃酸分泌减少，从而影响维生素 B_{12} 的吸收。二甲双胍可抑制胃酸的分泌，抑制转运维生素 B_{12} 进入肠黏膜细胞。考来烯胺、秋水仙碱和新霉素等均可抑制转运维生素 B_{12} 进入肠上皮。影响叶酸吸收或代谢的药物包括甲氨蝶呤、苯妥英钠和甲氧苄啶等。老年人往往同时服用多种药物，在寻找贫血的病因时均应予以注意。严重的维生素 B_{12} 缺乏不仅可引起巨幼细胞贫血，还可导致中枢神经病变、精神症状及周围神经炎，叶酸缺乏可引起情感改变。

▌（二）慢性病性贫血

慢性病性贫血多为慢性炎症、慢性感染和肿瘤所致，其发病常为多重机制，包括炎性细胞因子抑制红系造血，红细胞寿命缩短，以及促红细胞生成素（erythropoietin，EPO）生成减少或反应性降低；肝调铁肽合成增加，抑制单核巨噬细胞系统铁释放和肠道铁吸收，铁失利用等。老年人是慢性病的高发人群，在考虑老年人贫血的时候，该因素不容忽视。

（三）慢性肾脏病性贫血

肾脏功能和肾小球滤过率随增龄而降低。常见老年病如高血压、动脉粥样硬化和糖尿病是加重老年人肾功能损伤的主要原因。肾脏 EPO 生成减少，是导致肾性贫血的重要原因，如出现贫血则提示肾脏病已进入终末期或肾衰竭。

（四）骨髓衰竭疾病性贫血

老年人骨髓衰竭疾病性贫血主要是 MDS 和再生障碍性贫血（aplastic anemia，AA）。MDS 多见于中老年人，发病率随增龄而进一步升高。多数患者就诊时常二系血细胞或全血细胞减少，对于少数单纯贫血的 MDS，需要仔细鉴别，有些老年人不明原因的贫血注意有"隐匿性"MDS 的可能。AA 是一种常见的获得性骨髓衰竭性疾病，我国 AA 的发病率高于西方国家，获得性 AA 发病率在老年期呈现高峰，多表现为二系或全血细胞减少。

（五）内分泌性贫血

许多内分泌激素参与红细胞生成的调节，如糖皮质激素、甲状腺素、生长激素和睾酮。这些激素的异常，如甲状腺功能减退、甲状腺功能亢进、肾上腺皮质功能减退及垂体功能减退等均可能导致贫血，该类型贫血一般为轻中度。甲状腺功能减退相关贫血机制与 EPO 分泌减少有关。其他内分泌性疾病的贫血机制需进一步研究阐明。

（六）不明原因性贫血

仍有相当一部分贫血不能明确病因，鉴于贫血为疾病的一种表现，不应轻易地将不明原因性老年人贫血诊断为"原发性贫血"。

三、实验室检查

与一般贫血的实验室检查类似，诊断初始选用贫血的一般筛查试验，确定贫血的类型和可能的病因，然后再选用相应的特殊检查，以确立病因。

（一）血常规和网织红细胞计数

根据细胞计量学的红细胞指数将贫血分为大细胞性贫血、正常细胞性贫血和小细胞性贫血（表3-30）。贫血的细胞计量学分类有助于初步判断贫血的病因。网织红细胞反映骨髓的红系造血功能。

表 3-30　贫血的细胞计量学分类

类型	MCV（fl）	MCH（pg）	MCHC（g/L）
大细胞性贫血	>100	>34	320～360
正常细胞性贫血	80～100	27～34	320～360
单纯小细胞性贫血	<80	<27	320～360
小细胞低色素性贫血	<80	<27	<320

注：MCV，平均红细胞体积；MCH，平均红细胞血红蛋白含量；MCHC，平均红细胞血红蛋白浓度

（二）铁代谢检查指标

铁代谢检查指标有血清铁、总铁结合力、血清铁蛋白（serum ferritin，SF）和转铁蛋白饱和度等。其中，SF 是反映机体铁储备的敏感指标，但同时也是一种急性时相反应物，在感染或炎症性

疾病时往往会升高。骨髓铁染色是判断缺铁的"金标准"。

（三）叶酸和维生素 B_{12} 检查

对大细胞性贫血者，叶酸和维生素 B_{12} 是贫血的常规检查项目，对于诊断巨幼细胞贫血具有重要参考价值。再结合仔细的病史采集，包括饮食生活习惯史的采集，对明确诊断更有意义。

（四）骨髓检查

骨髓检查为判断红细胞生成能力和病因的重要检查手段，包括穿刺涂片和活检。因为该检查有创，并非所有贫血患者均需要骨髓检查，一般在二系及以上血细胞减少者中使用。

（五）其他常规检查

其他常规检查包括肝肾功能、尿常规、大便常规、C 反应蛋白及甲状腺功能等。

四、老年人贫血的诊断

通过全血细胞计数检查即可明确贫血的诊断。贫血的症状取决于其程度和发展速度。如同年轻人群的贫血，一般症状有活动耐力下降及疲乏无力等。中度以上的贫血可出现全身各个系统的功能障碍，尤其是呼吸循环系统失代偿的症状，如心悸、气短等。体格检查除皮肤黏膜苍白外，应着重注意有无黄疸和肝脾肿大。老年人贫血也有其特点：老年人器官储备能力下降，常罹患多种老年病，对贫血的耐受力减低，容易发生器官功能失代偿，如发生心绞痛、脑供血不足和慢性缺血性肠病等，应注意加以鉴别及关注。

五、老年人贫血的治疗原则

老年人贫血与一般贫血的治疗并无原则上的不同。确定贫血后，积极寻找贫血的病因，治疗应以病因为导向。老年人贫血病因常具有多重性的特点，这也决定了其处理的复杂性。医生应熟悉老年人贫血的常见病因和临床特点，仔细排查，审慎分析，根据不同情况制订个体化治疗方案，以达到预期的治疗效果。对老年人无症状的轻度贫血是否需要干预和干预的时机仍无定论。老年人贫血的一般治疗原则如下。

（一）支持治疗

输血是常见的支持治疗方案，对于严重症状的老年贫血患者是首选。老年人贫血的器官储备功能尤其是心肺功能降低，对贫血的耐受程度差，易诱发心脑缺血性事件，如心绞痛或脑供血不足。因此，对老年人贫血的输血指征应适当放宽，以维持血红蛋白在 80g/L 以上为宜。在患有严重心血管病的患者中，患者的血红蛋白水平应该保持在 90g/L，甚至 100g/L 以上。老年人输血宜少量多次输注，以免造成心肺过负荷。输血依赖的贫血患者，如 MDS 或 AA 患者，多次接受输血可导致继发性铁过载，应密切监测铁代谢指标。如患者无失血，总输血量为 20～40 单位（以每单位 200ml 计算）即可发生铁过载。铁过载可造成多个器官损伤，尤其是心脏、肝脏和内分泌腺体，严重者发生心力衰竭、肝纤维化或硬化及多种内分泌疾病。监测铁代谢的指标有多种，其中以血清铁蛋白最为适用。铁蛋白是一种急性时相反应物，在排除活动性炎症、肿瘤、肝病、酗酒及溶血等影响因素后，血清铁蛋白＞1000ng/ml 即可诊断为铁过载。贫血患者铁过载应采用药物去铁治疗，常选用铁螯合剂去铁胺和地拉罗司。因输血的不良反应和并发症较多，故应严格掌握适应证。

（二）病因治疗

病因治疗是贫血治疗的关键。所有贫血都应该积极查明病因，根除病因才能最终达到治愈的目的。

1. 营养缺乏性贫血

（1）缺铁性贫血：补充铁剂治疗属于对症治疗。铁剂治疗首选口服铁剂，以亚铁制剂吸收最好，耐受差时可换用其他制剂。新的口服铁制剂有麦芽酚铁。近年静脉注射铁剂如蔗糖铁、葡萄糖酸铁治疗缺铁性贫血有逐渐增加的趋势。新批准的相对更安全的制剂，主要是羧基麦芽糖铁和异麦芽糖苷铁。羧基麦芽糖铁及某些异麦芽糖苷铁，少数情况下会导致严重的低磷血症，导致发生骨软化和骨折，出现代谢性骨病的老年患者要慎用。只有当口服铁制剂不耐受时，在持续失血的情况下，或胃肠道中铁吸收不足的情况下，才推荐静脉补铁。贫血多在补铁 1 个月左右明显改善，如无明显改善者应重新审视原诊断是否正确。在贫血纠正后，应继续应用 3～6 个月，以补足机体铁储备。有时老年人因为胃肠道摄取减少，依从性降低，导致铁利用率降低。

（2）巨幼细胞贫血：补充相应维生素治疗效果良好。初治给予维生素 B_{12} 500μg，肌内注射，每天 1 次，2 周后可改为每周注射一次，直至血常规完全恢复。对非吸收障碍者，维持治疗可口服维生素 B_{12} 制剂。叶酸缺乏者给予口服叶酸治疗，5～10mg，每天 3 次，直至贫血恢复。如叶酸吸收障碍所致贫血，可采用注射四氢叶酸制剂治疗。对于不能确定巨幼细胞贫血系何种维生素缺乏所致者，应配伍用叶酸和维生素 B_{12}，不可单用叶酸，以防加重神经系统损伤相关症状。

2. CKD 性贫血　贫血机制为内源性 EPO 生成减少，补充外源性 EPO 制剂具有明确的适应证。目前，红细胞生成刺激剂（erythropoiesis-stimulating agent，ESA）可用于治疗 CKD 性贫血和欧盟国家的 MDS 患者的贫血症。CKD 性贫血患者常存在一定程度的铁缺乏，铁缺乏是导致 ESA 治疗反应差的主要原因。给予充足的铁补充，不仅可以改善贫血，还可减少 ESA 的使用剂量，甚至在未使用 ESA 的情况下也能改善贫血。接受 ESA 治疗之前，应处理好各种导致贫血的可逆性因素（包括铁缺乏和炎症状态等）。对于 CKD 合并活动性恶性肿瘤的患者，应谨慎应用 ESA。ESA 治疗靶目标：①血红蛋白＞115g/L，但不推荐＞130g/L；②依据患者年龄、透析方式及透析时间长短、ESA 治疗时间长短及是否并发其他疾病等情况，靶目标值可适当地进行个体化调整（常为 110～120g/L）。

3. 慢性病性贫血　约 1/3 的慢性病性贫血表现为小细胞性贫血，需要与缺铁性贫血鉴别。前者血清铁降低，而血清铁蛋白正常或升高，后者两者均明显降低。慢性病性贫血如无确切的缺铁证据，即便呈小细胞性贫血，也不宜采用铁剂治疗。对失代偿性贫血或影响患者生活质量的贫血，除输血外，另一对症治疗措施是应用 EPO，连续应用 4～6 周，判断疗效，以血红蛋白升高≥20g/L或脱离输血为有效。基线内源性 EPO 水平低者对 EPO 反应较好。

4. 骨髓衰竭疾病性贫血　针对原发性疾病（如 AA 及 MDS）进行治疗。

5. 不明原因性贫血　不明原因性贫血病因的研究是一个颇具挑战性的领域。因老年人常有多种疾病共存，如慢性炎症性疾病伴营养不良或慢性感染伴营养不良等，其贫血可能是多种病因的综合结果，很难找到某种确切的因素。

随着医学的进步，有关调节红细胞生成的机制逐步得到了阐明。目前正在不断开发新药，如缺氧诱导因子——脯氨酰羟化酶抑制剂，特别适用于具有低内源性 EPO 水平的老年患者。目前也在 MDS 和 CKD 的患者中开展活化素Ⅱ型受体激动剂治疗贫血的研究，未来可能成为老年患者贫血治疗的又一新选择。

（郭唐猛）

第二十节　甲状腺疾病

一、甲状腺功能亢进症

甲状腺功能亢进症（hyperthyroidism）简称甲亢，是由甲状腺本身产生甲状腺激素过多而引起，其病因包括毒性弥漫性甲状腺肿、结节性甲状腺肿和甲状腺自主高功能腺瘤等。其中毒性弥漫性甲状腺肿又称格雷夫斯病（Graves disease，GD）根据甲状腺功能亢进的程度，还可以分为临床甲亢和亚临床甲亢，前者在我国的患病率为 0.8%，其中 80%以上是由 GD 引起的。

（一）病因和发病机制

GD 为自身免疫病，其特征性自身抗体为促甲状腺激素受体抗体（TRAb），主要包括促甲状腺激素受体刺激性抗体（TSAb）、促甲状腺激素刺激阻断性抗体（TSBAb）。其中 TSAb 是 GD 甲亢的致病抗体，存在于 90%以上的患者。TSAb 与 TSH 竞争性地结合 TSH 受体（TSHR）α 亚单位，产生过量的甲状腺激素，但与 TSH 不同，TSAb 对 TSHR 的刺激没有下丘脑-垂体-甲状腺轴的负反馈调节机制，所以出现甲状腺功能亢进症。TSBAb 的作用与 TSAb 相反，它阻断 TSH 与 TSHR 的结合，引起甲状腺功能减退症。TSAb 与 TSBAb 的抗体相对滴度决定患者的临床表现。

（二）临床表现

GD 主要由甲状腺激素释放过多引起，其症状和体征的严重程度与患病长短、甲状腺激素升高程度和患者年龄等因素有关。症状主要为交感神经兴奋的症状，包括烦躁、易怒、心悸、怕热、多汗、消瘦、食欲亢进、腹泻、女性月经稀少，还可伴发周期性瘫痪（亚洲、青壮年男性多见）和近端肌肉进行性无力、萎缩。

GD 时患者甲状腺多为弥漫性肿大，质地中等或坚韧，无压痛，触诊有震颤，听诊可闻及血管杂音。结节性甲状腺肿、甲状腺自主性高功能腺瘤可触及结节。

特殊的临床表现和类型如下所述。

1. 格雷夫斯（Graves）眼病 又称甲状腺相关性眼病或浸润性突眼，可见于 1/4～1/2 的 GD 患者，男性多见，部分患者可单眼受累。患者常诉眼内异物感、肿痛、畏光、流泪、视物模糊、眼球活动受限，甚至不能活动，部分患者可发展为失明。

2. 胫前黏液性水肿 又称 Graves 皮肤病变、局限性黏液性水肿。见于少数 GD 患者，多发生在胫骨前下 1/3 部位，皮损大多为对称性。早期皮肤增厚、变粗，有广泛大小不等的棕红色或红褐色结节，边界清楚，皮损周围的表皮稍发亮，薄而紧张，后期皮肤外观如橘皮。

3. 甲状腺危象 曾称甲亢危象，与甲状腺激素大量进入循环有关，病死率高达 20%。多发生于较重甲亢未予有效治疗的患者。感染、创伤、应激等亦可诱发。临床表现有：高热、大汗、烦躁、焦虑不安、心率增快、谵妄、恶心、呕吐、腹泻，严重患者可有心衰、休克及昏迷等。甲状腺危象的诊断主要依靠病史及临床症状，高度怀疑本病或有危象前兆者应按甲亢危象处理。

4. 淡漠型甲状腺功能亢进症 老年患者多见。起病隐匿，高代谢症状不典型，眼征和甲状腺肿均不明显。主要表现为明显消瘦、心悸、乏力、头晕、淡漠、腹泻、厌食。可伴有心房颤动、肌肉震颤等体征或症状，多数患者无甲状腺肿大。临床上患者常因明显消瘦而被误诊为恶性肿瘤，因心房颤动被误诊为冠心病，所以老年人不明原因的突然消瘦、新发心房颤动时应考虑本病。

（三）辅助检查

1. 促甲状腺激素（TSH） 是反映甲状腺功能最敏感的指标。敏感 TSH（sTSH）是筛查甲亢的一线指标，可用于诊断亚临床甲亢。

2. 血清总甲状腺素（TT_4） 该指标稳定、重复性好，是诊断甲亢的主要指标之一。甲状腺素（T_4）全部由甲状腺产生，血清中几乎全部的 T_4 以与蛋白结合的形式存在。当妊娠、急性病毒性肝炎、雌激素或雄激素、糖皮质激素等或胺碘酮、普萘洛尔等药物均能影响 TT_4 含量。

3. 血清总三碘甲腺原氨酸（TT_3） 血清中 20%的三碘甲腺原氨酸（T_3）由甲状腺产生，80%

在外周组织由 T_4 转换而来。T_3 型甲状腺毒症时仅有 TT_3 增高，常见于老年患者。

4. 血清游离甲状腺激素　包括游离甲状腺素（FT_4）、游离三碘甲腺原氨酸（FT_3）。游离甲状腺激素是实现该激素生物效应的主要部分。尽管 FT_4 仅占 TT_4 的 0.025%，FT_3 仅占 TT_3 的 0.35%，但它们与甲状腺激素的生物效应密切相关，所以是诊断临床甲亢的主要指标。但因血中 FT_4 与 FT_3 含量甚微，测定的稳定性不如 TT_4 及 TT_3。

5. I^{131} 摄取率　甲亢时 I^{131} 摄取率表现为总摄取量增加，摄取高峰前移，在 3～6h 出现。该方法可用于甲状腺毒症病因的鉴别：甲状腺功能亢进类型的甲状腺毒症中，I^{131} 摄取率增高；甲状腺炎症所致甲状腺毒症（如亚急性甲状腺炎、无痛性甲状腺炎）时，由于甲状腺细胞被炎症损伤，I^{131} 摄取率减低。

6. TSH 受体抗体（TRAb）　是诊断 GD 的一线指标，未经治疗的 GD 患者的阳性率达到 98%。

7. 促甲状腺激素受体刺激抗体（TSAb）　与 TRAb 相比，TSAb 反映了这种抗体不仅与 TSH 受体结合，而且产生了对甲状腺细胞的刺激功能。

8. 其他　超声、CT 和 MRI、放射性核素甲状腺显像等也可用于甲亢的诊断和鉴别诊断。

（四）诊断

该病诊断的程序包括：①甲状腺毒症的诊断：测定血清 TSH、TT_4、FT_4、TT_3、FT_3 的水平；②确定甲状腺毒症是否来源于甲状腺本身；③确定甲亢的原因，如 GD、腺瘤等。

1. 甲亢的诊断　①高代谢症状和体征；②甲状腺肿大；③TSH 减低，TT_4、FT_4、TT_3 或 FT_3 升高。具备以上 3 项时诊断即可成立。

2. GD 的诊断　①甲亢诊断确立；②甲状腺弥漫性肿大（触诊和 B 超证实），少数病例可以无甲状腺肿大；③眼球突出和其他浸润性眼征；④胫前黏液性水肿；⑤TRAb、甲状腺过氧化物酶抗体（TPO-Ab）阳性。以上标准中，前两项为诊断必备条件，后三项为诊断辅助条件。

（五）鉴别诊断

1. 甲状腺毒症原因的鉴别　主要是甲亢所致的甲状腺毒症与破坏性甲状腺毒症（如亚急性甲状腺炎）的鉴别。两者均有高代谢表现、甲状腺肿和血清甲状腺激素水平升高。而病史、甲状腺体征、彩色多普勒超声和甲状腺摄碘-131 试验是主要的鉴别手段。

2. 甲亢的原因鉴别　GD、结节性毒性甲状腺肿和甲状腺自主高功能腺瘤分别约占病因的 80%、10% 和 5%。伴浸润性突眼、TRAb 阳性、胫前黏液性水肿等均支持 GD 的诊断。B 超、放射性核素扫描等是主要的鉴别手段。

（六）治疗

目前治疗甲亢的方法主要有三种，即抗甲状腺药（antithyroid drug，ATD）、放射碘治疗和手术治疗。ATD 的作用是抑制甲状腺合成激素，放射碘治疗和手术治疗则是通过破坏甲状腺组织，减少甲状腺激素的产生。欧洲、日本和我国则首选 ATD，美国首选放射碘治疗甲亢。

1. 抗甲状腺药（ATD）　是硫代酰胺类化合物（thioamide），包括硫脲类和咪唑类两类，硫脲类包括丙硫氧嘧啶（propylthiouracil，PTU）和甲硫氧嘧啶等；咪唑类包括甲巯咪唑（methimazole，MMI，如他巴嗪）和卡比马唑（carbimazole，如甲亢平）等。ATD 治疗是甲亢的基础治疗，也用于手术和 ^{131}I 治疗前的准备阶段。PTU 发挥作用较 MMI 迅速，控制甲亢症状快。PTU 的肝毒性明显，临床上更倾向于优先选择 MMI。但当妊娠 T_3 期（1～3 个月）甲亢和甲状腺危象时，优先选择 PTU，因为 PTU 致畸的危险小于 MMI。

2. 放射碘（^{131}I）治疗　该方法能破坏甲状腺组织，减少甲状腺激素产生。治疗机制是 ^{131}I 被甲状腺摄取后释放出 β 射线，破坏甲状腺组织细胞。^{131}I 治疗方法简单经济，治愈率高，但致畸和致癌副作用尚无定论。

3. 手术治疗 当甲状腺体积显著增大，有压迫症状时，或甲亢程度较重且服药无效时，以及高度怀疑甲状腺癌时可以考虑手术治疗。

4. 其他治疗 减少碘盐及含碘药物的摄入，另外可以适量应用倍他乐克等药物。

二、甲状腺功能减退症

甲状腺功能减退症（hypothyroidism）简称甲减，是由各种原因引起的循环中甲状腺激素过低，或甲状腺激素抵抗而引起的全身性低代谢综合征。

甲减根据病变部位分类，可分为甲状腺腺体本身病变引起的甲减，即原发性甲减，约占全部甲减的 95% 以上；由下丘脑和垂体病变引起的 TRH 或者 TSH 产生和分泌减少所致的甲减，也即中枢性甲减。根据甲减的程度分类临床甲减和亚临床甲减。

（一）病因

成人甲减的主要病因是：①自身免疫性损伤：最常见的原因是自身免疫性甲状腺炎，包括桥本甲状腺炎、萎缩性甲状腺炎、产后甲状腺炎等。②甲状腺被破坏：包括手术、^{131}I 治疗、甲状腺次全切除术后。③服用碘过量：如含碘药物胺碘酮等。④抗甲状腺药物的过量使用：如锂盐、硫脲类和咪唑类等。

（二）临床表现

甲状腺功能减退发病隐匿，病程较长，主要表现为交感神经兴奋性下降和代谢水平降低，症状常缺乏特异性，可表现为畏寒、乏力、记忆力减退、少汗、关节疼痛、体重增加、便秘、女性月经紊乱等。体格检查可见患者表情呆滞、反应迟钝、面色苍白、眼睑水肿、皮肤粗糙、毛发稀疏干燥、心率缓慢等。少数病例出现胫前黏液性水肿。重症患者可以发生黏液性水肿、昏迷。

（三）辅助检查

1. 血清 TSH、TT_4 和 FT_4 甲减时血清 TSH 增高，TT_4 和 FT_4 均降低。血清 TT_3、FT_3 早期正常，晚期减低。亚临床甲减时 TSH 增高，TT_4 和 FT_4 正常。

2. 甲状腺过氧化物酶抗体（TPO-Ab）、甲状腺球蛋白抗体（TgAb） 甲状腺抗体是确定原发性甲减病因和诊断自身免疫性甲状腺炎如桥本甲状腺炎、萎缩性甲状腺炎等的主要指标。研究表明，TPO-Ab 的意义较为肯定。

（四）诊断与鉴别诊断

1. 诊断 存在甲减的症状和体征，辅助检查中 TSH 升高，TT_4 和 FT_4 减低考虑为原发性甲减；当 TSH 减低或者正常，TT_4 和 FT_4 减低时则考虑为中枢性甲减；TPO-Ab 阳性多考虑自身免疫性甲状腺炎。

2. 鉴别诊断 甲减的症状（如贫血）应与其他引起贫血的原因相鉴别，如缺铁性贫血、造血系统异常引起的贫血。原发性甲减时促甲状腺激素释放激素分泌增加可以导致高泌乳素血症、溢乳及蝶鞍增大，应与垂体催乳素瘤鉴别。

（五）治疗

1. 左甲状腺素（L-T_4）治疗 治疗的目标是将血清 TSH 和甲状腺激素水平恢复到正常范围内，需要终身服药。老年患者则需要较低的剂量，大约 1.0μg/（kg·d），50 岁以上患者服用 L-T_4 前要常规检查心脏状态。补充甲状腺激素，重新建立下丘脑-垂体-甲状腺轴的平衡一般需要 4~6 周，所以治疗初期，每 4~6 周测定激素指标。然后根据检查结果调整 L-T_4 剂量，直到达到治疗的目标。

治疗达标后，需要每6～12个月复查一次激素指标。

2. 亚临床甲减的处理 部分亚临床甲减可以发展为临床甲减，且其引起的血脂异常可以促进动脉粥样硬化的进展。故当患者存在高脂血症和血清 TSH＞10mU/L 时需要 L-T$_4$ 进行干预。

三、其他类型的甲状腺疾病

其他类型的甲状腺疾病主要包括单纯性甲状腺肿，甲状腺结节及甲状腺癌等。

（一）单纯性甲状腺肿

单纯性甲状腺肿是由于缺碘、致甲状腺肿物质增多或甲状腺激酶缺陷而引起的一种疾病。本病的特点是甲状腺代偿性肿大，根据流行病学一般不伴甲状腺功能失调，可分为地方性和散发性两种。

本病多在青春期发作，早期可无症状，晚期时甲状腺肿大、质地变硬，可出现压迫症状和疼痛感，甚至少部分可发生癌变。

本病的诊断需有明确的流行病学史，触诊或 B 超证实存在甲状腺肿大而甲状腺功能基本正常，同时有甲状腺吸碘率升高，高峰不提前。在外注意有结节者需与甲状腺瘤及甲状腺癌相鉴别。

单纯甲状腺肿本身一般不需要治疗，有压迫症状者可考虑手术治疗。碘缺乏者需改善营养状态，食用含碘盐是目前国际上公认的预防碘缺乏性甲状腺肿的有效措施。

（二）甲状腺结节

甲状腺结节在临床上非常常见，触诊阳性率为 3%～7%，B 超检出甲状腺结节患病率高达 50%。大部分结节为良性腺瘤样结节或囊肿，但有 5% 左右的甲状腺结节为恶性肿瘤，且有逐年增多的趋势。

甲状腺结节的病因不明，目前认为遗传因素、食用碘过多或过少，以及接触辐射等均可引起。

大多数甲状腺结节无任何临床症状，常由体检时无意发现。当出现压迫症状或周围组织侵犯时提示恶性结节可能。气管受压时会出现咳嗽、气促，气管被侵犯时会有咯血；喉返神经受累时会出现构音障碍；食管受压时有吞咽困难或疼痛。

辅助检查中血清 TSH 水平、甲状腺放射性核素扫描等判断结节是否存有自主分泌功能，也即"热结节"。"热结节"恶性可能性极小。B 超对判断结节的良恶性有较大提示作用，提示结节恶性的征象包括：实质性、低回声结节伴以下 1 个或多个征象如微小钙化、结节纵横比＞1，边缘不规则、甲状腺外浸润、颈部淋巴结肿大等。高度怀疑为恶性结节的还可行细针穿刺学检查，该检查为诊断甲状腺结节良恶性的金标准。

甲状腺结节一般无需治疗，定期随访观察即可。但当结节高度提示为恶性病变时，需手术切除治疗；当结节增大，出现对邻近器官的压迫症状时，也需对症手术治疗。

（三）甲状腺癌

甲状腺癌是内分泌系统最常见的恶性肿瘤。根据组织学特征分为分化型甲状腺癌和未分化型甲状腺癌。分化型甲状腺癌占全部甲状腺癌的 90% 以上，包括甲状腺乳头状癌和甲状腺滤泡状癌，早期患者预后好。遗传、幼年时期接受核辐射等因素均与甲状腺癌的发病密切相关。

分化型甲状腺癌在临床上最常表现为甲状腺结节。多数患者因体检发现，少数患者以颈部淋巴结肿大或远处转移癌为表现。当癌肿体积较大时可出现对相应器官的压迫症状。超声引导下细针穿刺细胞学检查可协助明确诊断，CT、MRI 和 PET-CT 等可明确周围组织受累情况。

分化型甲状腺癌的治疗主要包括：手术治疗、术后放射性 ^{131}I 治疗和甲状腺激素抑制 TSH 治疗及分子靶向治疗。其中手术为首选治疗方法。即使是甲状腺全切除仍可能会残留部分甲状腺组织，因此，放射性 ^{131}I 治疗是清除剩余甲状腺组织和残留肿瘤细胞的必要手段。此外，TSH 抑制剂治疗及靶向治疗，也有较多应用。

（安恬慧）

第二十一节 糖 尿 病

一、定 义

糖尿病（diabetes mellitus，DM）是一种以慢性血葡萄糖（简称血糖）水平增高为特征的代谢性疾病。其基本病理特点为胰岛素分泌绝对或相对不足，或外周组织对胰岛素不敏感，引起以糖代谢紊乱为主，包括脂肪、蛋白质代谢紊乱的一种全身性疾病。其主要特点为持续的高血糖状态、尿糖阳性和糖耐量减低。症状典型者具有多饮、多食、多尿和体重减轻等"三多一少"的症候群。

二、流行病学特点

最新流行病学调查数据显示，糖尿病患病率为 11.2%（WHO 标准）。2019 年的数据显示，中国 ≥65 岁的老年糖尿病患者数约 3550 万，居世界首位，占全球老年糖尿病患者的 1/4，且呈现上升趋势。我国 60 岁以上人群糖尿病患病率仍有随年龄增长的趋势，70 岁以后渐趋平缓。2017 年一项关于中国大陆人群的大型横断面研究结果显示，依据美国糖尿病学会 2018 年糖尿病诊断标准，60～69 岁糖尿病患病率为 28.8%，在 ≥70 岁的人群中患病率为 31.8%，女性患病率高于男性。尚无高质量的老年糖尿病并发症发生率的确切数据。年龄和病程均为糖尿病慢性并发症发生的高危因素，糖尿病与缺血性心脏病、卒中、慢性肝病、肿瘤、女性生殖系统疾病等疾病的死亡风险相关，且老年糖尿病患者的死亡率明显高于未患糖尿病的老年人。

三、诊断和分型

（一）诊断

老年糖尿病诊断标准为：典型糖尿病症状（烦渴多饮、多尿、多食、不明原因体重下降）加上随机静脉血糖 ≥11.1mmol/L；或加上空腹静脉血糖 ≥7.0mmol/L；或加上葡萄糖负荷后 2h 静脉血糖 ≥11.1mmol/L。无糖尿病典型症状者，需改日复查确认（表 3-31）。WHO 建议在条件具备的国家和地区采用糖化血红蛋白（glycated hemoglobin，HbA1c）≥6.5% 作为糖尿病的诊断点。国内符合要求的实验室检测的 HbA1c 也可以作为糖尿病的诊断指标。

表 3-31 老年糖尿病诊断标准

诊断标准	静脉血糖或糖化血红蛋白水平
有典型糖尿病症状（烦渴多饮、多尿、多食、不明原因体重下降）加上	
随机血糖	≥11.1mmol/L
或加上空腹血糖	≥7.0mmol/L
或加上葡萄糖负荷后 2h 静脉血糖	≥11.1mmol/L
或加上糖化血红蛋白	≥6.5%
无糖尿病典型症状者，需改日复查确认	

注：随机血糖指不考虑上次用餐时间，一天中任意时间的血糖，不能用来诊断空腹血糖受损或糖耐量异常；空腹状态指至少 8h 没有进食热量；糖化血红蛋白需在符合标准化测定要求的实验室进行检测

（二）老年糖尿病的分型及特点

老年糖尿病是指年龄 ≥65 岁（包括 65 岁以前和 65 岁及以后）所患糖尿病。老年糖尿病患者

以 2 型糖尿病（type 2 diabetes，T2D）为主，包含少数的 1 型糖尿病（type 1 diabetes，T1D）和特殊类型糖尿病（如单基因糖尿病、胰腺外分泌疾病、药物或化学品所致的糖尿病）等。老年糖尿病患者的分型虽然重要，但更应关注老年糖尿病患者的特殊性。多数老年糖尿病患者的临床症状不典型，无明显的"三多一少"症状（即烦渴多饮、多尿、多食、不明原因体重下降）。老年糖尿病患者并发症和（或）伴发病较多，甚至以并发症或伴发病为首发表现。由于糖尿病和多种恶性肿瘤相关，尤其是 68% 的胰腺癌患者存在血糖升高（糖耐量异常或糖尿病），建议对初诊的老年糖尿病患者进行肿瘤筛查。

四、并 发 症

糖尿病慢性并发症主要包括糖尿病肾脏病变、糖尿病相关眼病、糖尿病神经病变、糖尿病下肢动脉病变，以及糖尿病足等。此外，还有老年糖尿病良性并发症（低血糖/高血糖危象、乳酸酸中毒）。老年糖尿病患者年龄大、病程长，较非老年患者而言，其慢性并发症的风险更高，病变更重，致残率、致死率也更高。部分患者在诊断糖尿病之前即已经出现糖尿病慢性并发症，因此，主动筛查、早期发现及管理十分重要。

（一）糖尿病肾脏病变

糖尿病肾脏病变是我国慢性肾脏病的主要原因。一部分 T1D 患者病程 5～10 年后出现糖尿病肾脏病变，T2D 可能在诊断时即已经出现肾脏病变，糖尿病肾脏病变如不进行控制，最终进展至终末期肾病，严重影响患者生活质量及增加医疗负担。此外，糖尿病肾脏病变患者的心血管病风险也显著增加。

筛查：老年糖尿病患者诊断时筛查尿蛋白/肌酐比值（urinary protein/creatinine ratio，UPCR）和血肌酐（计算 eGFR），同时采用 UPCR 和 eGFR 进行评估，有助于发现早期肾脏损害，不同的肾功能状态复查频率不同。根据 UPCR 增高和（或）eGFR 下降，同时排除其他因素导致的慢性肾脏病而做出临床诊断，不建议常规行肾脏穿刺活检。需要注意的是，老年糖尿病患者发生糖尿病肾损伤时常合并高血压、高血脂、高尿酸、药物性肾损伤等其他因素，存在肾损伤的老年糖尿病患者中，仅 1/3 患者的肾损伤是单纯因糖尿病所致。

随机尿检测 UPCR 是最为简便的筛查方法，UPCR＞30mg/g 即被认为升高，但剧烈运动、感染、发热、充血性心力衰竭、血糖或血压明显升高等均可能导致 UPCR 升高。

（二）糖尿病相关眼病

糖尿病与多种眼病相关，糖尿病相关眼病可导致患者视力下降，甚至失明，致老年糖尿病患者无法参与社会活动、发生意外事故风险增加，以及检测指血血糖和注射胰岛素的能力下降。老年糖尿病患者诊断时即应进行眼底检查，必要时去眼科进行全面检查。此后至少每年筛查一次。不仅要进行眼底检查，也要检查视力、眼压、眼表，筛查糖尿病视网膜病变（diabetic retinopathy，DR）、黄斑水肿、白内障、青光眼和眼干燥症等。

（三）糖尿病神经病变

糖尿病神经病变是糖尿病常见的慢性并发症之一，是一组具有多种临床表现的异质性疾病，病变可累及中枢神经和周围神经。远端对称性多发性神经病变（distal symmetrical multiple neuropathy，DSPN）是最具代表性的糖尿病周围神经病变。DSPN 患者临床上表现为双侧肢体麻木、疼痛、感觉异常。除 DSPN 外，糖尿病自主神经病变也是糖尿病周围神经病变中较为常见的类型。糖尿病自主神经病变包括心脏自主神经病变（cardiac autonomic neuropathy，CAN）、胃肠道及泌尿生殖系统自主神经病变和泌汗功能异常，临床表现多样，包括对低血糖无感知、静息心动过速、体位性低血压、胃轻瘫、便秘、腹泻、勃起障碍、神经源性膀胱、泌汗功能异常等，其中 CAN 最受关注。

CAN 在查体时表现为心率变异性下降，随着疾病进展，患者出现静息心动过速和体位性低血压，常见症状为头晕、乏力，甚至出现晕厥、无痛性心肌梗死等。CAN 独立于其他心血管危险因素，与死亡风险相关。此外，胃肠道自主神经病变表现为吞咽困难、呃逆、胃轻瘫、便秘及腹泻等，一旦出现，严重影响老年糖尿病患者的生活质量。

（四）糖尿病下肢动脉病变和糖尿病足

下肢动脉病变是一种外周动脉病（peripheral arterial disease，PAD），表现为下肢动脉的狭窄或闭塞。糖尿病患者下肢动脉病变通常是指下肢动脉粥样硬化性病变（lower extremity atherosclerotic disease，LEAD）。我国 50 岁以上 T2D 中 LEAD 的总患病率为 21.2%，且患病率随着年龄、糖尿病病程增加而升高。在患 LEAD 的 T2D 患者中，年龄与病变严重程度独立相关。LEAD 患者的心肌梗死、脑卒中、冠心病导致的死亡风险均增加，同时 LEAD 也是糖尿病足的主要危险因素之一。糖尿病足是指糖尿病患者因下肢远端神经病变和血管病变导致的足部感染、溃疡，甚至深层组织破坏，是糖尿病严重的慢性并发症之一，严重者可以导致截肢和死亡。我国糖尿病足患者的总截肢率为 19.03%。糖尿病足与多种因素有关，其中主要因素是外周动脉病和周围神经病。此外，还包括外伤、感染、足畸形导致的足部压力过高和关节活动受限等。

（五）老年糖尿病急性并发症

1. 低血糖 在老年糖尿病患者中，低血糖是常见的急性并发症之一，导致心律不齐、心肌梗死、跌倒，甚至昏迷、死亡等不良事件，而反复发生严重低血糖会导致老年糖尿病患者的认知功能下降甚至痴呆。年龄是低血糖发生的危险因素之一，因此，老年糖尿病患者较非老年糖尿病患者的低血糖风险更高。除年龄因素以外，糖调节能力减弱、合并多种疾病（如慢性肾脏病、心血管病、肝功能不全等）、多重用药、合并自主神经病变等均是老年糖尿病患者发生低血糖的危险因素。老年糖尿病患者认知功能下降也是导致严重低血糖风险增加的重要原因。此外，空腹饮酒、过度限制碳水化合物、进餐不规律、大量运动前未加餐等不良生活习惯是导致低血糖的常见诱因。典型低血糖症状包括出汗、心慌、手抖等交感神经兴奋症状和脑功能受损症状。但老年糖尿病患者低血糖临床表现有极大的异质性，出现低血糖时常不表现为交感兴奋症状，而表现为头晕、视物模糊、意识障碍等脑功能受损症状，夜间低血糖可表现为睡眠质量下降、噩梦等。

2. 高血糖危象 主要包括高渗性高血糖状态（hyperosmolar hyperglycemic state，HHS）和糖尿病酮症酸中毒（diabetic ketoacidosis，DKA）。HHS 是糖尿病的严重急性并发症之一，临床以严重高血糖、血浆渗透压升高、脱水和意识障碍为主要表现，通常无明显的酮症和代谢性酸中毒。老年糖尿病患者是 HHS 的最主要人群。HHS 比 DKA 的病死率更高，约为 DKA 病死率的 10 倍。感染是 HHS 的主要诱因，其次是胰岛素等降血糖药的不恰当停用，或患者存在心肌梗死、脑血管事件和创伤等其他伴随疾病。HHS 起病隐匿，30%～40% 的 HHS 患者此前未诊断为糖尿病。HHS 的临床表现包括高血糖症状、脱水症状及神经系统症状，患者表现为烦渴、多饮、淡漠、嗜睡，甚至出现幻觉、癫痫样发作、昏迷等表现。由于老年人皮肤弹性较差，脱水表现的识别更加困难。HHS 的诊断标准包括：血糖≥33.3mmol/L，有效血浆渗透压≥320mOsm/L，无明显的代谢性酸中毒和无严重酮症。

3. 乳酸酸中毒 乳酸酸中毒罕有发生，但死亡率高，极其凶险。当糖尿病患者肾功能不全时，有可能造成双胍类药物在体内蓄积，增加乳酸酸中毒风险。肝肾功能不全的老年糖尿病患者应用双胍类药物时应警惕乳酸酸中毒。

五、治 疗

1. 老年糖尿病患者的血糖控制目标 制订老年糖尿病患者血糖控制目标需考虑获益风险比。

基于老年健康状态分层制定血糖控制目标。以 HbA1c 和血糖值作为老年糖尿病患者血糖控制的评估指标。关注血糖波动，必要时血糖波动指标可作为血糖控制目标的补充指标。

2. 健康教育 结合每位老年糖尿病患者的特点进行个体化的健康教育。教育内容应包括糖尿病的病因、疾病进展、临床表现、糖尿病的危害、糖尿病急慢性并发症的识别和处理、个体化治疗目标、生活方式干预、各类药物的特点、临床药物选择及使用方法、如何进行血糖监测等。应加强对患者本人、家庭成员及看护者、社区相关人员的健康教育，使其正确了解疾病相关知识，避免过于激进或者过于宽松的血糖管理，从而提高老年糖尿病患者的生活质量。

3. 生活方式治疗 是老年糖尿病的基础治疗，所有的老年糖尿病患者均应接受生活方式治疗。对于一部分健康状态良好、血糖水平升高不明显的老年糖尿病患者，单纯的生活方式干预即可达到血糖控制预期。

4. 营养治疗 是糖尿病治疗的基础，应贯穿于糖尿病治疗的全程。健康的老年人需摄入蛋白质 $1.0\sim1.3g/（kg\cdot d）$，合并急慢性病的老年患者需摄入蛋白质 $1.2\sim1.5g/（kg\cdot d）$，而合并肌少症或严重营养不良的老年人至少摄入蛋白质 $1.5g/（kg\cdot d）$。进食碳水化合物同时摄入富含膳食纤维的食物可以延缓血糖升高，减少血糖波动，改善血脂水平。对于长期食物摄入不均衡的老年糖尿病患者还需注意补充维生素和矿物质。老年糖尿病患者与非糖尿患者群相比，营养不良发生风险更高，更易发生肌少症和衰弱。因此，应避免过度限制能量摄入，强调合理膳食、均衡营养，警惕老年糖尿病患者营养不良。

5. 运动治疗 以规律运动为主的生活方式干预可以改善糖尿病患者的胰岛素抵抗。老年糖尿病患者首选中等强度的有氧运动，运动能力较差者，可选择低强度有氧运动。低、中等强度有氧运动对于绝大多数老年糖尿病患者是安全的，具体形式包括快走、健身舞、韵律操、骑自行车、水中运动、慢跑等。运动强度可通过主观疲劳感来评价，在中等运动中常感到心跳加快、微微出汗、轻微疲劳感，也可以表现为在运动中能说出完整句子但不能唱歌。每周运动 $5\sim7$ 天，最好每天都运动，运动的最佳时段是餐后 1h，每餐餐后运动约 20min。

6. 老年 2 型糖尿病患者降血糖药及治疗路径 结合患者健康状态综合评估结果及相应的血糖控制目标，经过生活方式干预后血糖仍不达标的老年 T2D 患者应尽早进行药物治疗。药物治疗的原则包括：①优先选择低血糖风险较低的药物；②选择简便、依从性高的药物，降低多重用药风险；③权衡获益风险比，避免过度治疗；④关注肝肾功能、心脏功能、并发症及伴发病等因素。

（1）二甲双胍：是国内外多个指南和（或）共识推荐的老年 T2D 患者的一线降血糖药之一。若无禁忌证，二甲双胍应一直保留在糖尿病的治疗方案中。胃肠道反应与体重下降限制了二甲双胍在部分老年患者中的使用，对于老年患者应小剂量起始（500mg/d），逐渐增加剂量，最大剂量不应超过 2550mg/d。若老年患者已出现肾功能不全，需定期监测肾功能，并根据肾功能调整二甲双胍剂量。对于 eGFR 为 $45\sim59ml/（min\cdot1.73m^2）$ 的老年患者应考虑减量，当 eGFR$<45ml/（min\cdot1.73m^2）$ 时应考虑停药。重度感染、外伤及存在可造成组织缺氧疾病（如失代偿性心力衰竭、呼吸衰竭等）的老年患者禁用二甲双胍。eGFR$\geq60ml/（min\cdot1.73m^2）$ 的患者使用含碘对比剂检查时需在当天停用二甲双胍，在检查完至少 48h 且复查肾功能无恶化后可继续用药；若患者 eGFR 为 $45\sim59ml/（min\cdot1.73m^2）$，需在接受含碘对比剂及全身麻醉术前 48h 停药，之后仍需要停药 $48\sim72h$，复查肾功能无恶化后可继续用药。二甲双胍会增加老年糖尿病患者维生素 B_{12} 缺乏的风险，需在用药后定期监测维生素 B_{12} 水平。

（2）磺脲类：常用的磺脲类药物主要有格列本脲、格列齐特、格列吡嗪、格列喹酮和格列苯脲。磺脲类药物降糖疗效明确，但易致低血糖及体重增加。磺脲类药物与经 CYP2C9 和 CYP2C19 等肝脏 P450 酶代谢药物（如他汀类、抗菌药、部分心血管药物及质子泵抑制剂等）合用时，应警惕低血糖事件及其他不良反应。肾功能不全的老年糖尿病患者选择磺脲类药物时应选择格列喹酮。

（3）格列奈类药物：主要有瑞格列奈、那格列奈。格列奈类药物降糖效果与磺脲类药物相近，体重增加的风险相似，而低血糖风险较低。该类药物需餐前 15min 内服用，对患者用药依从性要求较高。格列奈类药物主要经肝脏代谢，可以用于肾功能不全的老年患者，无须调整剂量。

（4）α-糖苷酶抑制剂：主要有阿卡波糖、伏格列波糖、米格列醇。α-糖苷酶抑制剂通过抑制小肠 α-糖苷酶活性，延缓碳水化合物的分解、吸收，从而降低餐后血糖。适用于高碳水化合物饮食结构和餐后血糖升高的糖尿病患者。该类药物的常见不良反应包括腹胀、腹泻、排气增多等胃肠道反应，一定程度上影响了其在老年人群中的应用。应小剂量起始，逐渐增加剂量。该类药物单独使用低血糖风险较低，若出现低血糖应使用葡萄糖纠正，食用淀粉等碳水化合物升糖效果差。

（5）噻唑烷二酮类（thiazolidinedione，TZD）：是胰岛素增敏剂，通过增加骨骼肌、肝脏及脂肪组织对胰岛素的敏感性发挥降糖作用。目前常用的 TZD 有罗格列酮、吡格列酮。单独使用时不易诱发低血糖，但与胰岛素或胰岛素促泌剂联用时可增加患者低血糖风险。TZD 作为目前唯一的胰岛素增敏剂，研究显示其有心血管保护作用。存在严重胰岛素抵抗的老年糖尿病患者可考虑选用该类药物，但该类药物可能导致患者体重增加、水肿、骨折和心力衰竭的风险增加，有充血性心力衰竭、骨质疏松、跌倒或骨折风险的老年患者应谨慎使用该类药物。

（6）二肽基肽酶Ⅳ（dipeptidyl peptidase Ⅳ，DPP-4）抑制剂：是近年来国内外指南和（或）共识推荐的老年糖尿病一线降血糖药之一。该类药物通过抑制 DPP-4 酶活性提高内源性胰高血糖素样肽-1（glucagon-like protein-1，GLP-1）的水平，葡萄糖浓度依赖性地促进内源性胰岛素分泌，抑制胰高糖素分泌，降低血糖。目前在国内上市的 DPP-4 抑制剂为西格列汀、维格列汀、沙格列汀、阿格列汀和利格列汀。该类药物单独应用时一般不出现低血糖，对体重影响中性，胃肠道反应少，较适用于老年患者。若怀疑患者出现胰腺炎，应停止使用本类药物。

（7）钠-葡萄糖耦联转运体 2（SGLT2）抑制剂：通过抑制近端肾小管 SGLT2 的活性增加尿葡萄糖排泄，从而达到降糖作用。我国目前批准临床使用的 SGLT2 抑制剂包括达格列净、恩格列净和卡格列净。由于其降糖机制并不依赖胰岛素，因此极少发生低血糖。SGLT2 抑制剂还有减重，特别是减少内脏脂肪的作用。恩格列净和卡格列净可降低 T2D 患者主要心血管不良事件风险。SGLT2 抑制剂常见的不良反应为泌尿生殖系统感染、血容量减少等，老年患者使用时风险有可能更高，需注意 eGFR＜45ml/（min·1.73m^2）不建议使用达格列净、卡格列净，不应使用恩格列净。eGFR＜30ml/（min·1.73m^2）的患者禁用卡格列净和达格列净。SGLT2 抑制剂上市后临床监测中有少见的酮症酸中毒的报告。

（8）胰高血糖素样肽-1 受体激动剂：GLP-1 受体激动剂通过与 GLP-1 受体结合发挥作用，以葡萄糖浓度依赖的方式促进胰岛素分泌和抑制胰高糖素分泌降低血糖，并能延缓胃排空，抑制食欲中枢、减少进食量，兼具降低体重、血压和血脂的作用，更适用于胰岛素抵抗、腹型肥胖的糖尿病患者，且单独应用 GLP-1 受体激动剂时低血糖发生风险低。GLP-1 受体激动剂在老年人群（≥65岁）中的安全性和有效性与成人相似。目前国内上市的 GLP-1 受体激动剂有艾塞那肽、利拉鲁肽、利司那肽、度拉糖肽、贝那鲁肽和洛塞那肽，均须皮下注射。利拉鲁肽、度拉糖肽显著降低 T2D 患者心血管不良事件风险。GLP-1 受体激动剂主要的不良反应为恶心、呕吐、腹泻等胃肠道不良反应，且有延缓胃排空的作用，需要警惕诱发或加重老年糖尿病患者营养不良、肌少症及衰弱。

（9）胰岛素：老年 T2D 患者在生活方式和非胰岛素治疗的基础上，血糖控制仍未达标，可加用胰岛素治疗。在起始胰岛素治疗前，需要充分考虑老年糖尿病患者的整体健康状态、血糖升高的特点和低血糖风险等因素，权衡患者获益风险比，个体化选择治疗方案。起始胰岛素治疗时，首选基础胰岛素，用药方便、依从性高，适用于多数老年患者。选择基础胰岛素时，应选择血药浓度较平稳的剂型（如德谷胰岛素、甘精胰岛素），并在早上注射，以减少低血糖，尤其是夜间低血糖的发生风险。可根据体重计算起始剂量，通常设定为 0.1～0.3U/（kg·d），根据空腹血糖水平，每 3～5 天调整一次剂量，直至空腹血糖达到预定目标。如空腹血糖达标，但 HbA1c 不达标时，应重点关注餐后血糖，必要时可添加餐时胰岛素。基础胰岛素联合餐时胰岛素（3 次/日）较符合人体生理胰岛素分泌模式，但复杂的给药方案会降低患者长期治疗的依从性，且不适用于健康状态差、预期寿命短的老年糖尿病患者。双胰岛素每日注射 1~2 次，与多次胰岛素注射疗效相当，注射次数少，患者用药依从性较高，并在老年糖尿病患者中具有与非老年患者相似的药代动力学、疗效和安全性。老年糖尿病患者 HbA1c＞10.0%，或伴有高血糖症状（如烦渴、多尿）或有分解代谢证据（如体重降低）或严重高血糖（空腹血糖＞16.7mmol/L）时，根据患者的健康状态及治疗目标，可采用短期胰岛素治疗。除自身胰岛功能衰竭外，老年糖尿病患者经短期胰岛素治疗血糖控制平稳、高糖毒性解除后，应及时减少胰岛素注射次数并优化降糖方案。

（10）糖尿病治疗路径：一种降血糖药治疗而血糖不达标者，采用 2 种，甚至 3 种不同作用机制的药物联合治疗。也可加用胰岛素治疗。合并冠心病或心血管风险高危的 2 型糖尿病患者，不论其 HbA1c 是否达标，只要没有禁忌证，都应在二甲双胍的基础上加用具有 ASCVD 获益证据的 GLP-1 受体激动剂或 SGLT2 抑制剂。合并 CKD 或心衰的 2 型糖尿病患者，不论其 HbA1c 是否达标，只要没有禁忌证，都应在二甲双胍的基础上加用 SGLT2 抑制剂。合并 CKD 的 2 型糖尿病患者，如不能使用 SGLT2 抑制剂，可考虑选用 GLP-1 受体激动剂。

对于 2 型糖尿病患者来说，经过生活方式干预和二甲双胍一线治疗后：①若 HbA1c 不达标：可以进行二联治疗，加用促泌剂、糖苷酶抑制剂、DPP-4 抑制剂、TZD 或 SGLT2 抑制剂，药物排名不分先后，根据个体化原则选择治疗药物；也可使用注射类药物 GLP-1 受体激动剂或胰岛素治疗，其中胰岛素推荐基础胰岛素。②若合并 ASCVD 或有高危因素、心力衰竭、CKD：ASCVD 或有高危因素者可加用 GLP-1 受体激动剂或 SGLT2 抑制剂；心衰患者可加用 SGLT2 抑制剂；CKD 患者可加用 SGLT2 抑制剂或 GLP-1 受体激动剂。若经过二联治疗后，HbA1c 仍不达标，在上述治疗的基础上可加用一种其他类别的药物，但需注意心衰患者不能用 TZD。如果经过上述治疗 HbA1c 仍然不达标，可以采用胰岛素多次注射，选择基础胰岛素＋餐时胰岛素方案或者预混胰岛素方案，两种方案可以互换。

（王瑞云）

第二十二节　痛　风

一、定　义

痛风（gout）是嘌呤代谢障碍所致的一组异质性慢性代谢性疾病，其临床特点为高尿酸血症（hyperuricemia）、反复发作的痛风性急性关节炎、间质性肾炎和痛风石形成，严重者伴关节畸形或尿酸性尿路结石。高尿酸血症是嘌呤代谢紊乱引起的代谢异常综合征，成年男性非同日 2 次血尿酸水平超过 420μmol/L 称为高尿酸血症（成年女性为 360μmol/L，儿童为 300μmol/L）。血尿酸超过其在血液或组织液中的饱和度可在关节局部形成尿酸钠晶体并沉积，诱发局部炎症反应和组织破坏，即痛风，可在肾脏沉积引发急性肾病、慢性间质性肾炎或肾结石，称为高尿酸血症肾病（尿酸肾病）。本病常伴有肥胖、2 型糖尿病、高脂血症、高血压、动脉硬化和冠心病等，临床上称为代谢综合征。

本病可分为原发性和继发性两类，其中原发性痛风占绝大多数。原发性痛风多见于中、老年人，男性占 95%，女性多于绝经期后发病，常伴有家族遗传史。痛风在不同种族患病率为 0.03%~15.3%。

二、临床表现

痛风的临床自然病程可分为四个阶段：无症状期、急性关节炎期、间歇期和慢性关节炎期。临床上，一般仅在发生关节炎时才称为痛风。

（一）自然病程

1. 无症状期 仅有血尿酸波动性或持续性增高。从血尿酸增高至症状出现可长达数年至数十年。仅有血尿酸增高而不出现症状者，称为无症状性高尿酸血症。

2. 急性关节炎期 急性关节炎是原发性痛风的最常见首发症状。初发时往往为单一关节受累，继之累及多个关节。以拇趾关节为好发部位，其次为足底、踝、足跟、膝、腕、指和肘。第一次发作通常在夜间，数小时内出现红肿、热及明显压痛，关节迅速肿胀，伴发热、白细胞增多与血沉增快等全身症状。疼痛较剧烈，压痛明显，患者常在夜间痛醒而难以忍受。受寒、劳累、酗酒、食物过敏、进食含嘌呤食物、感染、创伤和手术等为常见诱因。

3. 间歇期 多数数月发作一次，有些患者终身只发作一次或相隔多年后再发。通常病程越长，发作越多，病情也越重。

4. 慢性关节炎期 多见于未经治疗或治疗不规则的患者。其病理基础是痛风石在骨关节周围组织引起的炎症性损伤（慢性痛风性关节炎）。此期发作较频，间歇期缩短，疼痛日渐加剧。尿酸盐沉积在软骨、滑膜、肌腱和软组织中形成的痛风石为本期的特征性表现，以耳廓及跖趾、指间、掌指、肘等关节较常见，亦可见于尺骨、鹰嘴、滑车和跟腱内。痛风石形成过多和关节功能损毁造成手、足畸形。痛风石溃破，可检出含白色粉末状的尿酸盐结晶。

（二）肾脏病变

病程较长的痛风患者约 1/3 有肾脏损害，表现为以下三种形式。

1. 痛风肾病 为尿酸盐在肾间质组织沉积所致。早期可仅有间歇性蛋白尿和镜下血尿；随着病程进展，蛋白尿逐渐转为持续性，肾脏浓缩功能受损，出现夜尿增多、等渗尿等；晚期发展为慢性肾功能不全。部分患者以痛风肾病为最先的临床表现，而关节症状不明显，易与肾小球肾炎和原发性高血压性肾损害相混淆。

2. 尿酸性肾石病 以尿酸性肾结石为首发表现。细小泥沙样结石可随尿液排出，较大结石常引起肾绞痛、血尿及尿路感染。

3. 急性肾衰竭 由于大量尿酸盐结晶堵塞肾小管、肾盂，甚至输尿管所致。患者突然出现少尿，甚至无尿，如不及时处理可迅速发展为急性肾衰竭。

继发性痛风的临床表现常较原发性者严重，肾石病多见，但关节症状多不典型，病程不长，常被其原发病的症状所掩盖而不易发觉，需引起注意。

三、诊断与鉴别诊断

（一）诊断

根据诱因、家族史、泌尿道尿酸结石史及典型的关节炎表现等，应考虑为痛风。以下检查可确定诊断，并以前三项最为重要：①血尿酸增高，但少数患者在急性痛风发作时可正常。②关节腔滑囊液旋光显微镜检查可发现白细胞内有双折光的针形尿酸盐结晶。③痛风石活检或穿刺检查可证实为尿酸盐结晶。④X 线检查可见，在受累关节骨软骨缘有圆形或不整齐穿凿样透亮缺损（尿酸盐侵蚀骨质所致）。⑤CT 扫描灰度不等的斑点状痛风石影像，或在 MRI 的 T_1 和 T_2 影像中呈低至中等密度的块状阴影。两项检查联合进行可对多数关节内痛风石做出准确的诊断。

亚临床痛风为无症状高尿酸血症患者，关节超声、双能 CT 或 X 线发现尿酸钠晶体沉积和（或）痛风性骨侵蚀。

难治性痛风指具备以下三条中至少一条：①单用或联用常规降尿酸药物足量、足疗程，血尿酸仍≥360μmol/L。②接受规范化治疗，痛风仍发作≥2 次/年。③存在多发性和（或）进展性痛风石。

（二）鉴别诊断

本病急性关节炎期需与风湿性关节炎、类风湿关节炎急性期、化脓性关节炎、创伤性关节炎鉴别。慢性关节炎期需与类风湿关节炎及假性痛风等鉴别。

四、治　疗

（一）一般防治

保持健康的生活方式，包括控制体重，规律运动；限制酒精及高嘌呤（心、肝、肾、沙丁鱼等）、高果糖饮食的摄入，鼓励奶制品和新鲜蔬菜的摄入及适量饮水；不推荐也不限制豆制品的摄入。当尿 H^+ 浓度在 1000nmol/L（pH 6.0 以下）时，需碱化尿液。

需将尿酸水平控制在理想范围，对于无合并症，血尿酸水平≥480μmol/L 的患者，建议血尿酸控制在<360μmol/L；有下列合并情况之一，血尿酸水平≥420μmol/L，痛风发作次数≥2 次/年、痛风石、慢性痛风性关节炎、肾结石、慢性肾脏病、高血压、糖尿病、血脂异常、脑卒中、缺血性心脏病、心力衰竭和发病年龄<40 岁，建议血尿酸控制在 300μmol/L。

降尿酸治疗时需注意在痛风发作缓解 2～4 周起始降尿酸药物治疗，药物治疗过程中出现痛风发作，不建议停用降尿酸药物。降尿酸药物在用药早期可使进入血液中的尿酸增多，有诱发急性关节炎的可能，故在痛风的急性期不宜使用。

1. 黄嘌呤氧化酶抑制剂

（1）别嘌醇：为痛风与高尿酸血症患者一线用药，使用前应进行 HLA-B*5801 基因检测（特别是 CKD3～4 期）；CKD1～2 期，起始剂量 100mg/d，每 2～4 周增加 100mg/d，最大剂量 800mg/d；CKD3～4 期，起始剂量 50mg/d，每 4 周增加 50mg/d，最大剂量 200mg/d；CKD5 期禁用。

（2）非布司他：为痛风患者一线用药，起始剂量 20mg/d，2～4 周可增加 20mg/d，最大剂量 80mg/d；合并心脑血管疾病的老年人应谨慎使用；CKD4～5 期降尿酸药物优先考虑非布司他，最大剂量 40mg/d。

2. 促尿酸排泄药物　苯溴马隆为痛风患者与高尿酸血症一线用药；应注意大量饮水及碱化尿液，起始剂量 25mg/d，2～4 周可增加 25mg/d，最大剂量 100mg/d；禁用于肾结石者，慎用于合并慢性肝病者。

3. 重组尿酸酶制剂　聚乙二醇重组尿酸酶：用于难治性痛风的降尿酸治疗。

4. 联合用药　单药足量、足疗程治疗，血尿酸仍未达标的患者，可考虑联合应用两种不同作用机制的降尿酸药物；不推荐尿酸氧化酶和其他降尿酸药物联用。

（二）急性关节炎期的治疗

1. 秋水仙碱　尽早使用秋水仙碱，一般于服药后 6～12h 症状减轻，24～48h 得到缓解。常规剂量为每小时 0.5mg 或每 2h 1mg 口服，直至症状缓解或出现腹泻等胃肠道副作用，或虽用至最大剂量（6mg）而病情无改善时停用。静脉注射秋水仙碱能迅速获得疗效，且其在白细胞的浓度较高，并保持24h 恒定。静脉注射药液漏出血管外，可引起组织坏死，须予预防。秋水仙碱可导致骨髓抑制、肝细胞损害、秃发、精神抑郁、肌麻痹、呼吸抑制等，此类副作用在有骨髓抑制及肝肾损害的患者中更易出现。必须应用者需减量，并密切观察病情变化。血白细胞减少者禁用。

2. NSAID　有镇痛消肿作用，是改善关节炎症状的常用药，但不能控制病情。

3. 糖皮质激素　能迅速缓解急性发作，但停药后易复发。因此只在秋水仙碱、NSAID 治疗无效或禁忌时采用。

4. 其他药物　疼痛反复发作，常规药物无法控制的难治性痛风患者，可考虑使用 IL-1 或 TNF-α 拮抗剂。

（三）间歇期和慢性关节炎期处理

虽经上述治疗，关节炎不易控制、症状仍反复发作者，可用小剂量秋水仙碱维持治疗，每日0.5～1mg。

1. 抑制尿酸合成的药物　别嘌醇通过抑制黄嘌呤氧化酶使尿酸生成减少，与促进尿酸排泄药物合用可使血尿酸迅速下降，并动员沉积在组织中的尿酸盐，使痛风石溶解。常用剂量为100mg，每日2～4次。主要不良反应为肝损害、腹泻、头痛、恶心和呕吐，肾功能不全患者慎用。

2. 促进尿酸排泄的药物　此类药物主要通过抑制肾小管对尿酸的重吸收，增加尿酸排泄而降低血尿酸水平。适用于肾功能正常，每日尿酸排泄不多的患者。用药剂量宜小，服药期间应每日口服碳酸氢钠3～6g，以碱化尿液；并注意多饮水，保持每日尿量在2000ml以上；不宜与水杨酸、噻嗪类利尿剂、呋塞米、利尿酸等抑制尿酸排泄的药物同用。对于24h尿酸排泄>3.57mmol或已有尿酸结石形成者，有可能造成尿路阻塞或促进尿酸性结石的形成，故不宜使用。建议晨尿pH<6.0，尤其是正在服药促尿酸排泄药物时，定期监测晨尿pH，可应用简易尿pH仪自行监测。

（四）手术治疗

如痛风石出现局部并发症（感染、破溃、压迫神经等）或严重影响生活质量时，可考虑手术治疗。

（五）合并症用药

高尿酸血症与痛风患者合并高血压时，建议降压药首选氯沙坦和（或）钙通道阻滞剂，不推荐噻嗪类和袢利尿剂等单独用于降压治疗。

合并高甘油三酯血症时，调脂药物建议首选非诺贝特；合并高胆固醇血症时，调脂药物建议首选阿托伐他汀钙。合并糖尿病时，建议优先选择兼有降尿酸作用的降血糖药，次选不升高血尿酸的药物。

（向春华）

第二十三节　类风湿关节炎

一、定　义

类风湿关节炎（rheumatoid arthritis，RA）是一种以侵蚀性关节炎为主要表现的全身性自身免疫病。本病以女性多发，男女患病比例约1∶3。RA可发生于任何年龄，以30～50岁为发病的高峰。我国大陆地区的RA患病率为0.2%～0.36%。本病表现为以双手和腕关节等小关节受累为主的对称性、持续性多关节炎。病理表现为关节滑膜的慢性炎症、血管翳形成，并出现关节软骨和骨破坏，最终可导致关节畸形和功能丧失。此外，患者尚可有发热及疲乏等全身表现。血清中可出现类风湿因子（RF）及抗环状瓜氨酸多肽（CCP）抗体等自身抗体。

老年人类风湿关节炎以女性多见。通常分为两种类型：一种是老年发病RA（EORA），另一种是年轻发病的RA（YORA）。EORA指60岁以后才发病的RA，YORA指60岁以前发病并一直持续至60岁以后。

二、临床表现

1. 症状和体征　RA的主要临床表现为对称性、持续性关节肿胀和疼痛，常伴有晨僵。受累关节以近端指间关节、掌指关节、腕关节、肘关节和足趾关节最多见；同时，颈椎关节、颞颌关节、胸锁关节和肩锁关节也可受累。中、晚期的患者可出现手指的"天鹅颈"及"钮扣花"样畸形，腕关节、肘关节强直和掌指关节半脱位等。除关节症状外，还可出现皮下结节，心、肺和神经系统、血液系统等受累。

EORA 急性发病者较多见，常伴有明显的乏力及体重下降；大关节，尤其是肩关节受累较突出；晨僵、关节活动受限和软组织肿胀较明显。

大部分 YORA 患者都有数十年的活动性 RA 病史，从而导致明显的关节功能障碍。常表现为上下肢不同程度的活动性多关节炎和关节畸形，也可有系统性表现，如肺间质改变、血管炎、周围神经病变和继发性淀粉样病变等。

2. 实验室检查 患者可有轻至中度贫血，ESR 增快，CRP 和血清 IgG、IgM、IgA 升高，多数患者血清中可出现 RF、抗 CCP 抗体、抗修饰型瓜氨酸化波形蛋白（MCV）、抗 p68 抗体、抗角蛋白抗体（AKA）或抗核周因子（APF）等自身抗体。这些实验室检查异常对 RA 的诊断和预后评估有重要意义。EORA 患者 ESR 明显升高，但类风湿因子阳性率低。APF、AKA 及抗 CCP 抗体检查对 EORA 的诊断有重要价值。

3. 影像学检查

（1）X 线检查：双手腕关节及其他受累关节的 X 线片对本病的诊断有重要意义。早期 X 线表现为关节周围软组织肿胀及关节附近骨质疏松。随病情进展可出现关节面破坏，关节间隙狭窄，关节融合或脱位。

（2）MRI：在显示关节病变方面优于 X 线，近年已被越来越多地应用到 RA 的诊断中。MRI 可以显示关节炎性反应初期出现的滑膜增厚、骨髓水肿和轻度关节面侵蚀，有益于 RA 的早期诊断。

（3）超声检查：高频超声能清晰显示关节腔、关节滑膜、滑囊、关节腔积液、关节软骨厚度及形态等，彩色多普勒血流成像（CDFI）和彩色多普勒能量（CDE）图能直观地检测关节组织内血流的分布，反映滑膜增生的情况，并具有很高的敏感性。超声检查还可以动态判断关节积液量的多少和距体表的距离，用以指导关节穿刺及治疗。

三、诊断及鉴别诊断

1. 诊断 RA 的诊断主要依靠临床表现、实验室化验及影像学检查。典型的患者按 1987 年美国风湿病学会年会（ACR）的分类标准（表 3-32）诊断并不困难，但对于不典型及早期 RA 易出现误诊或漏诊。对这些患者，除 RF 和抗 CCP 抗体等检查外，还可考虑 MRI 及超声检查，以利于早期诊断。对可疑 RA 的患者要定期复查和随访。

表 3-32 1987 年 ACR 的类风湿关节炎分类标准

条件	定义
晨僵	关节及其周围僵硬感至少持续 1h
3 个或 3 个以上关节区的关节炎	医生观察到下列 14 个关节区（两侧的近端指间关节、掌指关节、腕关节、肘关节、膝关节、踝关节及跖趾关节）中至少 3 个有软组织肿胀或积液（不是单纯骨隆起）
手关节炎	腕、掌指或近端指间关节区中，至少有一个关节区肿胀
对称性关节炎	左右两侧关节同时受累（两侧近端指间关节、掌指关节及跖趾关节受累时，不一定绝对对称）
类风湿结节	医生观察到在骨突部位、伸肌表面或关节周围有皮下结节
类风湿因子阳性	任何检测方法证明血清中类风湿因子含量升高（滴度需 >1∶32），而该方法在正常人群中的阳性率 <5%
影像学改变	在手和腕的后前位相上有典型的类风湿关节炎影像学改变：必须包括骨质侵蚀或受累关节及其邻近部位有明确的骨质脱钙

注：以上 7 条满足 4 条或 4 条以上并排除其他关节炎可诊断 RA，前 4 条条件必须持续至少 6 周

2009 年 ACR 和欧洲抗风湿病联盟年会（EULAR）提出了新的 RA 分类诊断标准（表 3-33）。6 分以上可诊断 RA。与 1987 年 ACR 分类标准比较，强调了关节尤其是小关节受累的情况，新加

入了抗 CCP 这个早期的特异性较强的抗体，新标准未再强调把晨僵、类风湿结节、影像学改变、对称性关节肿痛作为诊断必需的依据。因此，早期诊断率有所提高，这对延缓关节不可逆的破坏、降低 RA 致残率有很大的意义。

表 3-33　2009 年 ACR/EULAR RA 分类诊断标准

关节受累情况		得分（0~5分）
受累关节数（个）	受累关节	
1	中大关节	0
2~10	中大关节	1
1~3	小关节	2
4~10	小关节	3
>10	至少 1 个为小关节	5
血清学		得分（0~3分）
RF 或抗 CCP 抗体均阴性		0
RF 或抗 CCP 抗体至少 1 项低滴度阳性		2
RF 或抗 CCP 抗体至少 1 项高滴度阳性（超过正常值 3 倍以上）		3
滑膜炎持续时间		得分（0~1分）
<6 周		0
≥6 周		1
急性时相反应物		得分（0~1分）
CRP 或 ESR 均正常		0
CRP 或 ESR 增高		1

2. 鉴别诊断

（1）骨关节炎：该病在中老年人多发，主要累及膝、髋等负重关节。活动时关节痛加重，可有关节肿胀和积液。部分患者的远端指间关节出现特征性赫伯登（Heberden）结节，而在近端指关节可出现布夏尔（Bouchard）结节。骨关节炎患者很少出现对称性近端指间关节、腕关节受累，无类风湿结节，晨僵时间短或无晨僵。此外，骨关节炎患者的 ESR 多为轻度增快，而 RF 阴性，X 线显示关节边缘增生或骨赘形成，晚期可由于软骨破坏出现关节间隙狭窄。

（2）痛风性关节炎：该病多见于中年男性，常表现为关节炎反复急性发作。好发部位为第一跖趾关节或跗关节，也可侵犯膝、踝、肘、腕及手关节，本病患者血清自身抗体阴性，而血尿酸水平大多增高。慢性重症者可在关节周围和耳廓等部位出现痛风石。

（3）银屑病关节炎：该病以手指或足趾远端关节受累为主，发病前或病程中出现银屑病的皮肤或指甲病变，也可有关节畸形，但对称性指间关节炎少见，RF 阴性。

（4）强直性脊柱炎：该病以青年男性多发，主要侵犯骶髂关节及脊柱，部分患者可出现以膝、踝、髋关节为主的非对称性下肢大关节肿痛。该病常伴有肌腱端炎，HLA-B27 阳性而 RF 阴性。骶髂关节炎及脊柱的 X 线改变对诊断有重要意义。

（5）其他疾病所致的关节炎：干燥综合征及系统性红斑狼疮等其他风湿病均可有关节受累。但是这些疾病多有相应的临床表现和特征性自身抗体，一般无骨侵蚀。对不典型的 RA 还需要与感染性关节炎、反应性关节炎和风湿热等鉴别。

四、治　疗

RA 治疗的目的在于控制病情，改善关节功能和预后。应强调早期治疗、联合用药和个体化治疗的原则。治疗方法包括一般治疗、药物治疗、外科治疗和其他治疗等。

1. 一般治疗　强调患者教育及整体和规范治疗的理念。适当的休息、理疗、体疗、外用药、正确的关节活动和肌肉锻炼等对于缓解症状、改善关节功能具有重要的作用。应积极进行康复和心理治疗，对于急性期关节疼痛剧烈者应卧床休息，并注意休息时的体位，尽量避免关节受压，以防畸形。在病情允许的情况下，进行被动和主动的关节活动度训练，防止肌萎缩。缓解期患者应在不感到疲劳的前提下多进行运动锻炼，恢复体力，并在物理康复科医生指导下进行治疗。对伴有焦虑抑郁情绪的患者及时请心理科医生会诊，指导治疗。

2. 药物治疗　治疗 RA 的常用药物包括 NSAID、改善病情的抗风湿药（DMARD）、生物制剂、糖皮质激素和植物药制剂。由于老年人的药代动力学改变，且常合并心脑血管疾病、糖尿病等，因此在选择药物及确定剂量时，应充分考虑各方面因素的影响，尽可能避免药源性损害，确保合理、安全、有效地进行治疗。个体化治疗是老年 RA 患者长期缓解及减少不良反应的关键。

（1）NSAID：这类药物主要通过抑制环氧化酶活性，减少前列腺素合成而具有抗炎、止痛、退热及减轻关节肿胀的作用，是临床最常用的 RA 治疗药物。NSAID 对缓解患者的关节肿痛，改善全身症状有重要作用。其主要不良反应包括胃肠道症状、肝肾功能损害及可能增加的心血管不良事件。

老年患者应用 NSAID 时，为避免药物副作用，应使用最小有效剂量，疗程尽量短，当 DMARD 开始起效时，可以考虑停药，一般连续用药不超过 3 个月。对有溃疡病史的患者，宜服用选择性 COX-2 抑制剂，必要时可合用抑酸药物，如 H_2 受体阻断剂、质子泵抑制剂等。

（2）DMARD：该类药物较 NSAID 发挥作用慢，临床症状的明显改善需 1~6 个月，故又称慢作用抗风湿药（SAARD）。这些药物不具备明显的止痛和抗炎作用，但可延缓或控制病情的进展。对于 RA 患者应强调早期应用 DMARD。病情较重、有多关节受累、伴有关节外表现或早期出现关节破坏等预后不良因素者应考虑 DMARD 的联合应用。

早期应用 DMARD 对老年 RA 的疗效与年纪较轻的 RA 患者比较并无差别，而不良反应也没有明显增加，因此治疗上仍需积极。患者一经确诊即应给予 DMARD，给药越早，患者的预后会越好。对于部分早期轻症患者可用一种 DMARD，对于中度及重度患者应考虑 DMARD 的联合治疗，其中甲氨蝶呤是联合治疗方案的核心，是基础用药，可以和任何一种其他 DMARD 联合使用。常用的联合方案有：①甲氨蝶呤＋柳氮磺吡啶；②甲氨蝶呤＋羟氯喹（或氯喹）；③甲氨蝶呤＋青霉胺等。缓解症状的治疗 DMARD 起效需 1~2 个月，甚至 3 个月以上。因此在治疗之初应给予 NSAID、外用药，少数患者予以短期小剂量糖皮质激素治疗。

（3）生物制剂：可治疗 RA 的生物制剂主要包括 TNF-α 拮抗剂、IL-1 和 IL-6 拮抗剂、抗 CD20 单抗及 T 细胞共刺激信号抑制剂等。

（4）糖皮质激素：能迅速改善关节肿痛和全身症状。在重症 RA 伴有心、肺或神经系统等受累的患者，可给予短效糖皮质激素，其剂量依病情严重程度而定。小剂量糖皮质激素（泼尼松 ≤7.5mg/d）仅适用于少数 RA 患者。

（5）植物药制剂：如雷公藤、白芍总苷、青藤碱等。

（6）老年患者营养不良和微量元素缺乏多见，而一些营养成分及微量元素（如硒、锌、维生素 E 等）缺乏可能与 RA 发病有关。因此，适当补充这些营养物质可能有益于类风湿关节炎的治疗。

3. 外科治疗　RA 患者经过积极内科正规治疗，病情仍不能控制，为缓解疼痛、纠正畸形、提高生活质量可考虑手术治疗。但手术并不能根治 RA，故术后仍需药物治疗。常用的手术主要有滑膜切除术、人工关节置换术、关节融合术及软组织修复术。

4. 其他治疗　除前述的治疗方法外，对于少数经规范用药疗效欠佳，血清中有高滴度自身抗体、免疫球蛋白明显增高者可考虑血浆置换或免疫吸附治疗。但临床上应强调严格掌握适应证及联用 DMARD 等治疗原则。此外，自体干细胞移植、T 细胞疫苗，以及间充质干细胞治疗对 RA 的缓解可能有效，但仅适用于少数患者，须严格掌握适应证，仍需进一步的临床研究。

（高　惊）

第二十四节　干燥综合征

一、定　义

干燥综合征（Sjögren syndrome，SS）是一个主要累及外分泌腺体的慢性炎症性自身免疫病。临床除有唾液腺和泪腺受损功能下降而出现口干、眼干外，还有其他外分泌腺及腺体外其他器官的受累而出现多系统损害的症状。其血清中则表现为有多种自身抗体和高免疫球蛋白血症。SS 分为原发性和继发性两种，前者指单纯性 SS，后者指 SS 合并其他自身免疫病。

二、临床表现

SS 起病多呈隐匿及慢性进行性，可累及全身多个系统。临床表现多样、症状轻重不一。

（一）局部表现

1. 口干燥症　因唾液腺病变，使唾液黏蛋白缺少而引起下述常见症状：①多数患者诉有口干，严重者因口腔黏膜、牙齿和舌发黏，以致在讲话时需频频饮水，进固体食物时必需伴水或流食送下。②猖獗龋是本病的特征之一，表现为牙齿逐渐变黑，继而小片脱落，最终只留残根，常并发口腔念珠菌感染。③约半数患者反复发生两侧腮腺肿痛，大部分在 10 天左右可以自行消退，但有时持续性肿大，应警惕淋巴瘤可能。④舌部表现为舌痛，舌面干、裂，舌乳头萎缩而光滑。⑤口腔黏膜出现溃疡或继发感染。

2. 干燥性角结膜炎　此因泪腺分泌的黏蛋白减少而出现眼干涩、痒痛、畏光、异物感、泪少等症状，眼易疲劳，严重者痛哭无泪。如出现眼痛、严重畏光提示角膜磨损。部分患者有眼睑缘反复化脓性感染、结膜炎、角膜炎等。

3. 其他浅表部位表现　如鼻、硬腭、气管及其分支、消化道黏膜、阴道黏膜的外分泌腺体均可受累，使其分泌较少而出现相应症状。

（二）系统表现

除口、眼干燥表现外，患者还可出现全身症状，如乏力、低热等。约有 2/3 患者出现系统损害。

1. 皮肤血管　紫癜样皮疹最常见。紫癜主要分布于下肢，大小 1～4mm 不等，散在性分布或融合成片，消退后有色素沉着。

2. 关节肌肉　关节痛较为常见，通常是多个外周关节，多不对称，有时可累及小关节，少数人出现关节轻微肿胀、压痛，或仅为关节肌肉无力，呈一过性，多数晨僵时间短。无滑膜增生肥厚，破坏性关节炎较少见。

3. 肾　30%～50%患者有肾损害，主要累及远端肾小管，可出现 I 型肾小管酸中毒，表现为低血钾性肌肉麻痹，严重者可出现肾钙化、肾结石及肾性软骨病。亦可表现为多饮、多尿。

4. 肺　大部分患者无呼吸道症状。轻度受累者出现干咳，重者出现气短。肺部的主要病理为间质性病变，另有小部分患者出现肺动脉高压。

5. 消化系统　因消化道黏膜层外分泌腺体病变而出现胃酸减少、萎缩性胃炎、消化不良和吞咽困难、食管功能障碍及胃食管反流等。约 25%患者出现肝大，约半数原发性胆汁性肝硬化患者有干燥症状。

6. 神经系统　少数累及神经系统。以周围神经损害为多见，表现为对称性周围神经病和多发性单神经炎，常有下肢麻痹、疼痛。

7. 血液系统 本病可出现白细胞计数减少、血小板减少及正细胞正色素性贫血。部分患者嗜酸性粒细胞或淋巴细胞增多。本病淋巴肿瘤的发生率远远高于正常人群。SS 患者在出现淋巴瘤前可有巨球蛋白血症和单克隆高 γ 球蛋白血症，当患者出现腮腺、脾脏、淋巴结持续性肿大时，需警惕淋巴瘤。

三、诊断及鉴别诊断

（一）诊断

现多采用 2002 年干燥综合征国际分类（诊断）标准进行诊断，见表 3-34 及表 3-35。

表 3-34 干燥综合征分类诊断标准的项目

项目	症状
Ⅰ.口腔症状 3 项中有 1 项或 1 项以上	1. 每日感口干持续 3 个月以上 2. 成年后腮腺反复或持续肿大 3. 吞咽干性食物时需用水帮助
Ⅱ.眼部症状 3 项中有 1 项或 1 项以上	1.每日感到不能忍受的眼干持续 3 个月以上 2. 有反复的沙子进眼或沙磨感觉 3. 每日需用人工泪液 3 次或 3 次以上
Ⅲ.眼部体征 2 项检查中任 1 项或 1 项以上阳性	1. 希尔默（Schirmer）试验（＋）（≤5mm/5min） 2. 角膜染色（＋）（≥4 分，Van Bijsterveld 计分法）
Ⅳ.组织学检查	下唇腺病理示淋巴细胞灶≥1（指 4mm² 组织内至少有 50 个淋巴细胞聚集于唇腺间质者为 1 个灶）
Ⅴ.唾液腺受损 3 项检查中任 1 项或 1 项以上阳性	1. 唾液流率（＋）（≤1.5ml/15min） 2. 腮腺造影（＋） 3. 唾液腺同位素检查（＋）
Ⅵ.自身抗体	抗 SSA 或抗 SSB（＋）（双扩散法）

表 3-35 上述项目的具体分类

分类	诊断标准
1. 原发性干燥综合征无任何潜在疾病的情况下	有下述 2 条则可诊断： a. 符合表 3-34 中 4 项或 4 项以上，但必须含有项目Ⅳ（组织学检查）和（或）项目Ⅵ（自身抗体） b. 项目Ⅲ、Ⅳ、Ⅴ、Ⅵ 4 项中任 3 项阳性
2. 继发性干燥综合征患者有潜在的疾病（如任一结缔组织病）	符合表 3-34 的 Ⅰ 和 Ⅱ 中任 1 项，同时符合项目Ⅲ、Ⅳ、Ⅴ中任 2 项

注：必须除外颈头面部放疗史、丙肝病毒感染、AIDS、淋巴瘤、结节病、GVHD 及抗乙酰胆碱药的应用（如阿托品、莨菪碱、溴丙胺太林、颠茄等）。上述标准经我国验证，其特异性为 98%，敏感性为 87%

（二）鉴别诊断

1. 系统性红斑狼疮 干燥综合征多见于中老年妇女，发热，尤其是高热的不多见，无颧部皮疹，口眼干明显，肾小管酸中毒为其常见而主要的肾损，高球蛋白血症明显，低补体血症少见。

2. 类风湿关节炎 干燥综合征极少有关节骨破坏、畸形和功能受限。类风湿关节炎者很少出现抗 SSA 和抗 SSB 抗体。

3. 非自身免疫病的口干 如老年性外分泌腺体功能下降、糖尿病性或药物性口干则有赖于病史及各个病的自身特点以鉴别。

四、治 疗

本病目前尚无根治方法，主要是采取措施改善症状，控制和延缓因免疫反应而引起的组织器官损害的进展及继发性感染。

（一）改善症状

1. 减轻口干症状较为困难，人工涎液的效果不理想。多喝水，保持口腔清洁，勤漱口，避免蔗糖、碳酸饮料、果汁和含添加剂的水，减少龋齿和口腔继发感染的可能。必要时使用毛果芸香碱或西维美林。一般不使用全身激素、免疫抑制剂等来治疗单纯的口干。

2. 干燥性角结膜炎可给以人工泪液滴眼，以减轻眼干症状，并预防角膜损伤。增加空气湿度。避免使用抗胆碱能药和抗组胺药。

3. 肌肉、关节痛者可用非甾体抗炎药，以及羟氯喹。羟氯喹使用剂量为200～400mg/d[6～7mg/（kg·d）]。难治性关节炎时可以考虑使用甲氨蝶呤、来氟米特。

（二）系统损害者应以受损器官及严重度而进行相应治疗

1. 糖皮质激素 对合并有神经系统疾病、肾小球肾炎、肺间质性病变、肝脏损害、血细胞低下，尤其是血小板低、肌炎等则要给予肾上腺皮质激素，剂量与其他结缔组织病治疗用法相同，需根据病情轻重决定治疗剂量。

2. 免疫抑制剂 对于病情进展迅速者可合用免疫抑制剂，如环磷酰胺、硫唑嘌呤等。出现有恶性淋巴瘤者宜积极、及时地进行联合化疗。对于出现神经系统受累或血小板减少的患者应该大剂量糖皮质激素静脉冲击治疗，同时应用环磷酰胺。可静脉应用大剂量免疫球蛋白[0.4g/（kg·d）]冲击，连用3～5天。对于合并原发性胆汁性肝硬化者应使用熊去氧胆酸。

3. 生物制剂 自身反应性B细胞的异常激活是SS发病的重要机制之一。对于SS常规治疗效果欠佳，且具有严重关节炎、血细胞减少、周围神经病变及相关淋巴瘤者使用利妥昔单抗清除B细胞治疗。

（余 清 卢伟琳）

第二十五节 退行性骨关节病

一、定 义

退行性骨关节病又称骨关节炎（osteoarthritis，OA），是一种最常见的关节炎，多见于中老年人。病变以关节软骨损害、骨边缘增生为主，并可累及滑膜及关节各组织，导致关节及关节腔内一系列生化和形态学改变。表现为关节疼痛、僵硬、肥大及活动受限。

二、临 床 特 点

（1）退行性骨关节病是老年人常见疾病，女性多见。可发于全身各关节，但好发于负重较大的髋关节、膝关节，脊柱及手指关节受累者也不少见。

（2）主要临床表现为反复发作的关节疼痛、关节僵硬和进行性运动受限，一些病情严重的患者会出现渗出性滑膜炎，造成关节肿胀。

（3）X线片早期检查正常，以后逐渐出现关节间隙狭窄、软骨下骨质硬化及囊性变、关节边缘骨赘形成、关节内游离骨片。严重者可以出现关节变形和半脱位。

三、诊断和鉴别诊断

（一）诊断

OA 一般依据临床表现和 X 线检查，并排除其他炎症性关节疾病而诊断。美国风湿病学会关于手 OA、膝 OA 和髋 OA 的分类标准见下。

（1）手 OA 的诊断标准（1993 年）：满足临床标准与关节病变 4 项中至少 3 项可诊断。

1）临床标准：手疼痛、酸痛和晨僵。

2）10 个指定关节病变：10 个指定关节中硬性组织肥大≥2 个远端指间关节；关节硬性组织肥大≥2 个；掌指关节肿胀少于 3 个；10 个指定的指关节中关节畸形≥1 个（10 个指定关节是指双侧第 2、3 指远端和近端指间关节及第 1 腕掌关节）。

（2）膝 OA 诊断标准（1986 年）：以下两种方式均可诊断。

1）临床标准：具有膝痛并具备以下 6 项中至少 3 项可诊断膝 OA。①年龄≥50 岁；②晨僵<30min；③骨摩擦感；④骨压痛；⑤骨性肥大；⑥膝触之不热。

2）临床＋放射学标准：具有膝痛和骨赘并具备以下 3 项中至少 1 项可诊断膝 OA。①年龄≥40 岁；②晨僵<30min；③骨摩擦感。

（3）髋 OA 的诊断标准（1991 年）：临床加放射学标准，即具有髋骨痛并具备以下 3 项中至少 2 项可诊断髋 OA。①血沉≤20mm/h；②X 线示股骨头和（或）髋臼骨赘；③X 线示髋关节间隙狭窄（上部、轴向和/或内侧）。

（二）鉴别诊断

手和膝 OA 应与类风湿关节炎、银屑病关节炎、假性痛风等鉴别；髋 OA 应与髋关节结核、股骨头无菌性坏死鉴别；脊柱 OA 应与脊柱关节病鉴别。

四、预防和治疗

（一）疾病的预防

（1）控制体重：肥胖是本病发病的重要原因之一，减轻体重能够防止或减轻关节的损害，并能减轻患病关节所承受的压力，有助于本病的治疗。

（2）坚持适量体育锻炼，防止骨质疏松：有规律的运动能够通过加强肌肉、肌腱及韧带的支持作用而有助于保护关节，预防骨关节病的发生。但应避免长时间站立及长距离行走，尤其是长距离的登山运动，因为这样会增加关节承受力，加速关节退变。

（3）补钙：食补约可补充每日所需量的一半，多食奶制品及豆制品，适当晒太阳，在医生指导下适量补充钙剂（约 600mg/d）及维生素 D。

（4）注意关节保暖。

（5）及时和妥善治疗关节外伤、感染、代谢异常、骨质疏松等原发病。

（二）应用 NSAID

NSAID 可缓解疼痛，但不能阻止病理过程的发展，并有一定副作用。目前主张在本病的炎症发作期使用，症状缓解后即应停止服用。应用传统医学的治疗手段（如推拿、按摩、针灸、理疗）可以有效地缓解疼痛者，一般不必服用非甾体抗炎药。

（三）氨基葡萄糖

氨基葡萄糖是人体内形成软骨细胞的重要物质，可以帮助修复和维护软骨，减轻患者的疼痛，恢复关节功能。常用药物有硫酸氨基葡萄糖、盐酸氨基葡萄糖。

（四）关节腔内注射药物

关节腔内注射的药物可分为：①糖皮质激素类药物：具有抗炎作用，但不能改变其退行性变，每年关节内注射次数不宜超过 4 次，以免发生类固醇结晶诱导的关节病，同时减少发生感染的可能性。适用于急性炎症伴剧烈疼痛者。②透明质酸钠：在关节内作为关节液的主要成分之一，发挥润滑关节及保护软骨表面等重要功能，适用于常规治疗效果不佳，或不能耐受 NSAID 者。

（五）外科手术治疗

经上述非手术治疗无效者可考虑手术治疗，如膝关节置换术等。

（黄　岁）

第二十六节　骨质疏松症

一、定　义

骨质疏松症（osteoporosis，OP）是一种因骨量减少、骨组织微结构受损，所致骨脆性增加，易发生骨折的全身性、代谢性骨病。按照病因分为原发性骨质疏松症和继发性骨质疏松症。原发性骨质疏松症包括老年骨质疏松症、绝经后骨质疏松症和特发性骨质疏松症：①老年骨质疏松症指 70 岁以后发生的骨质疏松。②绝经后骨质疏松症多在女性绝经后 5～10 年发生。③特发性骨质疏松症主要发生于青少年，其病因尚未明确。继发性骨质疏松症，是指任何影响骨代谢的疾病和（或）药物及其他明确病因导致的骨质疏松。

二、临床表现

OP 在疾病初期通常没有明显临床症状，但随着病情进展，患者会逐渐出现以下典型症状。

1. 骨痛、肌无力　轻者无明显症状，较重者常自觉腰痛、乏力和（或）全身骨痛。肌无力常于劳累或活动后加重。骨痛为全身弥漫性、无固定部位。

2. 身材缩短、脊柱变形　多见于椎体压缩性骨折，严重者可出现驼背等脊柱畸形。

3. 骨质疏松性骨折　又称脆性骨折，指日常生活中受到轻微外力时发生的骨折，多发生于脊柱、髋部和前臂。其中脊柱压缩性骨折的临床表现为身材缩短，突发性腰痛、卧床取被动体位。

三、诊　断

OP 一般以骨量减少、骨密度下降和（或）发生脆性骨折为诊断依据。骨密度检查对诊断发挥重要作用。

目前临床最常用的骨密度检测方法是双能 X 线吸收法（DEXA）。当前国际公认的 OP 诊断标准是基于 DEXA 的测量结果。DEXA 的结果不仅是 OP 诊断的金标准，也是骨折风险预估、药效评估及流行病学调查常使用的评估方法。通常选用腰椎、髋关节两个部位。DEXA 采用 T 进行诊断，测量的 T 是将受试者的骨密度与一个正常参考人群的平均峰值骨密度和标准差比较。具体诊断标准见表 3-36。美国骨质疏松基金会推荐下述人群应测定 DEXA：①年龄≥65 岁女性和≥70 岁男性；②有骨折危险因素的绝经后女性及 50～69 岁男性；③50 岁后发生过骨折的成人；④患有导致骨量丢失的疾病或使用导致骨量丢失的药物的成人。WHO 推荐的 OP 诊断标准见表 3-36。另外国际临床骨密度测量学会推荐，对儿童、绝经前女性及 50 岁以下男性使用 DEXA 测量骨密度结果的 Z 值，$Z \leqslant -2.0$ 为其处于"骨量低于该年龄预期范围"的状态。

表 3-36 　DEXA 测量诊断参考

诊断	标准
骨量正常	$T \geqslant -1.0$
骨量减少	$-2.5 < T < -1.0$
骨质疏松	$T \leqslant -2.5$
重度骨质疏松	$T \leqslant -2.5$，且存在骨折

骨质疏松性骨折是 OP 的严重并发症，好发于脊柱、髋部和前臂，是诊断 OP 的标准之一。一旦发生骨质疏松性骨折，无论有无骨密度结果都可诊断为 OP。

骨质疏松性骨折的诊断应具备以下三项：①无明确暴力损伤史或有低能量损伤史；②骨折影像学证据；③需要鉴别诊断，排除其他原因造成的骨折（如继发性骨质疏松、骨肿瘤等）。

骨质疏松性骨折的诊断主要依靠影像学检查，包括 X 线、CT、MRI 和同位素骨扫描等。推荐老年人常规拍摄胸椎、腰椎正侧位 X 线平片，以确定是否存在椎体压缩性骨折。

四、治　疗

（一）补充钙和维生素 D

同时补充钙和维生素 D 是防治 OP 的基础措施。骨组织是一个代谢非常旺盛的组织，存在骨质流失与骨质形成的动态变化。在骨质吸收和形成过程中，钙和维生素 D 都非常重要。钙是构成骨骼的主要成分，但 OP 的发生并不仅是单纯缺钙，主要是骨代谢失衡，即骨质流失速度超过骨质形成速度。专家强调，以补充钙剂和维生素 D 为基础，再与抗骨质疏松药物相结合，才能有效地防治。适量补充钙剂可改善骨密度，包括食物或药物补充，成人每日钙推荐摄入量为 800mg（元素钙），≥50 岁人群每日钙推荐摄入量为 1000～1200mg。钙摄入过多可能发生肾结石和心血管病的风险。维生素 D 剂量建议为 800～1200IU（20～30μg/d）。过量的维生素 D 摄入，特别是与钙剂联合使用，也可能会引起高钙血症、高钙尿和肾结石等并发症。因此定期监测血钙和尿钙浓度。如果同时伴有肝肾功能不全，可使用活性维生素 D。活性维生素 D 补充可能有提高骨密度、减少跌倒、降低骨折风险的作用。

（二）抗 OP 药物治疗

抗 OP 药物主要分为抗骨吸收药物和促骨合成药物两类。抗骨吸收药物主要包括：二磷酸盐（bisphosphonate）、地舒单抗、选择性雌激素受体调节剂（SERM）（如雷诺昔芬）、雌/孕激素治疗。促骨合成药物为甲状旁腺激素相关蛋白类似物。

双磷酸盐类药物是防治 OP 的一线推荐药物（1B）。二磷酸盐是焦磷酸盐的稳定类似物，是目前临床上应用最为广泛的抗 OP 药物。二磷酸盐与骨骼羟磷灰石的亲和力高，能特异性结合到骨表面，抑制破骨细胞功能，从而起到抑制骨吸收、减少骨质流失作用，达到预防和治疗 OP 的作用。目前临床上用于防治 OP 的二磷酸盐主要包括阿仑膦酸钠、唑来膦酸、利塞膦酸钠、伊班膦酸钠、依替膦酸二钠和氯膦酸二钠等。首选口服药物，如阿仑膦酸钠、利塞膦酸钠、伊班膦酸钠。口服二磷酸盐的禁忌证包括导致食管排空异常的食管疾病或术后状态、不能站立或坐直 30min 以上、慢性肾脏病、低钙血症、药物过敏。如患者不能坐起或消化道无法耐受，可选用静脉注射唑来膦酸。唑来膦酸使用可能会出现一过性流感样症状，特别是初次使用患者，需要医生与患者沟通并积极对症处理。二磷酸盐类药物的使用时长遵循的原则是：使用阿仑膦酸类或利塞膦酸类 5 年或唑来膦酸 3 年后，根据骨折风险评估来决定是否继续使用。后续的治疗方案包括维持治疗、更换药物及药物假期。对再骨折风险高的患者应再使用 5 年的二磷酸盐治疗。

　　地舒单抗是一种人免疫球蛋白 G2 单克隆抗体，能够靶向抑制 NF-κB 受体激活蛋白配体（RANKL），从而抑制破骨细胞功能，减少骨质吸收。对于骨折高风险人群，特别是合并肾功能不全患者适用，但停药后椎体骨折风险升高，需要患者长期使用。

　　选择性雌激素受体调节剂（SERM）是一类非甾体化合物，能与雌激素受体结合，依据靶组织和激素内环境的不同，表现为雌激素激动剂和（或）雌激素拮抗剂。这类药物可降低腰椎骨折风险。我们推荐将其用于不耐受任何二磷酸盐、地舒单抗或不能使用特立帕肽且深静脉血栓发生风险较低的患者，或是浸润性乳腺癌风险较高的女性患者。

　　雌/孕激素联合治疗虽然能够降低骨折风险，但其代价是增加了发生乳腺癌、冠状动脉粥样硬化性心脏病、脑卒中和静脉血栓栓塞症的风险。

　　促合成药物以甲状旁腺激素类似物（特立帕肽）为代表。特立帕肽是人甲状旁腺素 PTH 的 1～34 氨基酸片段，具有促进骨形成的作用。此外，国外有 2 个新药[包括罗莫单抗和阿巴洛肽]已经上市，但国内暂未上市。对于骨折风险极高的患者，特别是合并椎体多处骨折的绝经后女性，可使用特立帕肽。研究证实特立帕肽相比双膦酸盐类药物更能有效降低骨折风险，且长期用药的安全性较高。但特立帕肽需每日皮下给药，且单价昂贵，可能会降低患者依从性。

（三）其他药物

　　其他药物因副作用大或降低骨折风险作用相对较弱，一般不作为高危或极高危人群的治疗首选，如降钙素类、雷尼酸锶、维生素 K 等，其中降钙素类药物可用于老年 OP 中重度疼痛的患者，使用时间一般不超过 3 个月。定期对患者进行疗效评价可以判断抗骨质疏松治疗效果。常用的监测手段有 2 种：①通过 DEXA 测量；②测量骨转化标志物，包括骨钙素和 I 型前胶原 N 端前肽、I型胶原 N 端肽、I 型胶原 C 端肽，评估骨代谢状态。

（四）生活方式干预

　　1. 戒烟　多项 OP 临床指南指出，吸烟是 OP 的主要临床危险因素和骨折风险因素。因烟草中的尼古丁会降低肠道钙吸收，烟碱可抑制成骨细胞，刺激破骨细胞的活性。

　　有研究显示，吸烟会增加髋部骨折的风险（特别是现行吸烟者），戒烟≥10 年能显著降低此风险。吸烟对男性的任何骨折风险比明显高于女性。有既往吸烟史的患者骨折风险显著增加，但危险比低于正在吸烟者。正在吸烟会增加任何骨折风险，特别是髋部骨折的风险最高。吸烟是绝经后妇女 OP 的独立危险因素。因此，强调患者戒烟是防治 OP 的有效措施之一。

　　2. 戒酒　过量或长期饮酒与 OP 的发生和骨折风险有关。

　　酒精的化学成分是乙醇，其进入人体后，会抑制骨细胞的正常代谢，使骨形成减少；可与体内其他无机物或某些有机物发生化学反应，影响钙吸收，加快骨骼钙流失。过量或长期饮酒，还可引起男女性腺功能减退，性激素分泌减少，加快骨丢失，减少骨形成；使机体神经、肌肉协调性减弱，容易跌倒。过量饮酒（乙醇摄入量≥3 单位/d 为过量饮酒，1 单位相当于 8～10g 乙醇）是 OP 临床指南指出的 OP 主要患病风险和骨折危险因素之一。相关研究显示，与戒酒者比，每天饮酒 0.5～2 标准杯[1 标准杯等于 14g（0.6 盎司）的纯酒精]或以上者，患 OP 的风险大于 1 倍。饮酒量越多，OP 风险越高。

　　3. 适宜锻炼　规律的适当负重及肌肉强化运动可改善身体的灵活性、力量、姿势及平衡，还可维持和提高骨密度，降低跌倒和骨折风险。

　　OP 患者的锻炼和运动均有一定局限性，适合的运动主要有以下三种：①负重的有氧运动，包括散步、跳舞、爬楼梯及园艺劳动等，这类运动可锻炼下肢及脊柱下部的骨骼，减少骨骼矿物质的流失，更适合患有严重 OP 的患者及骨折恢复期的患者。②柔韧性训练，能增加关节的活动度，有助于身体平衡，并防止肌肉损伤，同时有助于保持体型。伸展运动应该在肌肉充分活动后缓慢温和地进行，应避免过度弯腰，以免发生压缩性骨折。③力量训练包括器械训练，可增强上臂和脊柱的力量，还能延缓 OP 的进展。另外，游泳等水中有氧运动同样有益于身体健康。集体和家庭锻炼计划、家庭安全措施和太极拳已被证明可降低生活在养老院的老年人跌倒率和跌倒风险。患者应避免下列活动，首先是冲击性强的运动如跳跃、跑步，这类运动增加脊柱和下肢末端的压力，使脆弱的骨骼发生骨折；其次避免需要前后弯腰的运动如仰卧起坐、划船等。

（王　倩）

参 考 文 献

陈孝平, 汪建平, 赵继宗, 2018. 外科学. 9 版. 北京: 人民卫生出版社.

葛均波, 徐永健, 王辰, 2018. 内科学. 9 版. 北京: 人民卫生出版社.

国家重点研发项目(2018YFC2002400)课题组, 中国老年医学学会医养结合促进委员会, 2021. 高龄老年共病患者多重用药安全性管理专家共识. 中华保健医学杂志, 23(5): 548-554.

刘方旭, 许乐, 郑松柏, 等, 2023. 老年人胃食管反流病中国专家共识(2023). 中华老年医学杂志, 42(8): 883-896.

宋岳涛, 2019. 老年综合评估. 北京: 中国协和医科大学出版社.

中国老年保健医学研究会老年内分泌与代谢病分会, 中国毒理学会临床毒理专业委员会, 2018. 老年人多重用药安全管理专家共识. 中国全科医学, 21(29): 3533-3544.

中国健康促进基金会基层医疗机构骨质疏松症诊断与治疗专家共识委员会, 2021. 基层医疗机构骨质疏松症诊断和治疗专家共识(2021). 中国骨质疏松杂志, 27(7): 937-944.

《中国老年骨质疏松症诊疗指南 2023》工作组, 中国老年学和老年医学学会骨质疏松分会, 中国医疗保健国际交流促进会骨质疏松病学分会, 等, 2023. 中国老年骨质疏松症诊疗指南(2023). 中华骨与关节外科杂志, 16(10): 865-885.

中国老年 2 型糖尿病防治临床指南编写组, 中国老年医学学会老年内分泌代谢分会, 中国老年保健医学研究会老年内分泌与代谢分会, 等, 2022. 中国老年 2 型糖尿病防治临床指南(2022 年版). 中华内科杂志, 61(1): 12-50.

中国老年医学学会麻醉学分会, 2023. 中国老年患者术后谵妄防治专家共识. 国际麻醉学与复苏杂志, 44(1): 1-27.

中国医生协会风湿免疫科医生分会, 2020. 原发性干燥综合征诊疗规范. 中华内科杂志, 59(4): 269-276.

中国医师协会全科医师分会双心学组, 心血管疾病合并失眠诊疗中国专家共识组, 2017. 心血管疾病合并失眠诊疗中国专家共识. 中华内科杂志, 56(4): 310-315.

中华医学会, 中华医学会临床药学分会, 中华医学会杂志社, 等, 2021. 甲状腺功能亢进症基层合理用药指南. 中华全科医师杂志, 20(5): 515-519.

中华医学会, 中华医学会杂志社, 中华医学会消化病学分会, 等, 2020. 慢性便秘基层诊疗指南(2019 年). 中华全科医师杂志, 19(12): 1100-1107.

中华医学会骨质疏松和骨矿盐疾病分会, 2020. 地舒单抗在骨质疏松症临床合理用药的中国专家建议. 中华骨质疏松和骨矿盐疾病杂志, 13(6): 499-508.

中华医学会骨质疏松和骨矿盐疾病分会, 2020. 男性骨质疏松症诊疗指南. 中华骨质疏松和骨矿盐疾病杂志, 13(5): 381-395.

中华医学会急诊医学分会, 中国医药教育协会急诊专业委员会, 中国医师协会急诊医师分会, 等, 2021. 甲状腺危象急诊诊治专家共识. 中华急诊医学杂志, 30(6): 663-670.

中华医学会精神医学分会老年精神医学组, 2017. 老年期抑郁障碍诊疗专家共识. 中华精神科杂志, 50(5): 329-334.

中华医学会老年医学分会中华老年医学杂志编辑委员会, 2017. 老年人慢性便秘的评估与处理专家共识. 中华老年医学杂志, 36(4): 371-381.

中华医学会内分泌学分会, 2020. 中国高尿酸血症与痛风诊疗指南(2019). 中华内分泌代谢杂志, 36(1): 1-13.

中华医学会糖尿病学分会, 2021. 中国 2 型糖尿病防治指南(2020 年版). 中华糖尿病杂志, 13(4): 315-409.

中华医学会消化病学分会胃肠动力学组, 中华医学会消化病学分会功能性胃肠病协作组, 2019. 中国慢性便秘专家共识意见(2019, 广州). 中华消化杂志, 39(9): 577-598.

朱鸣雷, 刘晓红, 董碧蓉, 等, 2023. 老年共病管理中国专家共识(2023). 中国临床保健杂志, 26(5): 577-584.